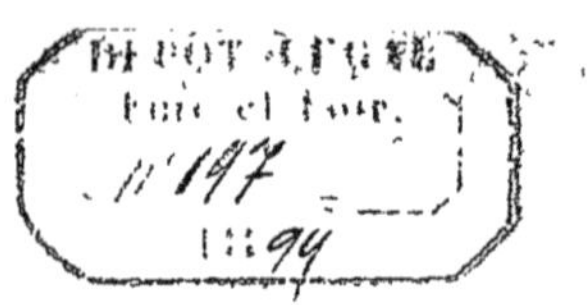

Dr Raoul BAYEUX

ANCIEN INTERNE EN MÉDECINE ET EN CHIRURGIE
DES HOPITAUX DE PARIS

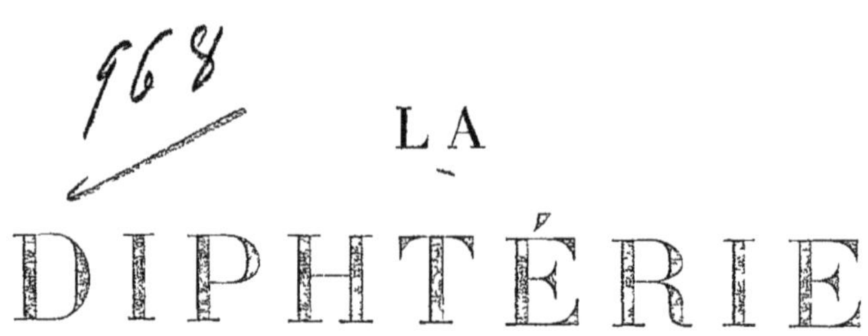

LA DIPHTÉRIE

DEPUIS ARÉTÉE LE CAPPADOCIEN JUSQU'EN 1894

AVEC LES RÉSULTATS STATISTIQUES DE LA SÉRUMTHÉRAPIE
SUR DEUX CENT TRENTE MILLE CAS

TUBAGE DU LARYNX

HISTORIQUE, INSTRUMENTATION, TECHNIQUE, SÉMÉIOTIQUE

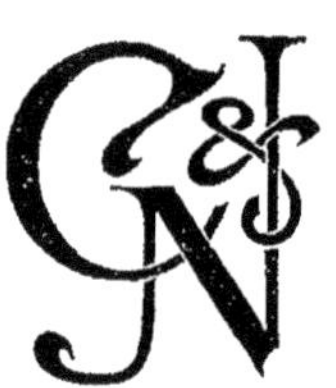

PARIS

GEORGES CARRÉ ET C. NAUD, ÉDITEURS

3, RUE RACINE, 3

1899

LA DIPHTÉRIE

TRAVAUX DU MÊME AUTEUR

Fréquence et gravité de l'obstruction des tubes laryngés dans le croup (méthode nouvelle qui met à l'abri de ce danger). *Médecine moderne*, 1895, 25 mai, 8 juin.

Inconvénients et dangers du rejet spontané des tubes laryngés dans le cours du traitement du croup. *Journ. de clin. et de thér. infant.*, 1896, n° 20.

Note sur un perfectionnement des tubes courts. *Journ. de clin. et de thér. infant.*, 14 novembre 1895.

Spasme de la glotte tardif au cours d'un croup d'emblée (en collaboration avec Levrey). *Journ. de clin. et de thér. infant.*, 2 janvier 1896.

Laryngo-trachéite pseudo-membraneuse diphtérique guérie par l'écouvillonnage simple du larynx. *Journ. de clin. et de thér. infant.*, 1896, n° 19.

Seringue destinée à injecter des liquides antiseptiques dans la trachée des infants intubés. *Journ. de clin. et de thér. infant*, 1896, n° 20.

Étude sur les rétrécissements cicatriciels consécutifs à l'intubation. *Journ. de clin. et de thér. infant.*, 1896, n° 37.

Angine diphtérique légère avec croup très membraneux. Écouvillonnage spontané. Guérison sans autre intervention. *Journ. de clin. et de thér. infant.*, 1896, n° 40.

Angine diphtéroïde à streptocoques. Éruption tardive post-sérique. *Journ. de clin. et de thér. infant.*, 26 mars 1896.

L'écouvillonnage du larynx dans le croup membraneux à l'aide du tube de O'Dwyer modifié (en collaboration avec Variot). Communication lue à la *Société médicale des hôpitaux de Paris*, séance du 3 juillet 1896.

Observations cliniques et recherches expérimentales sur les ulcérations laryngées dues au tubage (en collaboration avec Variot). *Journ. de clin. et de thér. infant.*, 1896, n° 43.

Tubage du larynx dans le croup. Auto-extubation, pathogénie, prophylaxie. *Presse médicale*, 20 janvier 1897.

Tubage permanent et tubage intermittent, au point de vue des lésions laryngées. *Journ. de clin. et de thér. infant.*, 21 janvier 1897.

Importance du mandrin dans un appareil de tubage. *Gazette hebdomadaire de médecine et de chirurgie*, 28 février 1897.

Adénopathie trachéo-bronchique. Perforation de la bronche droite par un ganglion caséeux (en collaboration avec Audion). *Société anatomique*, février 1897.

Laryngite varicelleuse. Autopsie (en collaboration avec H. Roger). *Société anatomique*. avril 1897.

Sur le rôle de la toxine diphtérique dans la formation des fausses membranes (en collaboration avec H. Roger). Communication à la *Société de biologie*, séance du 13 mars 1897.

Sur un nouveau signe clinique permettant de prévoir l'urgence prochaine de l'intervention chirurgicale dans le croup. Communication faite dans la Section des maladies de l'Enfance au XIIe Congrès international de médecine. Moscou, 21 août 1897.

De la crico-trachéotomie secondaire comme opération de choix dans l'intubation prolongée. Communication au *Congrès de Moscou*. Août 1897.

Thérapeutique chirurgicale du croup. Le tubage du larynx. *Annales de méd. et de chir. infant*, 1897-1898-*passim*.

Difficultés de l'examen de la gorge chez les enfants. *Méd. infant.*, 1er mai 1897.

Relèvement de l'épiglotte par la méthode rétrograde, dans le tubage du larynx. Communication à la *Société médicale des hôpitaux de Paris*, 28 janvier 1898.

LA

DIPHTÉRIE

DEPUIS ARÉTÉE LE CAPPADOCIEN JUSQU'EN 1894

AVEC LES RÉSULTATS STATISTIQUES DE LA SÉRUMTHÉRAPIE SUR DEUX CENT TRENTE MILLE CAS

TUBAGE DU LARYNX

HISTORIQUE, INSTRUMENTATION, TECHNIQUE, SÉMÉIOTIQUE

PAR

LE Dr Raoul BAYEUX

ANCIEN INTERNE EN MÉDECINE ET EN CHIRURGIE DES HOPITAUX DE PARIS
(HOPITAL DES ENFANTS MALADES, 1894-95).
(HOPITAL TROUSSEAU, 1895-1896-97).
(HOPITAL DE LA PORTE-D'AUBERVILLIERS, 1897-98).
ANCIEN MONITEUR DE TUBAGE ET DE TRACHÉOTOMIE A L'HOPITAL TROUSSEAU (1896).

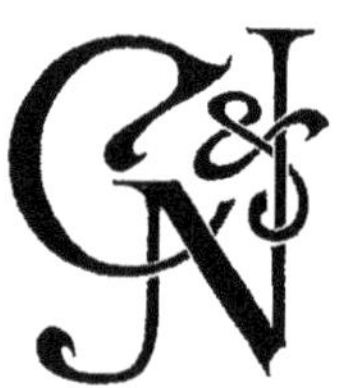

PARIS

GEORGES CARRE ET C. NAUD, ÉDITEURS

3, RUE RACINE, 3

1899

A MON PERE, A MA MERE

A MA FEMME

En souvenir de nos années d'enfance

A MA SŒUR

A LA MÉMOIRE DE MON FRÈRE GEORGES

A LA MÉMOIRE DE MON FRÈRE ROBERT

Mort du croup sans avoir été opéré

A MES MAITRES DU COLLÈGE DE LISIEUX

AUX MAITRES DU COLLÈGE DE HALES PLACE

CANTERBURY, ANGLETERRE

A M. LE Dr NOTTA (de Lisieux),

Membre correspondant de l'Académie de Médecine,
Chevalier de la Légion d'Honneur,
Mon premier maître en chirurgie

A MES MAITRES DANS LES HOPITAUX

Respectueux hommage

A LA MÉMOIRE DE PASTEUR

A M. LE Dr ROUX,

Sous-Directeur de l'Institut Pasteur,
Membre de l'Académie de Médecine,
Membre de l'Académie des Sciences,
Commandeur de la Légion d'Honneur

Reconnaissance éternelle

A M. LE Pr FILATOW

En souvenir du Congrès de Moscou

A LA MÉMOIRE DE MON REGRETTÉ MAITRE PÉAN

A LA MÉMOIRE DE MON COMPATRIOTE LE Dr PIERRE COLOMBE

Mort de diphtérie, victime de son dévouement

A LA MÉMOIRE DE TOUS CEUX QUI ONT SUCCOMBÉ A LA DIPHTÉRIE
privés des secours du sérum,
avant et depuis la découverte de ce précieux remède.

A MON PRÉSIDENT DE THÈSE M. LE Pr LANDOUZY

Membre de l'Académie de Médecine,
Chevalier de la Légion d'Honneur

Respectueuse reconnaissance

A MES AMIS

A MA MÈRE

CHÈRE ET VÉNÉRÉE MÈRE

Souvent, avec des larmes, tu m'as dit l'affreuse agonie de mon frère Robert, qui mourut dans tes bras, à l'âge de quatre ans, après s'être débattu pendant de longues heures sous les étreintes du croup.

Frappé du même mal, je ne dus la vie qu'à tes soins.

La destinée m'a placé pendant trois ans au milieu d'enfants atteints de la terrible maladie ; j'ai assisté à de cruelles morts, mais j'ai suivi de consolantes guérisons, et si j'ai vu pleurer des mères, plus souvent encore depuis que nous possédons le merveilleux remède, j'ai entendu bénir les savants qui l'ont découvert.

Puisse la lecture de mon modeste travail apporter un peu de consolation à ton cœur ! je le dépose pieusement sur tes genoux en filial hommage.

Dr RAOUL BAYEUX.

AVANT-PROPOS

Labor solatium

Sur le chemin, parfois pénible, de l'existence, nous avons eu le bonheur de rencontrer de fermes appuis et de consolantes amitiés ; ceux qui furent nos bienfaiteurs savent que notre reconnaissance est profonde et que nous avons toujours travaillé à nous rendre digne de leurs soins ; ils se reconnaîtront parmi ceux auxquels nous venons offrir, en hommage de gratitude, ce modeste travail, résultat de plusieurs années d'efforts.

Mais il nous est particulièrement doux de dire ici combien nous révérons le père dont la sollicitude nous a permis d'arriver au but; sa vie n'a été qu'un long exemple de travail, de devoir et d'abnégation; c'est le plus beau patrimoine qui se puisse léguer.

Après avoir reçu les meilleures leçons de nos maîtres du collège de Lisieux, nous avons trouvé, auprès des maîtres du collège de Canterbury, des témoignages d'intérêt que nous n'oublierons pas; nous avons acquis alors la connaissance de plusieurs langues étrangères, dont l'utilité nous a été souvent démontrée depuis lors.

Les études médicales nous attiraient; notre premier maître en chirurgie, qui fut aussi notre bienfaiteur, ce fut le Dr NOTTA (de Lisieux); nous avons pu apprécier, dans le cours de nos études, sa science profonde : qu'il nous permette de le remercier.

Successivement, nous suivîmes à Paris, comme élève bénévole, les services de MM. Millard, Tillaux et Le Dentu ; nous avons puisé les plus solides éléments de notre instruction médicale dans leurs savantes leçons.

En qualité d'élève externe, nous eûmes la bonne fortune d'étudier sous la direction de MM. Labric, Péan, Barth, Reclus, Campenon et Pinard ; à tous, nous désirons exprimer notre reconnaissance pour leur haut enseignement ; à la mémoire de Labric et de Péan, nous adressons un pieux souvenir.

C'est grâce à la préparation de MM. Sébileau, Thiroloix, Arrou et Laffitte, que nous avons pu arriver à conquérir le titre d'interne ; MM. Potherat et Michaux se sont montrés pour nous de véritables amis : nous n'oublierons jamais leurs bontés et leur dévouement.

L'amphithéêtre d'anatomie des hôpitaux nous prodigua ses ressources pour l'étude de l'anatomie : pendant deux années, nous y perfectionnâmes notre instruction pratique sous la direction de MM. Walther, Sébileau, Arrou et J.-L. Faure ; ces maîtres savent quelle respectueuse amitié nous leur gardons.

Nous débutâmes en qualité d'interne à l'hôpital des Enfants-Malades, dans le service de M. le Dr Brun, et nous nous félicitons d'avoir pu ainsi profiter de la science de ce maître en chirurgie infantile et en ophtalmologie : nous rendons également hommage à sa constante bienveillance.

En même temps, appelé par les devoirs du service de garde à fréquenter le Service de la Diphtérie, nous eûmes l'inestimable honneur de suivre les visites quotidiennes que faisait à cette époque (mars 1894) M. le Dr Roux dans le Pavillon Trousseau, jadis si lamentable, et où nous voyions de jour en jour se multiplier les miracles opérés par le sérum antidiphtérique. Comme les rares privilégiés qui se trouvaient alors aux Enfants-Malades, nous garderons de ce spectacle un souvenir inneffaçable ; le sentiment d'admiration profonde que nous avons acquis alors ne s'affaiblira jamais. Comment pourrions-nous assez remercier M. Roux pour le haut exemple de puis sance scientifique et de persévérance expérimentale qu'il nous donna ? Les marques d'exceptionnelle bienveillance dont il nous a depuis lors honoré rendent toute reconnaissance vaine.

Au mois de décembre 1894, la création d'un service spécial pour la diphtérie nons permit d'entrer au Pavillon Trousseau comme interne titulaire du Service, dont la direction venait d'être confiée à M. le Dr Sevestre et ce hasard dirigea notre voie dans une étude de la diphtérie qui a duré trois ans. Pendant ces trois années, nous nous sommes attaché plus étroitement de jour en jour à ce passionnant sujet et nous pouvons dire que les aridités des recherches personnelles ont été largement compensées par les consolations intérieures.

M. le Dr Sevestre s'est toujours montré pour nous un maître bienveillant ; la grande initiative qu'il nous accorda dans son service où l'activité était permanente a contribué à nous permettre d'effectuer nos études sur le croup et sur le tubage du larynx. M. Sevestre voulut bien accepter le parrainage de l'énucléation et s'intéresser au tube court ; nous l'en remercions.

Au mois de mai 1895, M. le Dr Comby nous accepta en qualité d'interne dans son beau service de médecine, à l'hôpital Trousseau : pendant une année, nous avons pu y puiser de précieuses connaissances cliniques sur la médecine infantile générale et mettre chaque jour à contribution le vaste savoir de ce maître ; grâce à cet enseignement, nous pensons avoir acquis une connaissance assez étendue de la pédiatrie.

Nous désirons remercier ici M. le Dr Reclus qui, après nous avoir réservé une place d'interne dans son service chirurgical, nous permit de permuter avec un de nos collègues, afin de faciliter la poursuite de nos recherches sur le tubage du larynx.

M. le Dr Variot nous fit l'honneur, dès l'année 1895, de s'intéresser au tube court et d'en diriger l'application dans son service de Pavillon Bretonneau. En 1896, il nous accepta comme interne et nous trouvâmes en lui un maître dévoué.

Nous lui devons une grande reconnaissance, tant pour sa bienveillance que pour l'exemple qu'il n'a cessé de nous donner : exemple du travail incessant et des investigations toujours nouvelles.

Pendant une période trop courte, nous avons eu comme maître M. le Dr QUEYRAT dont nous ne saurions trop reconnaître l'extrême bonté et les solides enseignements : il nous a donné l'exemple du devoir professionnel et du travail patient dans leur acception la plus étendue.

Nous avons enfin terminé notre séjour dans les services de diphtérie sous la savante direction de M. le Dr RICHARDIÈRE ; sa parfaite urbanité, l'enseignement d'une méthode clinique précise et d'une thérapeutique éclairée, l'intérêt qu'il nous a manifesté : ce sont là des titres nombreux à notre reconnaissant souvenir.

C'est à l'Hôpital de la Porte-d'Aubervilliers que nous avons passé notre quatrième année d'internat avec le maître éminent qu'est M. le Dr ROGER. Il nous est impossible d'exprimer tout ce qui nous attache à lui : pendant cette année trop brève, nous n'avons cessé d'aimer le maître et d'admirer le savant : nous l'avons quitté avec la conviction que, s'il nous a beaucoup appris, nous eussions dû être en mesure d'apprendre beaucoup plus encore.

Notre instruction bactériologique, commencée au point de vue théorique, à l'Institut Pasteur dans le laboratoire de M. le Dr ROUX, a reçu son couronnement pratique dans le laboratoire de M. le Dr ROGER ; nous unissons les noms de ces deux savants dans un même sentiment de reconnaissance profonde.

Dans une circonstance inoubliable, M. le professeur Farabeuf nous a honoré de ses encouragements et de ses conseils ; nous l'en remercions vivement.

M. le Dr CHAILLOU nous a donné notre première leçon de tubage ; c'est là un souvenir trop important pour que nous puissions jamais l'oublier.

Lorsque nous avons étudié la construction des tubes laryngiens, nous avons trouvé auprès de M. COLLIN une aide toujours prête et des renseignements inappréciables : il nous initia, dans ses ateliers, aux multiples détails de la fabrication. C'est là que nous avons acquis les connaissances techniques indispensables ; peut-être l'avenir nous permettra-t-il de mettre en œuvre les perfectionnements nouveaux que nous y avons ébauchés.

Nous demandons à nos anciens collègues d'internat : BOQUEL, LANTZENBERG et PETIT, la permission de les remercier pour une marque de confraternité qu'ils nous donnèrent en 1896 : alors que les droits de l'ancienneté leur permettaient de recueillir le titre de Moniteur de tubage et de trachéotomie, ils eurent l'extrême délicatesse d'abandonner les prérogatives attachées à ce titre pour nous permettre d'en bénéficier ; c'est là un trait amical dont le souvenir ne nous quittera jamais.

Que M. le Pr CADIOT, de l'école d'Alfort, nous permette de le remercier ; il eut la bonté de mettre à notre disposition ses vastes connaissances biologiques et son talent d'expérimentateur, et ce fut avec un véritable dévouement qu'il guida nos recherches sur un point spécial de la physiologie du mastoïdo-huméral.

Au XIIe Congrès international de Médecine de Moscou, en août 1897, M. le Pr FILATOW nous invita à présider une des séances de la Section des Maladies de l'Enfance ; nous le prions d'agréer l'hommage de notre gratitude profonde pour l'honneur qu'il fit ainsi à notre patrie dans la personne d'un de ses plus modestes représentants.

Que M. le Pr RAUCHFUSS et nos autres amis russes reçoivent également notre meilleur souvenir pour les inoubliables manifestations de sympathie dont ils nous entourèrent.

Nous désirons adresser l'expression de notre déférence aux Maîtres qui nous accordèrent les honneurs de la discussion : MM. les Prs ESCHERICH, BAGINSKI, KATZ, BOKAY, MONTI et CONCETTI.

Enfin, nous ne pouvons oublier les marques d'intérêt que nous ont prodiguées MM. le Drs JACQUES, d'ASTROS, FERROUD, MARTINEZ VARGAS, MASSEÏ, GALATTI, VIOLI, CHIENE et GOODALL, au sujet de nos recherches ; que tous ces savants acceptent également nos remerciements très sincères.

Pendant la préparation de ce travail, nous avons eu recours à l'obligeance de M. MONOD, directeur de l'Assistance et de l'Hygiène publiques au Ministère de l'Intérieur ; et de M. le Dr DIEU, Directeur du Service de Santé au Ministère de la Guerre. L'un et l'autre ont droit à notre très respectueuse gratitude pour nous avoir communiqué les statistiques, civiles ou militaires, recueillies sous leur haute direction.

Dans nos recherches égyptologiques, nous avons sollicité les lumières de MM. MASPERO et REVILLOUT ; nous sommes heureux de reconnaître avec quelle parfaite amabilité ces maîtres nous ont prodigué les trésors de leur érudition.

M. le Dr E. PÉRIER nous a, depuis deux ans, donné des marques du plus sympathique intérêt : c'est grâce à lui que nous avons pu assister au congrès de Moscou et cela constitue déjà un titre suffisant à notre gratitude profonde et inaltérable.

Nous ne terminerons pas sans assurer de notre amitié MM. LEGRAND et RIVET, externes des hôpitaux ; le premier, en souvenir de l'habileté avec laquelle il a dessiné plusieurs figures de notre travail ; le second, pour le talent avec lequel il a su photographier plusieurs textes anciens.

M. BÉNAZET, docteur ès lettres, nous a guidé dans notre travail sur Arétée ; notre ami RAOUL BEAUMELOU nous a apporté les ressources de son talent de bibliophile : à tous les deux : merci.

La consécration de nos efforts nous est apportée par l'honneur que nous fait M. le Pr LANDOUZY en acceptant la présidence de notre thèse ; les savantes Leçons qu'il a publiées sur la sérothérapie et sur le traitement du croup ont été pour nous un guide et un enseignement ; toute notre ambition est d'avoir fait une œuvre digne de sa haute bienveillance.

DIVISION DU SUJET

La diphtérie est devenue, nosologiquement, une maladie complète, totale : on en connaît les origines, l'histoire épidémiologique, les symptômes révélateurs, les modalités, les complications. Les recherches de laboratoire ont permis d'en saisir la genèse, d'en isoler l'agent pathogène et d'en reproduire les lésions dans toutes leurs minuties ; le germe morbide synthétise, à la volonté de l'expérimentateur, toutes les manifestations que la clinique avait depuis longtemps analysées — il fabrique son poison dans les récipients, comme il le fabrique dans l'organisme humain, et ce poison est tellement maniable qu'on s'en peut servir pour déterminer sur l'animal la totalité des lésions humaines accidentelles : lésions locales superficielles, inflammatoires et pseudo-membraneuses ; lésions profondes à manifestations générales — mort rapide par suffocation, mort prochaine par intoxication, mort lointaine par séquelles anatomo-pathologiques.

Il a déterminé lui-même, il a indiqué son antidote, et cet antidote est mathématiquement dosable — il agit à coup sûr — il est inoffensif.

L'emploi de cet antidote a révolutionné l'histoire de la diphtérie : c'est pourquoi l'année 1894. pendant laquelle on a commencé à mettre en usage cet admirable remède, constitue une ligne de démarcation bien tranchée, entre l'ancienne histoire de la diphtérie : période néfaste, et la nouvelle : période de thérapeutique active et efficace. .

Avant 1894, pendant les siècles de l'histoire médicale, on enregistrait les morts qui s'accumulaient; depuis 1894, on enregistre les guérisons qui augmentent chaque année.

C'est là un fait unique dans la science, que cette modification brusque et définitive dans la mortalité d'une maladie sous l'influence d'un remède spécifique bien défini.

D'autre part, une des manifestations de la diphtérie : la suffocation laryngée, déjà combattue avec succès par la trachéotomie depuis Bretonneau, est devenue justiciable d'une intervention des plus simples : le tubage du larynx. Cette opération n'a conquis toute sa puissance qu'à la suite de l'emploi de l'antitoxine diphtérique; c'est pourquoi les statistiques du tubage doivent également être surtout notées depuis l'année 1894.

Ayant pratiqué personnellement 140 trachéotomies et plus de *mille* tubages, nous sommes profondément convaincu de la supériorité absolue de cette dernière opération sur la première.

Ces considérations nous permettent de diviser notre travail en trois parties bien distinctes.

1° Une partie *historique*, pré-sérothérapique, destinée à montrer l'évolution et le perfectionnement des recherches épidémiologiques et cliniques.

Elle s'étend depuis Arétée, l'initiateur, jusqu'à Behring et Roux, les thérapeutes.

2° Une partie *statistique*, post-sérothérapique, dans laquelle chaque jour, chaque pays, chaque médecin, apporte son contingent de succès à l'appui des conclusions du rapport de Roux à Buda-Pest.

3° Une partie *opératoire et séméiologique*, destinée à étudier dans son évolution et dans son état actuel, le tubage du larynx et l'une de ses indications.

Nous avons laissé de côté la technique de l'emploi du sérum : nul ne doit aujourd'hui l'ignorer; il suffit de lire à ce sujet le mémoire de Roux; on n'y a rien ajouté depuis quatre ans.

Notre partie historique passe sous silence la période qui s'étend de Trousseau à Behring et Roux. Notre but, en effet, n'a pas été d'écrire une histoire complète de la diphtérie, travail immense et bien au-dessus de nos forces, mais simplement de nous attacher à mettre en lumière certains points de cette histoire, plus particulièrement intéressants, plus spécialement pratiques, ou moins bien connus que d'autres : c'est ainsi que nous nous sommes longuement arrêté sur le travail d'Arétée le Cappadocien et que nous en avons négligé d'autres. En particulier, nous n'avons rien dit de la période d'études bactériologiques et expérimentales qui ont précédé et préparé la découverte de l'antitoxine diphtérique : tout le monde connaît les beaux travaux de cette période ; son histoire nous eût entraîné trop loin.

Il en est de même pour notre partie statistique : vouloir relater par le détail toutes les observations qui ont vu le jour depuis 1894, ce serait entreprendre la publication de nombreux volumes ; nous avons voulu simplement colliger les résultats de ces observations dans leur essence numérique, sans toutefois nous contenter de donner des chiffres et des pourcentages bruts ; autant que nous l'avons pu, nous avons accompagné les différentes statistiques parcellaires, des détails indispensables à leur clarté, ou des plus importantes constatations de leurs auteurs. Jamais nous n'avons interprété ou discuté les chiffres ; les réflexions des observateurs ont été reproduites textuellement, soit en français, soit dans les langues originelles, ou bien traduites aussi littéralement que possible.

Il nous a semblé inutile de publier les résultats des *statistiques réduites :* la comparaison générale eût été impossible à établir. Nous n'avons pas davantage entrepris la statistique des *diphtéries associées :* l'accord n'est pas fait sur leur importance au point de vue de la léthalité qu'elles entraînent, et, là encore, les statistiques ne seraient pas comparables.

Enfin, notre travail ne comprend pas les publications particulières de *croups diphtériques* qui ne sont pas accompagnées de l'étude des angines diphtériques simples observées dans le même temps : les résultats des croups sont les résultats d'une *complication* de la diphtérie plutôt que de la diphtérie elle-même.

Aux débuts de l'emploi du sérum antidiphtérique, quelques publications prétendirent rendre cet agent thérapeutique responsable d'accidents mortels : elles ont répandu un trouble profond dans les esprits, et beaucoup d'abstentions thérapeutiques ayant résulté de ces craintes, de nombreuses morts n'ont pas su être évitées.

Sans nous arrêter à des discussions théoriques pour démontrer le mal-fondé de cette terreur du sérum, nous avons préféré recueillir l'opinion universelle consignée dans les publications les plus diverses des médecins du monde entier.

Nous avons pu ainsi recueillir, en une enquête de dix-huit mois, plus de *deux cent mille* cas authentiques de diphtéries traitées par le sérum : nous n'y avons pas relevé un seul cas de mort attribuable scientifiquement au sérum.

Cette statistique, qui demain sera incomplète puisque chaque jour y ajoutera des centaines des milliers de cas nouveaux, forme cependant un total imposant, qui n'a jamais été atteint jusqu'à présent pour aucune maladie.

Puissent nos recherches inspirer une confiance méritée dans l'emploi de ce remède unique ! c'est là toute notre ambition.

Le meilleur de ce travail, nous le devons à nos Maîtres : s'il contient quelque chose d'utile, le mérite leur en appartient : les imperfections qu'il renferme, nous en revendiquons la responsabilité.

DOCUMENTS POUR SERVIR A L'HISTOIRE DE LA DIPHTÉRIE

> « Mon cher Trousseau, mon bon fils, bien des fois nous avons fait la remarque que c'est un des bienfaits de l'art médical d'inspirer une estime affectueuse pour l'artiste habile du temps passé ; c'est de plus une consolation des mauvais traits des mauvais frères... »
>
> *Lettre de Bretonneau à Trousseau.*
> 26 septembre 1855.

PÉRIODE ÉPIDÉMIOLOGIQUE

École Helléno-Égyptienne

Arétée le Cappadocien

On n'a pas manqué de rechercher pour la diphtérie, comme pour la plupart des maladies, une description primordiale parmi les aphorismes d'Hippocrate et de Galien ; certains auteurs ont cru l'y trouver en commentant des fragments de textes où il est question de suffocations avec expectoration spéciale. Ce que les Anciens ont dit de l'*angine*, de la *synanche* (strangulation) se rapporte à des maladies extrêmement diverses où il est bien difficile de discerner une indication précise des maux de gorge inflammatoires.

J'ai consulté les plus vieux documents médicaux qui soient parvenus jusqu'à nous, ceux même qui sont antérieurs à Hippocrate ; j'ai recherché si les thérapeutes primitifs avaient connu l'angine maligne. Ni les inscriptions grecques du temple d'Épidaure, ni les hiérogrammes égyptiens, n'en renferment la moindre trace ; en outre, les ouvrages que j'ai pu consulter à la Bibliothèque du Musée Guimet sur la médecine chinoise et sur la médecine japonaise d'avant notre ère, n'en font pas mention. Il faut arriver aux premières années de l'ère chrétienne pour trouver un document certain au sujet de cette maladie : ce document, c'est le chapitre IX du Livre Ier des œuvres d'Arétée.

Ces œuvres étaient connues des médecins-philosophes gréco-romains. Mais le texte lui-même disparut pendant plus de quatorze cents ans, et il ne sortit de l'oubli qu'à la Renaissance, exhumé en quelque sorte par un professeur de l'Université de Padoue : Junius Paulus Crassus, vers 1550.

Arétée ne possédait plus alors aucune personnalité : c'était un nom qui se trouvait jeté au milieu de sentences aphoristiques, comme tant d'autres ; on voyait que les écrivains de son temps en avaient fait grand cas, mais ses écrits manquaient.

Au XVIe siècle les médecins, dont la science était principalement dogmatique et traditionnelle, ignoraient totalement cet auteur. Lorsque Junius Paulus Crassus trouva le premier manuscrit d'Arétée, il éprouva une joie aussi vive que s'il eût fait une découverte fondamentale. Aussitôt, il voulut le faire connaître au public et il entreprit de le traduire en latin. Sa traduction fut imprimée à Venise, *avec l'autorisation du Souverain Pontife et du Sénat Vénitien*, en 1552.

L'histoire de cette découverte importante est relatée dans la préface de la première édition de Crassus, dont voici le titre(1) :

---

(1) Cette édition *princeps* n'existe pas à Paris ; je ne l'ai trouvée ni à la Bibliothèque Nationale, ni à la Bibliothèque Mazarine, ni à l'Arsenal. Mes amis, les P[rs] Masseï (de Naples) et Concetti (de Rome) ont eu l'extrême obligeance de la rechercher pour moi en Italie ; j'ai pu ainsi la comparer aux éditions plus récentes, et en particulier à l'édition latine de Morel (Paris, 1554), à la seconde édition de Crassus (Bâle, 1581), à l'édition de Heinsius (Augsbourg, 1603) et à l'édition de Wigan (Oxford, 1723). — L'exemplaire trouvé par le Pr Masseï appartient à la *Biblioteca Marciana*, à Venise ; l'exemplaire consulté par le Pr Concetti se trouve à la *Biblioteca del Ospedale de Santo Spirito*, à Rome.

Je remercie vivement ces Maîtres de leur empressement à m'accorder ainsi

Aretaei Cappadocis | medici insignis ac vetustissimi | libri septem | nunc primum e tenebris eruti | a Junio Paulo Crasso Patavino | accuratissime in latinum sermonem versi. | Ruffi Ephesii | medici clarissimi, | de corporis humani partium appellationibus | libri tres. | ab eodem Junio Paulo Crasso | latinitate donati. | Quae in omnibus his libris scitu ac memoria digna habentur, | index locupletiss. | operis calci appositus demonstrabit.

Venitiis apud Juntas. | MDLII | Cum summi Pontificis Senatusque Veneti decretis ad annos decem.

Histoire de la découverte du premier manuscrit d'Arétée le Cappadocien, par Junius Paulus Crassus, professeur à l'Académie de Padoue (Préface de la première édition latine ; Venise 1552) (1).

..... Inde factum est, ut annos prope viginti in nostra Patavina Academia per totam Europam celeberrima, Hippocraticam medicinam publice non infrequenti auditorio interpretatus fuerim. Verum cum ab eo docendi officio nimiis laboribus deterritus, corpusculique nostri valetudini consulens destitissem, alia ratione veritatem patefacere, humanoque generi opem ferre quaerebam. Ea vero est, aut aliqua per me utiliter inventa literarum monumentis comendare, aut veterum auctorum obsoleta documenta illustrare, in hominumque memoriam reuocare. Cum in hac animi fluctuatione versarer, forte liber quidam Græce manu scriptus, veterrimus et curiosus in manus meas incidit : in fronte libri nomen auctoris inscriptû erat, Aretei videlicet cappadocis, de morbis agebat, qui singulatim corporis membra corripiuut : ipsum auide, ut mihi moris est, et ter, et quater perlegi, perlectus liber cum gaudio, tum mœrore animum perfudit meum. Quippe gauisus sum tam egregij auctoris librû qui vetustatis iniuria hominumque socordia in tenebris tot secula iacuisset, in lucem Dei beneficio fuisse vindicatû. Indolui vero non mediocriter, ipsum non sanum, non integrum, sed multis mendis inquinatum, multis magnisque vulneribus concisum et laceratum ad manus nostras delatum esse. Caeterum haec fragmenta colligere, utque pluribus usui foret, Latina facere, ac publicare satius esse indicaui, quam ea in totû carie, tineis, situque deleri permittere.

---

leur savante collaboration. Je remercie également M. Guoli, directeur de la Bibliothèque Victor-Emmanuel, qui en a contrôlé un exemplaire dans la *Biblioteca Casanatense.*

(1) J'ai traduit en français cette importante préface, jusqu'à présent inconnue.

Scriptor enim mihi plurimi faciendus visus est : nam, salutaria in primis documêta proponit : auxiliaque pellendis morbis praesentanea recenset. Quo quid magis expetendum mortalibus sit, nescio. Quid enim coetera vitae bona affecto languentique corpore proficiunt ? praeterea summopere lectorem detinet, atque delectat, nam et quatenus materiae conuenit, grandiloquus est cum ampla et sententiarum grauitate, et maiestate verborum, vehemens, varius, copiosus, ad permouendos animos acerrimus, ipsa quoque vetustati venerabilis. Qua vero tempestate vixerit, apud nullum Græcum Latinumve scriptorem hactenus reperire, aut certis coniecturis assequi valui. Natione Cappadox fuit, ut libri testatur inscriptio, in qua regione, licet barbara, tres tamen gentes Graecae, Dorica, Ionica, et Æolica floruere. Galenus cum huiusce Aretaei nusquam meminerit, alioqui veteres medicos saepe cômemorans, nullam de eo notitiam habuisse videtur. Paulus Ægineta semel eum initio quarti sui voluminis, Ætius vero Amidenus frequêtius nominauit. Sua patria lingua Ionica scribit : Hippocraticamque dicendi formam, id est breuitatem cum grauitate coniunctam aemulatur. Hippocrate nanque fuit aetate posterior : siquidem eum nonnunquam testem adducit : eius'q ; vel integros aphorismos in suis voluminibus conscripsit. Nulli sectae addictum se Aretaeus aperte demonstrat : in quibusdam enim ab Hippocrate, Galeno, Aristoteleque dissentit. De nonnullis etiam morbis propria quaedam a nullis aliis tradita, rationi tamen consentanea, scituq ; dignissima exponit. Quam multos in eo transferendo labores tulerim : quantum temporis atque olei absumpserim, vix queam dicere, cum plurimis undique vulneribus confossus esset, ex tribus tamen collatis exemplaribus multa quae deficiebant, restitui : quae erât deprauata, castigaui : quae confusa erant, in ordinem redegi, per coniecturas etiam certissimas ab artis medicae peritia desumptas, non paucos locos librariorum incuria vitiatos antiquae et sanae lectioni restitui.

.... « Voici ce qui arriva ensuite : pendant près de vingt ans, j'ai exposé la médecine hippocratique devant un public assez nombreux, à l'Académie de Padoue, si fameuse dans toute l'Europe ; mais l'excès de travail et le souci de ma santé chancelante m'écartèrent de cette fonction professorale. Je m'efforçai alors de rechercher la vérité et de venir en aide à l'humanité par un nouveau moyen : il consistait, soit à publier quelques-unes de mes utiles découvertes, soit à faire connaître et à rappeler à la mémoire des hommes les travaux oubliés des auteurs anciens. Comme j'hésitais sur ce choix, le hasard fit tomber entre mes mains un manuscrit grec très ancien et fort curieux. En tête de ce livre était inscrit le nom de l'auteur : *Arétée le Cappadocien,* et l'ouvrage traitait des maladies qui affectent séparément les membres du corps humain ; je le lus avidement, suivant mon habitude, je le relus trois et même quatre fois. Cette lecture me combla de joie, mais remplit ensuite mon âme de tristesse. J'étais heureux, en effet, qu'un bienfait de Dieu eût rendu à la lumière du jour ce livre d'un auteur éminent que son ancienneté et l'indifférence des hommes avaient malheureusement laissé dans les ténèbres pendant tant de siècles. Mais je m'attristais profondément qu'il nous fût parvenu falsifié, tronqué, corrompu par de nombreuses retouches, lacéré, mutilé par de nombreuses et grandes déchirures. Je crus cependant devoir en réunir les fragments, les traduire en latin pour l'usage du plus grand nombre, et les publier plutôt que de les abandonner à une destruction totale par la poussière, les vers et la pourriture.

Leur auteur me parut en effet mériter la plus grande considération, car il place au-dessus de tout l'art d'arriver à la guérison et il passe en revue les moyens de combattre rapidement les maladies. Or je ne sais rien de plus utile à rechercher pour l'humanité. A quoi servent, en effet, les autres biens de la vie, si notre corps est affaibli et languissant ? De plus, il soutient au plus haut point l'attention du lecteur, et il le charme ; suivant que son sujet l'exige, il se montre éloquent, avec des phrases amples, nobles, majestueuses ; un style vivant, varié, abondant ; il excelle à émouvoir le cœur, et reste vénérable par son ancienneté même.

Quant à l'époque de sa vie, je n'en ai jusqu'à présent trouvé l'indication dans aucun auteur grec ou latin, et je ne saurais la conjecturer avec précision. Comme le titre de son ouvrage nous l'apprend, il était né en Cappadoce, contrée barbare, en vérité, mais où brillèrent trois races grecques : les Doriens, les Ioniens et les Eoliens. Du reste Galien, qui cite souvent les médecins anciens, ne paraît pas l'avoir connu ; il n'en fait mention nulle part. Paul d'Egine le cite une fois au commencement de son quatrième livre, Ætius d'Amida le nomme plus fréquemment. Arétée emploie sa langue maternelle, l'ionien ; il s'inspire de la forme hippocratique, c'est-à-dire qu'il joint la concision à la gravité. Il est postérieur à Hippocrate, car il invoque souvent son autorité et cite de lui des aphorismes entiers ; il ne semble pas avoir appartenu à une école bien déterminée, et sur divers points il diffère d'Hippocrate, de Galien et d'Aristote ; *il développe même, sur certaines maladies, des opinions personnelles qu'aucun autre auteur n'a transmises, très rationnelles et très dignes d'examen.*

Je ne saurais dire quelle peine, combien de temps et d'huile j'ai dépensés pour traduire cet ouvrage criblé de lacérations ; néanmoins, en confrontant trois exemplaires, j'ai reconstitué plusieurs passages disparus dans le premier, j'ai corrigé des fautes, j'ai remis de l'ordre dans les passages confus, et grâce à des conjectures logiques, tirées de ma connaissance de l'art médical, j'ai pu rétablir dans sa pureté le texte ancien, qui avait été en divers endroits altéré par la négligence des copistes.

Le nom de Junius Paulus Crassus est digne de figurer dans l'histoire de la diphtérie puisque ce savant médecin a fait connaître au monde moderne un ouvrage perdu dans lequel on trouve la première étude descriptive de cette maladie ; il accompagna sa traduction d'un essai biographique sur Arétée et d'une critique analytique de cet auteur (1). Ces renseignements insuffisants ont été complétés par Wigan, d'Oxford ; quelle que soit leur pauvreté, nous devons en parler, car ils nous permettront de fixer l'époque de la première relation connue de la diphtérie.

Une étude approfondie des travaux d'Arétée au triple point de vue doctrinal, linguistique et documentaire a permis à Wigan de placer l'existence d'Arétée entre les règnes de Néron et d'Hadrien (68 à 117 après J.-C.). A cette époque, la Cappadoce, comme la Syrie et l'Égypte, était devenue province romaine ; c'était sous Tibère (17 après J.-C.) que la réunion définitive de la Cappadoce à l'empire romain avait été effectuée, lors de la mort du roi cappadocien Archelaüs. Une foule de Cappadociens avaient alors été dirigés vers Rome, soit comme esclaves, soit à titre d'affranchis, ce qui était le cas des philosophes-médecins. Sous Tibère, le mot Καππαδοκος signifiait même communément : *esclave ;* Arétée fut donc peut-être un affranchi comme, plus tard, Ætius d'Amida.

Originaire d'une des provinces les plus reculées de l'empire romain, Arétée le Cappadocien avait beaucoup voyagé avant de venir se fixer à Rome où il séjourna certainement longtemps : il avait parcouru la Syrie, la Palestine, la Judée et l'Egypte ; il avait fréquenté les philosophes grecs et s'était imbu de leurs doctrines ; esprit cultivé, écrivain précis et clair, observateur sagace, thérapeute judicieux, il évita les dissertations stériles qui encombrent les ouvrages didactiques grecs de son temps et

---

(1) Les auteurs français qui ont parlé d'Arétée l'appellent *Aretée de Cappadoce* comme si le mot *Cappadoce* désignait une ville ; quelques-uns même le désignent sous le nom d'*Arétée, le célèbre médecin de Cappadoce,* comme on dirait : « Bretonneau, le célèbre médecin de Tours. » Cette appellation traditionnelle me paraît fautive au point de vue grammatical : on n'ajoute pas, au nom des simples particuliers, pour rappeler leur pays d'origine, le nom de ce pays sous forme de substantif comme on le ferait pour un souverain, à titre de nom patronymique.

Il me semble que l'appellation d'*Arétée le Cappadocien* est plus exacte et traduit mieux le texte donné par cet auteur lui-même : Αρεταιος Καππαδοκος.

les monographies latines des siècles suivants. Comme philosophe. il relève de l'école ou secte des *Pneumatiques*, à laquelle appartenaient Athenæus et Archigène, école qui enseignait que les modifications fonctionnelles des corps sont déterminées par la pénétration d'un fluide spécial : πνευμα. Comme littérateur, il se servait du dialecte ionien: comme observateur, il suivit la méthode hippocratique.

La trace de ses voyages se retrouve dans certaines de ses descriptions cliniques originales, *et particulièrement dans la description de l'angine maligne* dont il a fait le premier tableau complet et qu'il a dû observer sur place, c'est-à-dire en Syrie et en Égypte ; ce tableau clinique, il ne l'a copié dans aucun livre, il l'a fixé de toutes pièces d'après ce qu'il avait vu : c'est lui qui a fait entrer dans la science la dénomination d'*ulcère syriaque* et d'*ulcère égyptien* (1).

Après la conquête de l'Égypte par Octave (30 avant J.-C.), l'étude des hiéroglyphes fut longtemps en honneur ; les vainqueurs rapportèrent du pays conquis, en même temps que des dépouilles, les traditions, les coutumes, même les rites sacrés. Les médecins de cette époque qui avaient étudié la médecine à Alexandrie jouissaient d'une faveur toute spéciale auprès des patriciens romains, et Galien se faisait gloire d'être un ancien élève de l'École égyptienne; la médecine égyptienne semble avoir été en grande partie la mère de la médecine gréco-romaine.

Les détails que nous donne Arétée sur les *Ulcères égyptiens des amygdales* ne se trouvent dans aucun auteur grec antérieur à lui, d'où il faut conclure qu'il a observé lui-même ces ulcères en Égypte ; il en parle comme d'une chose vue et longuement méditée. La forme de sa description est brève et concise comme

(1) Le terme *ulcère égyptiaque, mal égyptiac,* souvent employé depuis Bretonneau. est un néologisme qui remplace inutilement les mots *ulcère égyptien.*

le chapitre d'un manuel classique ; il semble, à le lire, que la maladie soit aussi fréquente que la pleurite ou le tétanos, maladies dont la description précède et suit le chapitre des ulcères amygdaliens, dans son ouvrage.

Si cette maladie était connue des Égyptiens comme une endémie, si Arétée en a reçu l'enseignement des hiérophantes, on devrait retrouver les traces de cet enseignement dans les papyrus médicaux égyptiens.

Or, il n'en est rien.

Poursuivant cette idée de retracer l'histoire de la diphtérie jusqu'aux sources de l'histoire de la médecine à la lumière des hiérogrammes, j'ai recherché, pendant près d'une année, dans les papyrus médicaux connus, une indication quelconque, soit sur les maux de gorge, soit sur les suffocations des enfants : je n'y ai rien trouvé.

M. Maspero, l'éminent professeur du Collège de France, a bien voulu s'intéresser à cette question sur la demande que je lui en ai faite ; voici ce qu'il m'a répondu : « Je ne me rappelle pas avoir vu dans nos papyrus médicaux l'indication d'une maladie qui ressemble à la diphtérie ; presque tous traitent des affections des yeux, de l'estomac, des intestins, de la vessie et des organes génitaux... »

M. Revillout, le savant professeur d'égyptologie au Musée du Louvre, m'a confirmé la pénurie des documents cliniques que nous ont légués les Égyptiens et le silence qu'ils paraissent avoir gardé en ce qui concerne les maux de gorge. Et cependant, comme me l'a fait remarquer M. Révillout, à l'époque de la conquête romaine, la médecine égyptienne brillait du plus vif éclat ; les rites de l'embaumement permettaient aux médecins l'étude des viscères, et la dissection, considérée partout ailleurs comme un sacrilège, était en quelque sorte forcée dans le mystérieux intérieur des temples d'Isis. Clément d'Alexandrie nous apprend que les livres médicaux étaient solennellement portés par les prêtres dans les processions religieuses ; certaines maladies (maladies des yeux, ulcères cutanés) se traitaient par des procédés et au moyen de médicaments excellents. Les papyrus médicaux sont très rares : peut-être les plus précieux furent-ils détruits lors des deux incendies de la bibliothèque d'Alexandrie : le premier, accidentel, allumé par la torche d'un soldat de César ; le second, ordonné par Omar ; quoi qu'il en soit, rien ne nous est parvenu au sujet des ulcères infectieux des amygdales.

Sur les conseils de M. Revillout, j'ai étudié les deux papyrus les plus importants qui soient parvenus jusqu'à nous : le *papyrus Ebers*, et le *papyrus berlinois* (1). Dans ces deux documents, les hiérogrammates décrivent les maladies les plus connues des thérapeutes égyptiens : affections vermineuses, indigestions, maladies du foie, des reins, des yeux, du cuir chevelu ; ils parlent longuement des maladies des femmes, des maladies de la peau (lèpre, bouton du Nil) ; ils donnent des formules de recettes pharmaceutiques : cosmétiques de Cléopâtre, remèdes contre les vers, contre les ophtalmies ; ils traitent des indications de la saignée...

C'est en vain qu'on y chercherait une description se rapportant aux maux de gorge.

En résumé, aucun document égyptien ne nous permet d'affirmer que la diphtérie fût endémique en Égypte avant Arétée ; aucun document grec ne nous donne le droit de penser que le Cappadocien ait étudié cette maladie autre part que sur les malades.

Voilà encore une raison d'attribuer une importance extrême au travail descriptif de cet auteur.

---

(1) Consulter, sur ces deux papyrus, le travail de Lüring. *Die über die medicinischen Kentnisse der alten Ægypter berichtenden Papyri*..... von L. Emil Luring. Leipzig, 1888. — Bibliothèque du Musée Guimet.

M. le Pr Revillout a bien voulu traduire pour moi le Papyrus médical Griffith ; il n'y a rien trouvé qui se rapporte à la diphtérie.

Mais il y a plus : depuis Arétée, les descriptions grecques des ulcères amygdaliens sont absolument exceptionnelles et aucune n'est comparable en précision à la sienne. Il n'en existe même qu'une seule qui soit probante : c'est la description faite par Ætius d'Amida, et encore cette description paraît-elle copiée sur la première. Cependant, Ætius avait dû observer personnellement l'ulcère égyptien, puisqu'il avait étudié la médecine à Alexandrie (IVe siècle après J.-C.) (1).

On peut donc se demander si le Cappadocien n'avait pas assisté à une épidémie d'angine maligne, inconnue avant son époque, atténuée ou disparue dans les siècles suivants ; ce serait là le premier exemple d'un phénomène souvent constaté pour la diphtérie : l'explosion soudaine d'une épidémie meurtrière qui allait en s'atténuant au bout de quelques années : témoin les épidémies italiennes et espagnoles de la Renaissance, dont nous parlerons ; témoin aussi l'épidémie à laquelle la science doit l'œuvre de Bretonneau.

Arétée et Bretonneau ont décrit, à dix-sept siècles de distance, la même maladie dans sa forme la plus grave : ils l'ont observée dans des circonstances identiques ; Arétée a observé et décrit l'ulcère égyptien après la conquête romaine, c'est-à-dire après une période de guerres épouvantables qui avaient causé la mort de plusieurs centaines de mille hommes et avaient duré plus d'un siècle ; Bretonneau rencontre et décrit l'angine maligne à la fin des guerres de Napoléon Ier. Ce rapprochement est tout au moins intéressant (2).

---

(1) *Ætius d'Amida.* 1re édition grecque. Venise. 1534, autorisée par le Sénat vénitien et le pape Clément VII. — 1re édition latine. Lyon, 1549 (Ætii medici græci contractæ). Le chapitre des *ulcères amygdaliens* manque dans l'édition grecque de Venise. — Dans l'édition latine, il se trouve dans le lib. II, p. 479. (Bibliot. Nat. Paris.)

(2) Je remercie M. le Pr Maspero des recherches qu'il a eu la bonté de faire dans les papyrus égyptiens, pour aider mon travail, et M le Pr Revillout des excellents renseignements qu'il m'a fournis avec la plus grande bienveillance. — Je remercie également M. Guimet pour la permission qu'il m'a accordée de consulter les ouvrages de la Bibliothèque du Musée dont il est le fondateur.

Simultanément au foyer épidémique égyptien. Arétée signala un second centre d'ulcères infectieux des amygdales : la Syrie Creuse, ou Cœlè Syrie. Il y a lieu de se demander quels rapports épidémiologiques existaient entre ces deux pays, éloignés l'un de l'autre de toute la longueur des côtes de Palestine : les guerres continuelles de cette époque avec leurs transports de soldats et d'esclaves peuvent rendre compte de la dissémination du fléau : la constitution marécageuse de l'un et de l'autre sol peut expliquer la persistance du contage.

« La Syrie, la Palestine, sont traversées par le chemin naturel qui relie le Nil égyptien aux Deux-Fleuves de la Chaldée : A l'Ouest le Liban est coupé par de brusques escarpements vers la longue vallée de la Cœlè-Syrie, ou la Syrie Creuse, la partie la plus régulière du sillon creusé du nord au sud de la contrée, du lac d'Antioche à la Mer Morte et au golfe d'Akabah. La Cœlè-Syrie, désignée de nos jours sous le nom d'El-Bekaa, ou *Val des Mûriers* est une plaine à double pente, parcourue au nord-est par les eaux de l'Oronte, au sud-ouest par celles de Leontès ou Nahr-el-Leïtain : des marais, restes de l'ancien lac qui s'étendait autrefois entre le Liban et l'Anti-Liban, sont parsemés dans la plaine (1). »

Le foyer syrien et le foyer égyptien sont les deux plus anciens centres d'apparition de l'angine maligne. Quant à savoir à quelle époque la diphtérie est apparue à l'un ou à l'autre endroit, aucun document ne nous permet même de le soupçonner,

Voyons, du reste, ce qu'a écrit Arétée.

Cette fameuse description des ulcères des amygdales n'est rapportée nulle part en entier, et les fragments que nous en donnent les auteurs classiques sont toujours des traductions ou des phrases latines ; d'où ce fait bizarre que certaines de ces phrases sont en quelque sorte devenues proverbiales, qui traduisent d'une manière très discutable l'original grec. Cet

---

(1) Élisée Reclus. *Géographie Universelle,* p. 696. t. IX.

original existe cependant; c'est même une œuvre française car il a été publié pour la première fois à Paris, sous Henri II, en 1554 ; mais il est resté jusqu'à présent lettre morte, parce que la langue grecque nous est de moins en moins familière, et surtout parce que ce texte est écrit avec des ligatures qui en rendent la lecture très difficile.

Il me semble cependant que si l'on veut connaître exactement l'œuvre d'Arétée, il faut la lire dans le texte primitif grec; il n'y a aucune raison pour la citer en latin.

L'histoire de cette édition grecque est intéressante même au point de vue typographique et les circonstances au milieu desquelles elle a été publiée méritent d'être rapportées :

C'était en 1554, c'est-à-dire deux ans après que la traduction d'Arétée avait été imprimée à Venise ; deux ans seulement que cet auteur était sorti d'un oubli séculaire ; la typographie française était à ses débuts et déjà elle brillait d'un vif éclat ; l'édition grecque d'Arétée, reproduction fidèle des manuscrits originaux, fut un des tout premiers livres grecs imprimés, non seulement en France, mais dans le monde entier ; à ce point de vue même, le livre est précieux ; typographiquement, il est plus parfait que la plupart des livres édités à cette époque : c'est un bijou de la Renaissance.

Après avoir fondé le Collège Royal ou Collège des Trois-Langues, François Ier y avait créé trois chaires en 1530 : chaires d'hébreu, de grec et de latin. En 1538, il avait nommé deux imprimeurs royaux : l'un pour l'hébreu et le latin : Robert Estienne ; l'autre pour le grec, Conrad Néobar (17 janvier 1538). Cet imprimeur pour le grec devait recevoir annuellement cent écus d'or *Au Soleil,* être exempt d'impôts et jouir des privilèges attribués au clergé et à l'Université de Paris. Néobar, natif du diocèse de Cologne, *homme d'estude et faisant profession de bonnes lettres*, fut naturalisé.

Le roi voulut de plus avoir des caractères grecs particuliers, et il donna l'ordre d'en faire graver trois corps complets *de la*

Domus Profess. Paris. Societ. Jesu

ΑΡΕΤΑΙΟΥ

ΚΑΠΠΑΔΟΚΟΥ

Περὶ αἰτιῶν καὶ σημείων ὀξέων καὶ χρονίων παθῶν, Βιβλ. δ.
Ὀξέων καὶ χρονίων νούσων θεραπευτικά, Βιβλ. δ.

ARETÆI CAPPADOCIS

DE ACVTORVM, AC DIVturnorũ morborũ caufis & fignis, Lib. IIII.
De acutorum, ac diuturnorum morborum curatione, Lib. IIII.

EX BIBLIOTHECA REGIA.

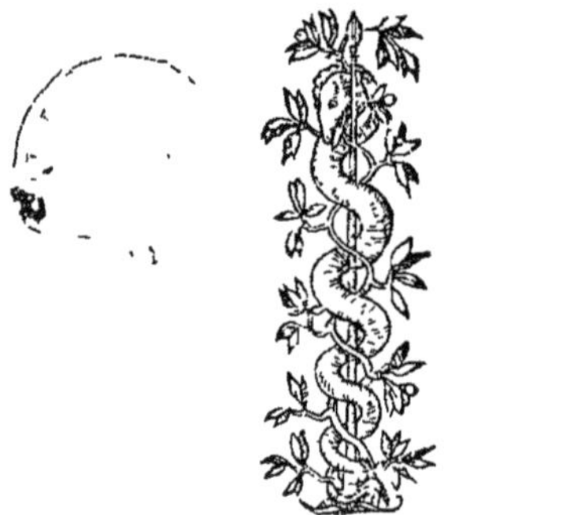

Βασιλεῖ τ' ἀγαθῷ κρατερῷ τ' αἰχμητῇ.

PARISIIS M. D. LIIII,
Apud Adr. Turnebum typographũ Regium.
EX PRIVILEGIO REGIS.

Frontispice de la première édition grecque d'Arétée le Cappadocien (*Paris*, 1554).

(Exemplaire de la Bibliothèque nationale de Paris).

Photogravure grandeur naturelle (1).

(1) L'exemplaire dont je donne le *fac-simile* se trouve à la Bibliothèque Nationale de Paris [Td $\frac{28}{7}$] La ligne manuscrite qu'on lit en haut de la page rappelle une des péripéties de son existence ; il avait d'abord appartenu à Huet.

forme la plus gracieuse, empruntée aux plus beaux manuscrits qu'on pourrait trouver dans sa bibliothèque (1).

Néobar mourut en 1540, et Robert Estienne lui succéda ; ce fut ce dernier qui dirigea la gravure des caractères grecs, qu'on appela *les grecs du Roy ;* ils furent dessinés, d'après les manuscrits, par Henri Estienne, alors âgé de quinze ans, et gravés par Claude Garamond, qui mourut en 1561, dans la dernière misère : après sa mort, on lui décerna les plus pompeux éloges (2).

La typographie grecque du Roy fut mise à la disposition des imprimeurs, à la condition qu'ils en fissent mention sur le titre des ouvrages ; on leur délivrait une fonte à la charge d'en payer les frais et de rappeler l'origine royale des caractères.

Tous les livres publiés alors (et l'ouvrage d'Arétée, reproduit ci-contre, en est un exemple) portent comme marque typographique sur le titre, un basilic à tête de Salamandre, s'enroulant, ainsi qu'un rameau d'olivier, autour d'une pique, et pour devise ces mots grecs tirés d'Homère :

Βασιλεῖ τ'ἀγαθῷ κρατερῷ τ'αἰχμητῇ. (Iliad. III,, 179.)

En 1550, Robert Estienne ayant quitté Paris pour Genève, sa charge passa entre les mains du savant helléniste Adrien Turnèbe avec le titre d'imprimeur royal pour le grec.

Étranger à la typographie, Turnèbe s'associa pour quatre ans avec Guillaume Morel qui fut chargé d'imprimer le latin. — En 1555, ce dernier devint lui-même imprimeur pour le grec, Tur-

---

évêque d'Avranches, qui en fit présent, en 1692, à la Maison Professe des Jésuites de Paris, d'où il passa à la rue de Richelieu sous l'Empire.

Il existe deux autres exemplaires de cet ouvrage à Paris : le premier à la Bibliothèque de l'Arsenal, le second à la Mazarine, tous deux très beaux et très bien conservés.

(1) Auguste BERNARD. *Histoire de l'Imprimerie royale du Louvre.* Paris, 1867.

(2) Mandement de François Ier pour faire payer, par les mains de Robert Estienne; à Claude Garamond, la somme de 225 livres tournois. acompte sur les poinçons grecs du Roy *(Original en parchemin à la Bibliothèque du Louvre.* — Manuscrit F, 145, fol, 136).

nèbe ayant été nommé professeur de philosophie au Collèg Royal.

Le livre d'Arétée, et par conséquent le premier traité *des ulcères des amygdales*, fut donc imprimé en grec par Turnèbe, puisqu'il date de 1554; je le répète : c'est un exemplaire très précieux des rares ouvrages édités par le savant français.

Lorsqu'on recherche en quoi consiste la célèbre description des Ulcères des Amygdales, on voit qu'elle forme simplement un chapitre de 41 lignes, dans l'ouvrage d'Arétée ; c'est le chapitre IX du Livre Ier qui remplit un peu plus d'une page. (La reproduction ci-contre est exacte comme dimensions : le début et le titre du chapitre appartiennent à une page précédente.) La lecture de ce livre nécessite un travail spécial, à cause des ligatures nombreuses ; j'ai transcrit notre chapitre en grec classique sans ligatures, et j'en fait une traduction française aussi littérale que j'ai pu.

Cette page grecque est la plus ancienne description clinique de la diphtérie qui soit parvenue jusqu'à nous.

ΠΕΡΙ ΤΩΝ ΚΑΤΑ ΤΑ ΠΑΡΙΣΘΜΙΑ ΕΛΚΩΝ.

Κεφ. θ'.

ΕΛΚΕΑ ἐν τοῖσι παρισθμίοισι γίγνεται, τὰ μὲν ξυνήθεα, εὐήθεα, καὶ ἀσινέα. τὰ δὲ ξένα, λοιμώδεα, καὶ κτείνοντα. Εὐήθεα μὲν, ὁκοῖα καθαρά ἐστι, καὶ σμικρὰ, καὶ ἀβαθέα, ἄνευ φλεγμονῆς, καὶ ἀνώδυνα. Λοιμώδεα δὲ, ὁκόσα πλατέα, κοῖλα, ῥυπαρὰ, ἐπιπάγῳ λευκῷ, ἢ πελιδνῷ, ἢ μέλανι συνεχόμενα. Ἄφθαι τοὔνομα τοῖσι ἕλκεσι. Ἢν δὲ καὶ ὁ ἐπίπαγος ἴσχῃ βάθος, ἐσχάρη τὸ πά-

θος

θος καὶ ἐστί, καὶ καλέεται. ἐν κύκλῳ δὲ τῆς ἐσχάρης ἔρευθμα γίγνεται καρτερὸν, καὶ φλεγμονὴ, καὶ τῶν φλεβῶν, ὡς ἐπ' ἄνθρακι, καὶ μικρὰ ἐξανθήματα, ἀραιὰ γιγνόμενα, ἔπειτα προσεπιγιγνόμενα συνέφυ τε ἂν, καὶ πλατὺ ἕλκος ἐγένετο. Κἢν μὲν ἔξω ἐς τὸ στόμα νέμηται, ἐπὶ τὴν κιονίδα ἵκετό τε μιν, καὶ τὴν ἀπέταμε, καὶ ἐς τὴν γλῶσσαν ἐσκέδασε, καὶ ἐς οὖλα, καὶ ἐς χαλινούς· καὶ ὀδόντες ἐκινήθησαν καὶ ἐμελαίνθησαν, καὶ ἐς τὸν τράχηλον ἡ φλεγμονὴ ἐξώκειλε. καὶ οἵδε μὲν ἐν ὀλίγῃσι ἡμέρῃσι θνήσκουσι, φλεγμονῇ καὶ πυρετοῖσι, καὶ κακοδμίῃ καὶ ἀσιτίῃ. Ἢν δὲ ἐς τὸν θώρηκα νέμηται διὰ τῆς ἀρτηρίης, καὶ αὐθημερὸν ἀποπνίγει. πνεύμων γὰρ καὶ καρδίη οὔτε ὀδμῆς τοιῆσδε, οὔτε ἑλκέων, οὔτε ἰχώρων ἀνέχονται, ἀλλὰ βῆχες καὶ δύσπνοιαι γίγνονται.

Αἰτίη μὲν ὦν τοῦ ἔργου τῶν παρισθμίων, κατάποσις ψυχρῶν, τρηχέων, θερμῶν, ὀξέων, στυφόντων. ἥδε γὰρ τὰ μέρεα καὶ θώρηκι ἐς φωνὴν καὶ ἀναπνοὴν, καὶ κοιλίῃ ἐς τροφῆς διαπομπὴν, καὶ στομάχῳ ἐς κατάποσιν διακονέεται. Εἰ δὲ καὶ τοῖσι ἔνδον τι συμβαίη πάθος, κοιλίῃ, καὶ στομάχῳ, καὶ θώρηκι, ἐς τὸν ἰσθμὸν, καὶ τὰ παρίσθμια, καὶ τὰ τῇδε χωρία, τοῦ κακοῦ ἡ ἀναφορὴ καὶ ἀπερεύξιες. Διὰ τόδε παιδία μάλιστα πάσχει ἄχρις ἥβης. μάλιστα γὰρ παιδία καὶ μέγα καὶ ψυχρὸν ἀναπνέει· πλεῖστον γὰρ τὸ θερμὸν ἐν τουτέοισι· ἀκρασίη δὲ καὶ ἐδωδῆς, καὶ ποικίλων ἐπιθυμίαι, καὶ ψυχροποσίη, καὶ βοῶσι μέγα, καὶ ἐν ὀργῇ, καὶ ἐν παιδιῇ. Καὶ κυΐσκει δὲ μέχρι καθάρσιος ἐπιμηνίων, τάδε ξυνήθεα. Χώρη δὲ τίκτει, ἡ Αἴγυπτος μάλιστα· καὶ γὰρ ἐς ἀναπνοὴν ξηρή, καὶ ἐδωδὴν ποικίλη. ῥίζαι γὰρ, καὶ βοτάναι, καὶ λάχανα πολλὰ, καὶ σπέρματα δριμέα. καὶ ποτὸν παχὺ, ὕδωρ μὲν, ὁ Νεῖλος· δριμὺ δὲ τὸ ἀπὸ τῶν κριθέων, καὶ τὸ τῶν βρυτέων πόμα. Τίκτει δὲ καὶ ἡ Συρίη, μάλιστα Κοίλη· ὅθεν Αἰγύπτια, καὶ Συριακὰ ἕλκεα τάδε κικλήσκουσι.

Τρόπος δὲ θανάτου οἴκτιστος. πόνος μὲν δριμὺς, καὶ θερμὸς, ὡς ἐπ' ἄνθρακι· ἀναπνοὴ κακή, ἀναπνέουσι γὰρ ὀδμὴν σηπεδόνα καρτερήν, τὸ αὐτὸ δὲ πάλιν σπῶντες ἐς τὸν θώρηκα ἐμπνέουσι· ἀσηροί, ὡς μηδὲ ἑωυτέων τὴν ὀδμὴν ἀνέχεσθαι· ὠχροὶ, ἢ πελιδνοὶ τὰ πρόσωπα. πυρετοὶ ὀξέες· δίψος ὡς ἐκ πυρὸς, τὸ δὲ ποτὸν οὐ προσίενται δέει τῶν ἐμπόνων· ἀλγέουσι γὰρ, ἢν τοῖσι παρισθμίοισι ἐνθλίβωσι, ἢ ἐς τὰς ῥῖνας ἀναστρέψῃ. Καὶ, ἢν μὲν χαμαὶ κέωνται, ἀνακαθίζουσι, ἀδυνατέοντες ἀνεχόμενοι· ἢν δὲ ἀνακαθίσωσι, ὑπὸ ἀπορίης αὖθις ἀνακλίνονται. τὰ πολλὰ δὲ ὀρθοστάδην περιΐασι· ἀχρεοίη γὰρ ἡσυχίης τὴν ἠρεμίην φεύγουσι, πόνῳ πόνους λύσαι θέλοντες. Ἀνάπνοον ἔσω μεγάλη, ψυχρὸν γὰρ ποθέουσι ἐς ἔμψυξιν· ἔξω δὲ σμικρὴ, πυρίκαυστα γὰρ ἐόντα τὰ ἕλκεα προσεμπιπρέεται ὑπὸ θέρμης τῆς ἀναπνοῆς. βράγχος, ἀφωνίη. καὶ τάδε ἐπὶ τὸ χεῖρον ἐπείγει, ἔστε ἀθρόον καταπεσόντες ἐς τὴν γῆν, ἐξέλιπον.

c ΠΕΡΙ

Reproduction authentique et intégrale du texte primitif d'Arétée le Cappadocien, d'après la première édition grecque, imprimée à Paris *sur le manuscrit original, en* 1554. (Chapitre des *Ulcères des amygdales*). (fig 2)

TEXTE D'ARÉTÉE LE CAPPADOCIEN, EN GREC CLASSIQUE

Ἕλκεα ἐν τοῖσι παρισθμίοισι γίγνεται, τὰ μὲν ξυνήθεα, εὐήθεα, καὶ ἀσίνεα· τὰ δὲ ξένεα, λοιμώδεα, καὶ κτείνοντα. Εὐήθεα μὲν, ὁκοῖα καθαρὰ ἐστι, καὶ σμικρὰ καὶ ἀβαθῆ, οὐδὲ ἐπιφλεγμαίνει, καὶ ἀνώδυνα. Λοιμώδεα δὲ, οκόσα πλατέα, κοῖλα, ῥυπαρὰ, ἐπιπάγω λουκῶ, ἢ πελιδνῷ, ἢ μέλανι συνεχόμενα· Αφθαι τοὔνομα τοῖσι ἕλκεσι. Ἢν δὲ καὶ ὁ Ἐπίπαγος ἴσχῃ βάθος, Ἐσχάρη τὸ πάθος καὶ ἔστι, καὶ καλέεται· ἐν κύκλῳ δὲ τῆς ἐσχάρης ἐρύθημα γίγνεται καρτερὸν, καὶ φλεγμονὴ, καὶ πόνος φλεβῶν, ὡς ἐπ' ἄνθρακος, καὶ μικρὰ διεξανθήματα, ἀραιὰ γιγνόμενα, ἔπειτα προσεπιγιγνόμενα συνήφθη τε ἄν, καὶ πλατὺ Ἕλκος ἐγένετο. Κῆν μὲν ἔξω ἐς τὸ σόμα νέμηται, ἐπὶ τὴν κιονίδα ἧκέ τε μὴν, καὶ τὴν ἀπέταμε, καὶ ἐς τὴν γλῶσσαν ἐσκεδάθη, καὶ ἐς οὖλα, καὶ ἐς χαλινούς· καὶ ὀδόντες ἐκινήθησαν καὶ ἐμελάνθησαν, καὶ ἐς τὸν τράχηλον ἡ φλεγμονὴ ἐξώκειλε. Καὶ οἵδε μὲν οὐ πολυήμεροι θνήσκουσι, φλεγμονῇ καὶ πυρετοῖσι, κακωδίῃ καὶ ἀποσιτίῃ. Ἢν δὲ ἐς τὸν θώρηκα νέμηται διὰ τῆς ἀρτηρίης, καὶ αὐτῆμαρ ἀπέπνιξε· πνεύμων γὰρ καὶ καρδίη οὔτε ὀδμῆς τοιῆσδε, οὔτε ἑλκέων, οὔτε ἰχώρων ἀνέχονται, ἀλλὰ βῆχες καὶ δύσπνοιαι γίγνονται.

Αἰτίη μὲν οὖν τοῦ ἔργου τῶν παρισθμίων, κατάποσις ψυχρῶν, τρηχέων, θερμῶν, ὀξέων, συφόντων· τάδε γὰρ τὰ μέρεα καὶ θώρηκι ες φωνὴν καὶ ἀναπνοὴν, καὶ κοιλίῃ ες τροφῆς διαπομπὴν, καὶ στομάχῳ ἐς κατάποσιν διακονέεται. Ει δὲ καὶ τοῖσι ἔνδον τι συμβαίῃ πάθος, κοιλίῃ, καὶ στομάχῳ, καὶ θώρηκι, ἐς τὸν ἰσθμὸν, καὶ τὰ παρίσθμια, καὶ τὰ τῆδε χωρία, τοῦ κακοῦ ἡ ἀναφορὴ καὶ ἀπερεύξιες. Διὰ τόδε παιδία μάλιστα πάσχει ἄχρις ἥβης· μάλιστα γὰρ παιδία καὶ μέγα καὶ ψυχρὸν ἀναπνέει· πλεῖστον γὰρ τὸ θερμὸν ἐν τουτέοισι· ἀκρατέα δὲ καὶ ἐδωδῆς, καὶ ποικίλων ἐπιθυμία, καὶ ψυχροποσίη· καὶ βοῆσται μέγα, καὶ ἔν ὀργῇ, καὶ ἐν παιδιῇ. Καὶ κούρησι δὲ, μέχρι καθάρσιος ἐπιμηνιων, τάδε ξυνήθεα. Χώρη δὲ τίκτει, ἡ Αἴγυπθος μάλιστα· καὶ γὰρ ἐς ἀναπνοὴν ἔῃ ξηρὴ, καὶ ἐς ἐδωδὴν ποικίλη. ῥίζαι γὰρ, καὶ βοτάναι, καὶ λάχανα πολλὰ, καὶ σπέρματα δριμέα, καὶ ποτὸν παχὺ, ὕδωρ μὲν, ὁ Νεῖλος· δριμὺ δὲ τὸ ἀπὸ τῶν κρίθεων, καὶ τὸ τῶν βρυτέων πόμα. Τίκτει δὲ καὶ ἡ Συρίη, μάλιστα κοίλη· ὅθεν Αἰγύπθια καὶ Συριακὰ Ἕλκεα τάδε κικλήσκουσι.

Τρόπος δὲ θανάτου οἴκτιστος· πόνος μὲν δριμὺς, καὶ θερμὸς, ὡς ἐπ' ἄνθρακος· ἀναπνοὴ κακὴ, ἀναπνέουσι γὰρ ὀδωδὸς σηπεδόνα καρτερὴν, τὸ αὐτὸ δὲ πάλιν συντόνως τὸν θώρηκα ἐμπνέουσι· ἀστηροὶ, ὡς μηδὲ ἑωυτέων τὴν ὀδμὴν ἀνέχεσθαι· ὠχροὶ, ἢ πελιδνοὶ, τὰ πρόσωπα, πυρετοὶ ὀξέες· δίψος ὡς ἐκ πυρὸς, τὸ δὲ ποτὸν οὐ προσίενται δέεϊ τῶν ἐμπόνων· ἄσσονται γὰρ, ἢν τοῖσι παρισθμίοισι, ενθλίβωσι, ἢ ἐς τὰς ῥῖνας ἀνατρέχῃ. Καὶ, ἢν μὲν κατακέωνται, ἀνακαθίζουσι, ἀνακεκλίθος οὐκ ἀνεχόμενοι· ἢν δὲ ἀνακαθίσωσι, υπὸ ἀπορίης αὖθις ἀνακλίνονται· τὰ πολλὰ δὲ ὀρθοστάδην περιίασι· ἀκρασίῃ γὰρ ἡσυχίης τὴν ἠρεμίην φεύγουσι, πόνῳ πόνον λύσαι θέλοντες.

Αναπνοὴ ἔισω μεγάλη, ψυχρὸν γὰρ ἠέρα ποθέουσι ἐς ἔμψυχιν· ἔξω δὲ σμικρὴ, πυρίκαντα γὰρ ἐόντα, τὰ Ἕλκεα προσεμπίπραται ὑπὸ θερμῆς τῆς ἀναπνοῆς. ΒΡΑΓΧΟΣ, ἈΦΩΝΙΗ, καὶ τάδε ἐπὶ τὸ κάκιον ἐπείγει, εὖτε ἀθρούν καταπεσόντες εἰς τὴν γὴν ἐξέλιπον.

TRADUCTION FRANÇAISE DU *TEXTE GREC* D'ARÉTÉE LE CAPPADOCIEN

Sur les ulcères des amygdales.

« Des ulcères surviennent dans les amygdales ; les uns sont communs, bénins et inoffensifs ; les autres, exceptionnels, pernicieux, mortels. Les ulcères bénins sont de couleur claire, circonscrits et superficiels, sans inflammation ni douleur : les ulcères pernicieux sont étendus, profonds, souillés par une concrétion épaisse, d'aspect blanchâtre, livide ou noir. On donne à ces ulcères le nom d'aphthes. Si la concrétion pénètre profondément, la maladie s'appelle escarre ; autour de cette escarre, il se produit une rougeur circulaire intense, phlegmoneuse, et de la douleur des veines (1) comme dans le charbon, puis surviennent de petites pustules dont le nombre s'accroît jusqu'à former un large ulcère.

Si le mal se propage vers la bouche, il arrive à la luette, il l'attaque, et il atteint aussi la langue, les gencives et les alvéoles; aussi les dents deviennent-elles branlantes et noirâtres. L'inflammation gagne le cou et les malades succombent en peu de jours à l'inflammation, à la fièvre, à l'infection et à l'inanition. Si le mal pénètre dans la poitrine par la trachée-artère, la suffocation survient le jour même ; en effet, le poumon et le cœur ne peuvent résister, ni à cette fétidité, ni aux ulcères, ni à la sanie ; de plus, il survient de la toux et de la dyspnée.

La cause de la maladie des amygdales, c'est l'ingestion d'aliments froids, âpres, chauds, acides, astringents, car ces organes secondent la poitrine dans l'émission de la voix et du souffle, aident au passage des aliments dans le ventre et à la digestion stomacale. Si quelque mal survient dans ces parties internes : ventre, estomac ou poitrine, les éructations le font remonter vers l'isthme, les amygdales et les tissus environnants.

C'est pourquoi les enfants sont particulièrement sujets à cette maladie

---

(1) Traduction littéralle de : πονος φλεβῶν, ce qui signifie sans doute : *douleur lymphangitique.*

jusqu'à la puberté ; en effet, ils aspirent beaucoup d'air froid parce qu'ils possèdent beaucoup de chaleur ; ils sont d'ailleurs déréglés dans leur nourriture, avides d'aliments variés ; ils boivent froid et s'échauffent fortement dans la colère ou dans les jeux. La même maladie survient chez les filles jusqu'à l'apparition de leurs règles.

Le pays où elle sévit le plus, c'est l'Égypte ; on y respire un air sec et l'alimentation y est très variable, se composant de racines, de céréales, d'une quantité de légumes et de graines âcres ; la boisson y est épaisse, car l'eau provient du Nil et les breuvages sont confectionnés avec de l'orge ou du moût. Elle sévit également en Syrie, surtout dans la région appelée *Syrie creuse* ; c'est pourquoi ces ulcères sont connus sous le nom d'ulcères égyptiens ou syriaques.

La mort survient d'une façon lamentable : douleur aiguë et fièvre comme dans le charbon, gêne respiratoire ; l'air expiré exhale une odeur infecte, l'inspiration est rapide et saccadée ; les malades sont tellement infectés qu'ils ne peuvent pas supporter leur propre odeur. Le visage est pâle ou livide, la fièvre violente ; la soif est si vive qu'elle semble causée par du feu. et cependant les malades repoussent les boissons par crainte de la douleur s'ils boivent, ils souffrent cruellement, car le liquide comprime les amygdales et reflue dans les narines.

S'ils sont couchés, ils se relèvent, ne pouvant rester étendus ; ils se dressent fréquemment, se déplacent de côté et d'autre, ne pouvant rester en place ; ils fuient le repos et cherchent à tromper leur douleur par une autre douleur.

L'inspiration est profonde, car ils sont avides d'air froid pour se rafraîchir ; mais l'expiration est courte, car les ulcères étant déjà comme embrasés s'enflamment encore davantage par la chaleur du souffle. *La raucité, l'aphonie surviennent*, et enfin, tous les symptômes s'aggravant, les malades tombent brusquement à terre et expirent ».

Voilà, en totalité, la description d'Arétée. Analysons brièvement, en un tableau, ce qu'elle contient :

Fidèle à la méthode hippocratique, l'auteur s'occupe d'abord du lieu affecté : *les paristhmies (amygdales.)*

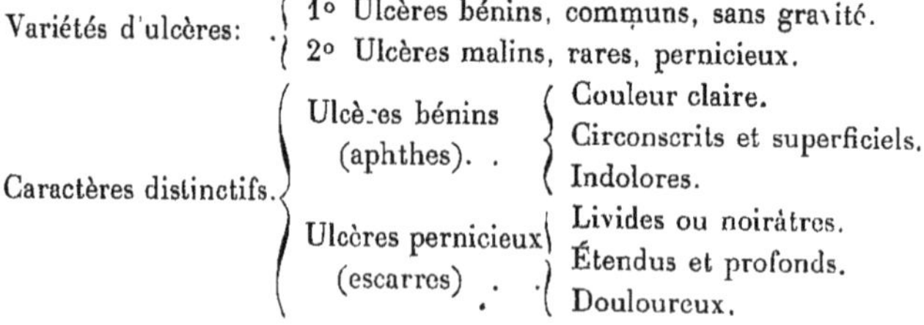

Variétés d'ulcères:	1° Ulcères bénins, communs, sans gravité.	
	2° Ulcères malins, rares, pernicieux.	
Caractères distinctifs.	Ulcères bénins (aphthes).	Couleur claire. Circonscrits et superficiels. Indolores.
	Ulcères pernicieux (escarres)	Livides ou noirâtres. Étendus et profonds. Douloureux.

Évolution des ulcères pernicieux. . . .	1°	Progression vers la luette, la bouche, les gencives. Envahissement du cou. (Mort par infection et fièvre)
	2°	Progression vers la *poitrine* (poumon). (Mort par suffocation).
Étiologie.		Aliments froids ou chauds, âpres, etc. Frappe surtout les enfants. Se rencontre en Égypte et en Syrie.
Tableau de la mort. .		Douleur de gorge, fièvre, soif ardente. Infection : facies livide. Suffocation : agitation. *Raucité, aphonie.* Mort brusque.

Le tableau est esquissé en lignes assez précises pour que la maladie soit bien définie ; on voit qu'il s'agit d'une forme grave, infectieuse, à vaste propagation, ressemblant trait pour trait à la forme que Bretonneau prendra plus tard comme type de la diphtérie (gangrène scorbutique, pharyngite, laryngo-trachéite). On cite surtout, dans les classiques, le dernier paragraphe ; celui qui décrit la mort des malades ; les deux symptômes *raucité, aphonie.* sont dans tous les livres.

Pourquoi donc sont-ils partout en latin, et pourquoi le texte latin lui-même est-il différent selon les auteurs qui citent Arétée ?

En France, nous le citons le plus souvent ainsi :

« Raucitas adest, *vox nihil significat.* »

En Angleterre, en Allemagne, on donne :

« Raucitas adest, *vocisque suppressio.* »

ou encore : — — *defectio.* »

Aucune de ces phrases n'est attribuable à Arétée ; elles varient selon la traduction que les auteurs ont suivie.

Le texte d'Arétée est bien plus simple et plus précis : en deux mots, il exprime ce qu'il faut :

Βράγχος,	ἀφωνίη
Raucité,	aphonie.

Ce mot ἀφωνίη n'est-il pas plus net que les phrases ambiguës par lesquelles les traducteurs latins l'ont remplacé?

Trousseau, qui avait consulté la première traduction de Crassus, a reproduit la phrase de ce dernier : « *Vox nihil significat* », laquelle traduit ἀφωνίη ; cette phrase latine bizarre a fait fortune par sa bizarrerie même ; elle est devenue classique en France et tout le monde croit faire une citation d'Arétée en la répétant, au lieu qu'on fait simplement une citation de Paulus Crassus.

Dans d'autres pays, en Allemagne notamment, la phrase classique est : « *Vocisque defectio* » toujours pour traduire ἀφωνίη. Je montrerai que cette nouvelle traduction est également due à Paulus Crassus.

En effet, voici la traduction que donnait cet auteur pour le tableau de la mort par les ulcères malins, dans sa première édition latine (Venise, 1552).

« Inspiratio magna est, frigidû enim aerem ad refrigerationem desiderât : expiratio vero parva. Nâ veluti igne exusta ulcera cùm sint, à calido prœterea spiritu incenduntur, raucitas adest : *vox nihil significat*. Atq : hæc in peius ruût, cùm subito in terrâ collapsis anima deficit ».

Le fac-simile de l'édition latine de Paris (1554) montre que ce paragraphe y a été copié mot pour mot (fig. 4)

Mais, dans la seconde édition que donna Crassus et que son fils Celsus Crassus publia à Bâle en 1581, nous trouvons une seule phrase modifiée : c'est précisément celle qui traduit ἀφωνίη ; ce mot y est traduit par : « Vocisque defectio ».

Telle est l'explication des textes différents donnés par les différents auteurs classiques.

Poursuivons l'étude des traductions successives que l'on fit d'Arétée.

Pendant que Turnèbe imprimait la première édition grecque (1554), ses associés Guillaume Morel et Jacques de Puteaux imprimaient la seconde édition latine à Paris ; cette édition était presque entièrement copiée sur celle de Crassus ; toutefois, on y avait ajouté plusieurs chapitres nouveaux, traduits du grec sur l'édition de Turnèbe et on y avait revisé le texte vénitien. Pour ce qui concerne le chapitre *Des ulcères des amygdales,* la traduction resta la même, et la phrase : « Vox nihil significat »

ARETAEI CAP-
padocis medici lib. VIII.

RVFFI EPHESII
de hominis partib. li. III.

IVNIO PAVLO CRASSO
Patauino interprete.

ACCESSERE quę Crassus nō vertit
Aretæi aliquot Capita.
Ruffi liber de Vesicæ ac renum affectib.
Eiusdem de Medicamentis purgātibus.
Adnotationes locorum in quibus ab interprete Græca discrepant.

PARISIIS, M. D. LIIII.
Apud Guilielmum Morelium, & Iacobum Puteanum.

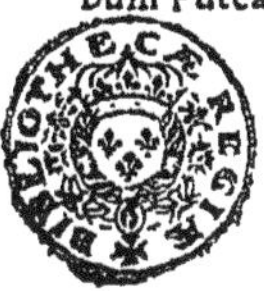

Frontispice de l'édition latine de Paris, d'Arétée le Cappadocien, imprimée par Guillaume Morel, en 1554. (fig. 3.)
Grandeur naturelle.

fut conservée. Comme l'édition parisienne est la seule qui se trouve à Paris, les auteurs français n'en n'ont pas consulté d'autre.

Crassus déplorait l'imperfection de son manuscrit grec et il avait fait des recherches pour en trouver d'autres exemplaires,

DE ACVTIS LIB. I. 19

DE TONSILLARVM VLceribus, cap. IX.

VLcera in tonsillis fiunt; aliqua familiaria, mitia, non lędentia: aliqua aliena, pestifera, necantia. Mitia quidem sunt munda, exigua, non altè descendentia, non inflammata, dolorem non excitantia. Pestifera sunt lata, caua, pinguia, quodam concreto humore albo, aut liuido, aut nigro sordentia. Id genus vlcera aphthæ nuncupatur. Quòd si cõcreta illa sordes altiùs descẽderit, affectus ille eschara est, atq; ita Græcè vocatur, Latinè crusta. Crustã verò circũueniũt rubor excellẽs, & inflãmatio, & venarũ dolor, quemadmodum in carbunculo, & exiguæ raræque pustulæ, quas Græci exanthemata vocant, orientes, hisque aliæ superuenientes in vnum

B 2

20 ARETAEI

coalescunt, atque inde latum vlcus efficitur. Id si interius in os depascendo serpit, ad columellam vsque peruenit, ipsamque exedit, & linguã etiam occupat, & gingiuas, & frænа, id est dentium alueolos: dentésq; inde labefactãtur & denigrescunt. In collum etiam phlegmone erũpit. atque isti haud ita multis dieb⁹ pòst phlegmone, febribus, fœtore inediáque cõsumpti intereunt. At si in pectus per arteriam id malum inuadat, illo eodem die strangulat. pulmo enim & cor neque talem odoris fœditatem, neque vlcera, neque saniosos humores sustinent: sed tussis spirandique difficultas enascitur. Causa maleficij tonsillarum est, frigidorum, asperorum, calidorum, acidorũ, adstringentiúmque deuoratio. quandoquidem hæ partes pectori ad vocem spiritúmque edendum inseruiunt: & ventri, ad alimenti transmissionem: & gulę, ad eiusdem deuorationem obsequio sunt. Internis verò partibus si quod contingat incommodum, ventri videlicet, gulæ, & pectori, ad isthmum, & tõsillas, & lo-

DE ACVTIS LIB. I. 21

ca ibi posita mali consensus & eructationes perueniunt. Quapropter pueri vsque ad pubertatem maximè hoc morbo tentãtur. præcipuè nanque pueri multum frigidúmque aerem inspirant. quoniam in his plurimum caloris inest, & ad cibos intemperantes sunt, & varia concupiscũt, & frigidam potant, & excandescentes ac ludentes altiùs vociferantur. Puellis quoque vsq; ad menstruæ purgationis tempora hæc vitia vsitata sunt. Regio AEgypti horum affectuum planè fœcunda est. aer enim spirando siccus adducitur: varios prætereа cibos suggerit. radices enim, herbæ, atque olera ibi largè proueniunt, & acria semina, & potio crassa, vtpotè Nili aqua. sibi vero AEgyptij ex ordeo, & ex flocibus seu vinaceis potiones acres conficiunt. Syria quoque, maximè illa, quæ cœle, id est caua nominatur, huiusmodi morbos procreat. vnde AEgyptia & Syriaca vlcera id genus appellant. Modus vero mortis q̃ miserrimus accidit. dolor quidem acer, & calidus, qualis in carbunculo, spiritus vi-

B 3

22 ARETAEI

tiatus. exhalant enim maximæ putredinis odorem, eundémque vehementer in pectus spirando adducunt. Immundi adeo sunt, vt neque suum ipsorum odorem ferre queant. Pallida his seu liuida facies, febres acutæ, sitis, vt igne accensi videantur: potum, veriti dolores, non admittunt. tristantur enim, cũ tonsillæ comprimũtur, aut potus in nares resilit. cúmque decũbunt, surgunt vt sedeant, decubitum non ferentes. quòd si sedent, quiete carentes, iterum decumbere coguntur. plerunque autem recti stantes obambulant, nã quiescere nequeunt: solitudinem fugiunt, dolorem tollere dolore tentantes. Inspiratio magna est. frigidum enim aerem ad refrigerationẽ desiderant: expiratio verò parua. nam veluti igne exusta vlcera cum sint, à calido præterea spiritu incẽduntur. raucitas adest: vox nihil significat. atque hæc in peius ruunt, cùm subito in terram collapsis anima deficit.

Reproduction exacte du chapitre: *De tonsillarum ulceribus*. — Édition parisienne de Guillaume Morel (Paris, 1554) (fig. 4).

comme il nous le dit dans la préface de la seconde édition, écrite en 1555, et éditée à Bâle, par son fils Celsus Crassus en 1581 (1).

« Junius Paulus Crassus suis eruditis lectoribus. — Abhinc triennium Aretœû medicû veterem et eximium, Ruffumq' de corporis humani partibus scribentem, latinos pro viribus fecimus, sed nobis ob grœcorum codicû innumerabiles fere mendas plane satis facere non potuimus, nosque in multis lapsos esse pro certo habuimus, propterea fidelius aliquod exêplar mirificè expetebamus; et diligenter bibliothecas omnes quascumque potuimus, scrutati sumus, et ab amicis requisivimus. Demum Aretœi grecum librum Parisiis excusum, multo nostris manuscriptis codicibus emendatiorè et quinque capitibus auctiorem invenimus; atque continuo versionem nostram cum illo contulimus, eamque multis in locis emaculavimus et longe castigatiorem, clarioremque, reddidimus ».

L'édition grecque de Paris excita son admiration et il corrigea sa traduction sur ce texte parfait; mais l'édition latine de Morel excita sa colère; il accusa formellement l'éditeur parisien de l'avoir spolié en moissonnant dans sa récolte: « quod plerisque hominibus accidere consuevit, hominen impulit ut in alienam segetem falcem immitteret, studium videlicet captandæ gloriolæ ».

Quoi qu'il en soit, dans cette seconde édition, Crassus avait modifié le chapitre : *De tonsillarum ulceribus*, et la phrase : « Vox nihil significat » était remplacée par « Vocisque suppressio ».

Les deux expressions dissemblables qui ont amené une confusion séculaire dans l'interprétation d'Arétée, sont donc dues toutes deux à Junius Paulus Crassus, premier traducteur d'Arétée.

(1) Medici antiqui Græci, Aretæus, Palladius, Ruffus, Theophilus Physici et Chirurgi. Partim nunquam, partim antea, sed nunc auctiores editi, omnes a Junio Paulo Crasso, Medico et Professore Patavino Latio donati. Basileæ, anno MDLXXXI.

En 1723, John Wigan fit imprimer à Oxford une édition complète des œuvres d'Arétée ; c'est le travail le plus savant qui existe sur les œuvres du Cappadocien. Wigan a revisé le texte grec sur plusieurs manuscrits, et il en a donné une traduction latine personnelle ; le texte grec est longuement commenté, dans

ΑΡΕΤΑΙΟΥ
ΚΑΠΠΑΔΟΚΟΥ,
ΠΕΡΙ
ΑΙΤΙΩΝ ΚΑΙ ΣΗΜΕΙΩΝ
ΟΞΕΩΝ ΚΑΙ ΧΡΟΝΙΩΝ ΠΑΘΩΝ,
ΒΙΒΛΙΑ ΤΕΣΣΑΡΑ.
ΠΕΡΙ ΘΕΡΑΠΕΙΑΣ
ΟΞΕΩΝ ΚΑΙ ΧΡΟΝΙΩΝ ΠΑΘΩΝ,
ΒΙΒΛΙΑ ΤΕΣΣΑΡΑ.

ARETÆI
CAPPADOCIS,
DE
CAUSIS ET SIGNIS
ACUTORUM ET DIUTURNORUM MORBORUM,
LIBRI QUATUOR.
DE CURATIONE
ACUTORUM ET DIUTURNORUM MORBORUM,
LIBRI QUATUOR.

Cum MSS. duobus, Harleyano, & Vaticano, contulit
JOHANNES WIGAN A.M. Ædis Christi Alumnus.
Accedit, Præfatio: Dissertationes in ARETÆUM: Variæ Lectiones. Notæ, & Emendationes: Tractatus de Ionicâ ARETÆI Dialecto. quodque difficiliores hujus Authoris voces exponit, Lexicon.

OXONIÆ,
E TYPOGRAPHEO CLARENDONIANO, MDCCXXIII.

Titre de l'édition de Wigan. Oxford, 1723.
Fac simile de dimensions réduites. L'original est un grand in-folio.

DE TONSILLARUM ULCERIBUS.

Cap. IX.

Ulcerum duæ species.

ULCERA in tonsillis fiunt, quorum aliqua usitata sunt, mitia, & innoxia, alia verò insueta, pestilentia, & lethifera. Mitia quidem pura sunt, exigua, nec profunda, neque inflammantur, & dolore vacant. Pestilentia verò ea sunt, quæ lata, & cava sunt, & sordida, quæque humore quodam concreto, eoque vel albo, vel livido, vel nigro comprehenduntur: *Aphthæ* his ulceribus nomen est. Quòd si concretio isti altiùs descenderit, affectus Ἐσχάρη, (sive *Crusta*,) & est, & vocatur, & circa crustam rubor ingens oritur, & inflammatio, & venarum dolor,

quemadmodum in *Carbunculo* fit, & exiguæ tenuesque pustulæ, quarum aliæ aliis supervenientes coalescunt, latumque efficiunt ulcus. Id si in os exteriùs serpat, ad columellam quoque pervenit, eamque exest, & ad linguam etiam, & ad gingivas, dentiumque alveolos tendit. sub quo dentes labefactantur & nigrescunt, & ad collum inflammatio pertingit, quique ita affecti sunt intra paucos dies inflammatione, ac febribus, fœtore, & inediâ consumti intereunt. Verùm si ad præcordia per asperam tendat arteriam, etiam eo ipso die suffocantur, cor enim & pulmones neque talem odoris fœditatem, neque ulcera, neque saniem sustinent: quinetiam urget tussis, ac spirandi difficultas

Unde, ubi, & quibus hæc contingant.

Causa verò tonsillarum affectûs devoratio est frigidorum, asperorum, calidorum, acidorum, & astringentium. Etenim hæ partes & pectori ad vocis spiritûsque usum inserviunt, & ventri ad alimenti transmissionem, & stomacho ad ejusdem deglutitionem opitulantur Et si internis partibus quodvis malum incidat, vel ventri, vel stomacho, vel pectori, ad tonsillas, & fauces, atque partes circà positas malum per eructationes ascendit. Quapropter pueri usque ad pubertatem vitio hoc præcipuè tentantur, quoniam ii præcipuè multum atque frigidum aerem trahunt, (nam his plurimum caloris inest) intemperantes etiam in cibo sunt, & varia appetunt, & frigidam bibunt, altèque, & cùm irascuntur, & in ludo clamitant. Idem puellis etiam, donec per menstrua purgari incipiant, usitatum est. Ex regionibus, id *Ægyptus* maximè profert, isthic enim & aër spirando siccus [o] adducitur, & victûs genus varium est, ex radicibus, atque herbis, oleribusque, & seminibus acribus [o], quæ ibi largè proveniunt: potus autem crassus est, vel ex aquâ *Nili* [p], vel ex acri liquore, qui ex hordeo [q], aut eo qui ex radicibus [r] conficitur. Idem morbus etiam in *Syriâ*, & præsertim eâ parte, quæ *Cœlosyria* appellatur, frequens est: unde fit, ut *Syria*, & *Ægyptia* Ulcera vocitentur.

Mortis modus.

Modus autem mortis est miserrimus, dolor acris & fervidus, qualis in *Carbunculo* fit: prava respiratio, quoniam fœdissimum putredinis odorem exspirant, eumque rursus intra pectus statim attrahunt. adeòque infestantur, ut ne sui quidem odorem sustinere valeant, facies pallida, vel livida: acutæ febres, sitis adeò intensa, ut igne succendi videantur, & potionem tamen aversantur, ex doloris metu: vehementer enim affliguntur, vel si ea tonsillas comprimat, vel si in nares recurrat. Et si

ACUTORUM MORBORUM, LIBER PRIMUS. 11

ſortè decubuerint, decubitum non ferentes exſurgunt : cùmque exſurrexerint, præ moleſtiâ rurſus decumbunt : plerumque verò recti ſtantes obambulant ; nam quia nullo modo levamen aſſequuntur, quietem refugiunt, & dolorem novo dolore depellere conantur. Multum intrò ſpiritum adducunt, quia gelido aëre refrigerari expetunt : ſed parum ejus exſpirant, quoniam ulcera tanquam igne ſuccenſa à fervente ſpiritu magis inflammantur ; accedit raucitas, vociſque ſuppreſſio ; & hæc quidem magis magiſque urgent, quoad tandem in terram ſubitò corruentes animam exſpirent.

Traduction faite par Wigan, d'Oxford, sur le texte grec d'Arétée, en 1723 (photogravure).

une préface très documentée, la vie d'Arétée, sa doctrine, son dialecte, la critique des éditions antérieures, tout y est discuté. Cette magnifique édition ne fut tirée qu'à trois cents exemplaires, elle est également remarquable par la beauté des types d'imprimerie.

Sur ce texte latin dont je donne le fac simile, on peut constater que la phrase relative à l'aphonie a encore reçu une interprétation nouvelle (vocisque suppressio).

Après l'édition de Wigan, on peut citer encore l'édition de Heinsius (Augsbourg, 1603), dans laquelle le texte latin et le texte grec se suivent en colonnes parallèles tout le long de l'ouvrage ; Heinsius justifie cette manière de faire par le désir de placer continuellement sous les yeux du lecteur le texte primitif d'Arétée : « Dubia sæpe conversio latina est, et interdum aliquid effugit etiam oculatos maxime ; quod animi nubilum, quemque lapsum interpretis lector ad ipsum quasi fontem recurrens, nullo negotio abstergit et corrigit ». La traduction latine que donne Heinsius est celle de Crassus.

Boerhaave a encore donné une édition d'Arétée, sans texte nouveau, en 1735 ; l'originalité de ce travail consiste dans les commentaires scientifiques qui l'accompagnent, spécialement en ce qui concerne la thérapeutique.

Enfin, Renaud a publié à Paris, en 1834, une traduction française du texte grec ; cette édition a fourni leurs phrases aux auteurs qui ont cité Arétée en français ; elle est consciencieusement faite, et assez précise.

Telle est, en résumé, la série des travaux qu'a suscités l'œuvre d'Arétée le Cappadocien, qu'on pourrait appeler *le Père de la diphtérie*.

ÆTIUS D'AMIDA (IVe siècle après J.-C.).

Originaire de la Mésopotamie, Ætius fit une grande partie de ses études à Alexandrie. Il a consacré un chapitre aux ulcères amygdaliens ; sa description ressemble à celle d'Arétée ; il s'est attaché à décrire l'aspect local des croûtes ; enfin, il a remarqué le premier que dans les cas où les ulcères ont persisté longtemps, la voix reste sourde et les liquides refluent dans le nez.

« C'est surtout chez les enfants, dit-il, que les ulcères amygdaliens appelés *aphtes* se rencontrent le plus souvent. Parfois, ils sont blancs, *maculeux;* parfois au contraire, cendrés et semblables aux croûtes que produirait un fer rouge. Il est même des cas où les amygdales se corrodent ; lorsque les ulcères ont longtemps duré et se sont propagés profondément, la voix devient plus sourde et les liquides passent dans les narines au moment où les malades boivent ».

Ætius paraît donc bien avoir assisté à une épidémie moins grave que celle qu'avait décrite Arétée : les malades guérissaient souvent, leur voix restait sourde et on observait des paralysies palatines ; de plus, certains ulcères étaient blancs et maculeux, ce qui est la caractéristique de la plaque diphtérique d'intensité moyenne.

LES PREMIÈRES GRANDES ÉPIDÉMIES

Épidémies Rhénanes

Du IVe siècle au XVIe, nous ne connaissons pas de description certaine d'angine maligne ; il semble que la maladie ait subi un temps d'arrêt.

Au XVIe siècle, elle réapparaît, parfois sporadiquement, parfois sous forme d'épidémies meurtrières. Parmi les observations qui nous sont parvenues, les unes méritent à peine une mention ; d'autres réclament l'analyse, car elles ont contribué à former le faisceau des connaissances cliniques et épidémiologiques qui ont été synthétisées et perfectionnées par les modernes.

Je citerai donc simplement les auteurs les moins importants : j'analyserai les autres : quelques-uns de ces derniers ont été méconnus : plusieurs méritent cependant d'être mieux appréciés.

En 1517, Sébastien Franck, de Wœrd, rapporte la relation d'une épidémie de maux de gorge mortels et contagieux, qu'il a observée dans les provinces rhénanes et en Hollande. La langue et la gorge des malades semblaient recouvertes d'une moisissure ; la déglutition était impossible — les phénomènes généraux étaient ceux d'une fièvre pestilentielle.

En 1557, Pierre Forest, d'Alkmaër (Hollande), soigna des maux de gorge pestilentiels, il fut lui-même atteint de la maladie et il guérit.

En 1565, Jean Wier observa également des angines pestilentielles à Dantzig, à Cologne et à Augsbourg.

Il exista donc, à cette époque, une épidémie d'angines malignes sur les rives du Rhin. En France, on s'accorde à rapporter à la diphtérie l'observation de Baillou (1576) de strangulation chez un homme, avec expectoration d'une longue membrane trachéale; rien ne prouve, cependant, qu'il se soit agi de diphtérie dans ce cas isolé.

Vers le même temps, la maladie sévit sur des points divers de l'Europe, notamment en Espagne et en Italie; dans ces deux pays, elle persista à l'état aigu pendant un siècle et fut l'objet d'importants mémoires.

Pour la clarté de l'exposition, j'étudierai dans deux paragraphes séparés : les travaux de l'École espagnole, et ceux de l'École italienne.

École Hispano-Portugaise (1538-1690)

Trousseau et Sanné, en France; Jacobi, en Amérique, ont mentionné les écrivains espagnols et portugais auxquels nous devons quelques excellentes descriptions de la diphtérie. Au Congrès de Moscou (août 1897), le Pr Martinez Vargas (de Barcelone) a rappelé l'attention des savants sur ce point : d'après Vargas, c'est aux Espagnols que nous devons les premières notions fondamentales sur la diphtérie; pendant un siècle, les publications qui se sont succédé en Espagne ont peu à peu détaillé la plupart des symptômes et des complications de cette maladie; elles l'ont montrée sous ses deux grandes formes : infectieuse et suffocante; les Espagnols ont bien décrit la suffocation laryngo-trachéale sous le nom de *morbo sofocante* et sous l'expression populaire de *garrotillo* (1).

Plusieurs de ces ouvrages originaux m'ont été communiqués:

(1) Je remercie mon savant ami, le Pr Martinez Vargas (de Barcelone), pour les importants documents qu'il a bien voulu mettre à ma disposition concernant les publications de l'École espagnole des XVIe et XVIIe siècles.

j'ai lu les plus importants, et c'est à la suite de cette lecture que j'ai rédigé les analyses qui vont suivre.

Une première description fut faite par Pedro Diaz de Toledo en 1538 (*De morbis puerorum*).

Luis Lobera de Avila reproduit cette description en 1551 dans son *Libro del regimiento de la salud..... y de las enfermedades de los niños*; il en fait l'objet d'un chapitre sans importance spéciale.

La même remarque s'applique au travail de Francisco Valles (1569), et à celui de Jeronimo Soriano (1600).

Mais, l'épidémie continuait et des auteurs allaient apparaître qui devaient la mieux étudier et la mieux décrire.

En 1611, Juan de Villareal publiait une monographie intitulée : *De signis, causis, essentia, prognostico et curatione morbi suffocanti libri duo* (Compluti) (1).

Il enseignait que la maladie était maligne, contagieuse, pestilentielle, corrompant le sang par sa nature venimeuse ; qu'elle était transmissible, non par l'air, mais par le contact : *per contactum, non vero distans*. Il s'attachait à la description de la fausse membrane, que personne n'avait, croyait-il, étudiée avant lui : « *Tamen nullus scripsit vidisse in faucibus, gula et gutture quasdam velut membranas cingentes fauces, et tali constantes modo substantiæ ut si propriis manibus tendas.....* » Ces membranes se forment dans la gorge ; elles sont blanches, livides ou noires : consistantes comme du parchemin, elles peuvent causer la strangulation, et elles adhèrent tellement aux tissus que les vomissements ne peuvent les expulser. — Parfois cependant les malades en rejettent, mais elles se reproduisent. »

Comme symptomatologie, Villareal a noté plusieurs points importants : la gravité des formes hémorragiques, le bon pro-

---

1) Biblioth. Nat. Paris, T. *d* $\frac{95}{4}$.

nostic de la fièvre du début, le mauvais pronostic de la température basse initiale, de l'arythmie, de la somnolence.

Il décrit l'œdème cervical « qui dépend du mal de gorge et non des scrofules ».

Comme régime, il recommande les aliments nutritifs et réparateurs pour combler les pertes causées par la malignité de l'infection. Pour ramollir et détacher les membranes palatines, il recommande les irrigations nasales.

Il condamne les vomitifs, la saignée, les caustiques et les cautères.

Avec Luis Mercado (1), médecin de Philippe III, la précision des détails s'accentue : *garrotillo* et ulcères de gorge, pour lui c'est bien la même maladie, mettant toujours les malades en péril, soit par la strangulation, soit par l'infection (putredo), soit par les complications ; l'épidémie qu'il a observée s'est montrée meurtrière et il la considère comme plus terrible que tout ce qu'il a vu pendant sa carrière médicale.

« Inter affectiones gravissimas quæ in decursu mearum ætatum sese mihi obtulerunt, una fuit (forsan cunctis gravior), quæ his temporibus novissime visa est per plures provincias et civitates grassari, non plurimum neque frequenter antea visa, aut saltem non satis huc usque animadversa : sita quidem in anginosis et lethalibus faucium et gutturis tumoribus carbunculosis et ulcerosis.

« Quam quidem ob certum et breve admodum periculum, vulgus medicorum Hispano sermone *Garrotillo* nuncupant, diversa quidem quam plurimum, periculo, brevitate et complicatione putredinosi et ustini atque ulcerosi tumoris, a communi angina; licet loco et symptomate suffocationes summopere conveniant. »

Mercado apprécie bien l'extrême gravité de l'épidémie qu'il a observée, sa contagiosité, la nouveauté de son apparition, ses

(1) Ludovici Mercati, *Medici a Cubiculo Philippi III Hispaniorum et Novi Orbis seu Indiarum Regis potentissimi.....* Consultationes Morborum complicatorum. Francofurti, anno 1614. (Bibliot. Nat. T 25, 32 B)

symptômes principaux : *tumeurs ulcéreuses de la gorge et du pharynx,* la rapidité de la suffocation et le caractère infectieux de la maladie ; il la différencie parfaitement des angines communes et en particulier de l'angine syphilitique, comme le prouve ce qui suit :

« Ut constat differentia inter reliquas gutturis et faucium inflammationes, et earum partium ulcera et inter hunc affectum, quem vulgus *Garrotillo* appellat, statuendum est, ejus essentiam non consistere in sola illarum partium inflammatione, ut de angina fertur ; neque stat in sola exulceratione, ac soluta unitate : *ut in morbo Gallico affectis non raro conspicimus* ».

Bien plus, cet auteur a reconnu la malignité spéciale, pestilentielle de la maladie dont le symptôme caractéristique est la suffocation :

« Neque adhuc in his simul junctis et complicatis, solum sita existit, sed etiam secum habet adjunctum humoris ad partem fluentis id vitium, ea conditione maleficia affectum, quod ut contagiosus *pestis more,* in citissimam mortem pueros et adultos deducat..... Ex quibus prodit quam citissima suffocatio. »

Enfin, il rapporte une observation remarquable de contagion directe par inoculation entre un enfant et son père : l'enfant ayant mordu son père au doigt, ce dernier fut atteint de diphtérie cutanée et d'angine suffocante. Cette observation mérite d'être rapportée en entier.

« Ad curandum filium suum primogenitum me vocavit nobilissimus vir Rodericus Xuarez a Toleto ; cui, cum biennis esset, cœpit catarrhosa defluxio eo impetu et celeritate ac malitia succrescere, ut pene primo die suffocationem minaretur .... Eadem die, difficulter deglutire lac, ac respirare cœpit, nec probe vocem emittere poterat, ita ut coegerit medicos fauces et guttur inspicere.

Coepit puer facilius spuere mocosa, fœtida, et glutinosa multa, ita ut coegerit assistentes et patrem, digitis extrahere humorem illum et frequenter os colluere ; et tandem copioso humore excreto, per lente et paulatim melius se habuit, et facilius respiravit, et libere deglutiebat.

Sed mirabile dictu, erat quidem dira humoris conditio adeo perniciosa, efficax et contagiosa quod digitum patris indicem, quo extrahebat cum succum ab ore filii, mordicaret, et in ruborem moveret cum dolore; tandem mox pater conquerebatur de difficultate respirandi et deglutiendi cum dolore et tumore faucium, ac saturato colore, et glandulis extra apparentibus juxta mentum. Ex quibus secundo die halitum prave olentem expirabat; ita ut jure optimo possis colligere, contagio filii patrem fuisse affectum. Namque, secundo die cœperunt partes illæ exulcerari, et mox fæda et corruptiva putredine summopere fædari. »

Regrettons que les mœurs du temps de Mercado ne lui aient pas permis de pratiquer d'autopsies ; cliniquement, son œuvre est presque parfaite.

Perez Cascales de Guadalajara. *Liber de affectionibus puerorum.* (Matriti, anno 1611). (Bibl. Nat. Td, 101, 36, 13.

Cascales, tout en ayant observé un certain nombre de cas de *garrotillo,* n'a produit qu'une œuvre scolastique sans rigueur scientifique. Trop imbu de la méthode déductrice de son époque, il s'en est tenu à des généralités et à des discussions de mots.

Dans son premier chapitre, il s'inquiète de savoir si le garrotillo est d'essence ulcéreuse ou inflammatoire. La maladie n'est pas d'essence ulcéreuse, d'après lui, car l'angine (lisez : mal de gorge suffocant) devrait apparaître en même temps que les *aphthæ* ou ulcères. De plus, il considère le mot *angine* à la façon beaucoup trop générale, de l'école galénique.

Le garrotillo doit être considéré comme une phlogose ou incendie (incendium) de la gorge et du pharynx (gutturis et faucium) et non comme une affection ulcéreuse.

Il a, cependant, noté que le garrotillo peut amener la suffocation sans que la gorge soit enflammée.

Cascales argumente longuement, dans le chapitre VIII, pour démontrer que cette maladie épidémique *n'est pas contagieuse.*

Peut-être a-t-il péché par défaut d'exposition ; toutefois on ne peut retirer de la lecture de son ouvrage aucune notion scientifique précise.

En 1611, parut également un ouvrage de Juan Alonzo de Fontecha, sans grande importance. Il a noté personnellement les troubles du pouls.

Perez de Herrera. *Brevis et compendiosus tractatus de essentia, causis... faucium et gutturis anginosorum ulcerum morbi Suffocantis, Garrotillo Hispane appellati.* (Matriti, anno 1615). (Bibl. Nat. Td, 108, 60.)

De Herrera m'a paru très inférieur à Mercado au point de vue descriptif; son opuscule est plutôt une œuvre littéraire orthodoxe qu'une monographie scientifique. La gangrène l'a surtout intéressé, beaucoup plus que la suffocation ; il a cependant examiné les gorges, car il décrit *sept* degrés dans l'inflammation de cette partie. L'ouvrage est très pénible à lire à cause des nombreuses dissertations dogmatiques dont il est encombré : Herrera ne va-t-il pas jusqu'à se demander si cette maladie ne serait pas l'œuvre des démons, et à conclure affirmativement !

Pour terminer, de nombreux paragraphes sur l'état de l'urine, du pouls et de la langue. comme éléments de diagnostic : on trouve en cet endroit quelques points assez intéressants, mais sans aucun ordre, sans aucune précision.

Herrera nous a cependant légué une remarque intéressante : il a constaté la reproduction des membranes sur les plaies et sur les excoriations cutanées.

Peu de chose à noter dans l'ouvrage d'Alfonso Nunez (*De gutturis et faucium ulceribus anginosis, vulgò garrotillo*. Séville, 1615).

Juan de Soto, professeur à Grenade, fit une œuvre meilleure en 1616.

Libro de conocimiento, curacion y preservacion de la enfermedad de garrotillo (Granada, 1616).

Soto reconnut et proclama la contagiosité de la maladie, il décrivit avec soin la membrane, détailla les divers symptômes qu'elle provoque : le caractère infectieux du garrotillo ne lui échappa pas, car il le regarda comme une maladie constitutionnelle.

La nécessité d'une bonne alimentation fut mise par lui en lumière et il recommanda la nutrition au moyen des fumées alimentaires lorsque les malades ne pouvaient pas déglutir. Localement, il préconisa les applications de jus de citron.

En 1616, parut aussi un ouvrage de Francesco de Figueiras sur le garrotillo,

Nous ne quitterons pas l'Ecole espagnole sans dire quelques mots d'un auteur plus récent, de Heredia, qui écrivit un intéressant chapitre sur le sujet qui nous occupe.

Pedro Miguel de Heredia observa une épidémie de garrotillo et l'étudia en 1690 dans son ouvrage : « *De morbis acutis* ». Il y différencie plusieurs espèces d'angines ; il reconnaît la contagiosité du garrotillo par contact d'homme à homme, et il insiste particulièrement sur les formes infectieuses de la maladie. Les phénomènes généraux sont analysés : abattement, froideur de la peau, rapidité et concentration du pouls : c'est la forme *asthénique*, et dans cette forme, de Heredia reconnaît, chez les malades qui guérissent, plusieurs cas de *paralysies* du voile du palais, du pharynx et des membres.

Enfin, il distingua nettement une forme hémorragique à pronostic fatal : « Malignam significationem præbet sanguis stillans e naribus..... Periculosissimus censetur sanguinis fluxus ex auribus aut ore ».

A ces auteurs espagnols, il est bon d'ajouter la liste des auteurs portugais qui ont écrit à la même époque (1).

Thomas de Agujar (1621), Andrea Tomajo (1621), Ildefonso Menezes, Lorenzo de San Millan, Geronimo Gil del Pina, Thomas Rodriguez de Veiga (1668), Francesco da Fonseca Henriques, Manoel Joaquin Henriques (1755), et enfin Soares Barbosa (1789).

En résumé, les auteurs espagnols nous ont légué une série de notes importantes et de remarques judicieuses sur la diph-

(1) Je n'ai pas pu me procurer les ouvrages de ces auteurs ; je me contenterai donc de citer leurs noms.

térie : un dépouillement de leurs descriptions permettrait de tracer un tableau fidèle de cette maladie et beaucoup de leurs procédés thérapeutiques étaient restés en usage jusqu'à l'ère scientifique de la sérumthérapie : Martinez Vargas a raison de dire que ces vieux maîtres ont été trop longtemps oubliés ou méconnus.

École Italo-Sicilienne (1563-1653)

On a dit que la diphtérie était passée d'Espagne en Italie, au XVIIe siècle : c'est là une erreur ou, tout au moins, une exagération ; en Espagne, le plus fort de l'épidémie paraît s'être manifesté aux environs de l'année 1610 ; en Italie, les désastres causés par ce fléau atteignirent leur summum en 1617 et 1618. Cette légère différence de dates ne signifie pas que la maladie se soit transportée d'une péninsule à l'autre, car dès l'année 1563, Soglia signalait à Naples et en Sicile la présence d'angines malignes qui se propageaient sous forme d'épidémie jusqu'à Constantinople et Alexandrie, réapparaissant ainsi en Egypte où nul ne les avait signalées depuis le IVe siècle.

L'Ecole italienne nous a légué des ouvrages sur la diphtérie qui sont de véritables chefs-d'œuvre d'observation si l'on considère quel était l'état de la science au commencement du XVIIe siècle ; quelques-uns d'entre eux ont excité l'admiration de Bretonneau : nous nous y arrêterons davantage ; d'autres, et des plus importants, n'ont jamais été analysés.

La plupart de ces travaux furent provoqués par deux épidémies terribles qui ravagèrent Naples et la Sicile dans les années 1617 et 1618 ; l'historien de l'épidémie de 1617 fut Sgambati, qui en publia le récit deux ans plus tard : c'est là une œuvre scientifique de premier ordre.

SGAMBATI (Naples, 1620). *De pestilente faucium affectu Neapoli sæviente opusculum : auctore Jo. Andrea Sgambati.*

L'épidémie napolitaine de 1617 revêtit des caractères infectieux de la plus haute intensité ; ses ravages furent épouvantables, personne ne fut épargné *(nulli pepercit)*, et la plupart des enfants succombèrent. A cette première période succéda une seconde phase, moins foudroyante quoique très meurtrière encore, dans laquelle Sgambati remarqua plus de cas de suffocation que dans la première. Ces deux aspects de la maladie : intoxication et suffocation n'échappèrent pas à l'auteur ; voici sa description :

« Anno 1617, pestis in pueros sævire cœpit, quæ inter initia, potissimum hyeme, in qua maxime sævit, nulli pepercit. Tanta celeritate ab uno ad alium transibat infectio ut intra paucos dies, Pater filiis omnibus orbatus, misere cerneretur... Nulla medicorum solertia morbi sævitiam eludere poterat. »

« L'an 1617, une maladie pestilentielle s'attaqua aux enfants ; au début, principalement en hiver, elle n'en épargna aucun. L'infection se transmettait de l'un à l'autre avec une telle rapidité que souvent on avait le triste spectacle d'un malheureux père qui avait perdu tous ses enfants en quelques jours. Toute l'habileté des médecins était impuissante à triompher de la malignité de la maladie. »

Après ces indications préliminaires sur la gravité extrême de cette *peste*, Sgambati trace un tableau magistral des symptômes généraux et locaux ; ce tableau doit être reproduit en entier :

« Cum primum incipiebat exitiosa hæc lues, conquerebatur puer de faucium dolore.

« Aperto ore, conspiciebatur tonsillæ insigniter rubræ, tumidæ aliquantulum, spiritus erat facilis, deglutitio læsa et una cum his febris acuta.

« Eadem die, vel ad summum altera, inflammata caro efficiebatur alba, *vox rauca et obscura ;* collum deinde et guttur extrinsecus intumescebant, augebanturque ; mollis tumor in dies, album illud dilatabatur, febris eadem, quarta die livescere ac denigrari incipiebat affecta pars, expiratio fœtida, externus tumor augebatur, ita ut nonnullis pectus quoque intumesceret, tandem *respiratione nunquam læsa,* deglutitione solum impedimenta interibant ; morti tamen proximi cibum melius devorabant, qui eventus præstantissimos medicorum elusit.

« Hæc omnibus accidebant ; præter hæc quædam alia symptomata in nonnullis conspiciebantur, ut summa inappetentia in his, *in illis difficilis respiratio,* in illis tussis, in aliis coma, vel delirium.

La gravité de la maladie s'étant atténuée, il devint loisible d'observer des phénomènes de suffocation, avec des phénomènes vocaux pouvant persister jusqu'à quarante jours, et des troubles extrêmement graves de déglutition qui duraient plusieurs jours...

« Paucis vero abhinc mensibus, tametsi non modo pueris, sed grandiorum natu nonnullis nocuerit... » — « Inflammata caro alba quædam redditur, sed non ita denigratur, spiritus non ita fœtidus, febris non adeo acuta, aliquibus neque continua.

« Ex his paucissimi frustula carnis albæ per nares excreverunt, quibus vox vitiata ad quadraginta dies relicta est ; alii ad multos dies devorare neque solidum quidquam neque humidum potuerunt... »

Sgambati avait parfaitement remarqué que les lésions de la gorge n'étaient ni des aphtes malignes, ni des ulcères ; « car, dit-il, leur apparence est bien ulcéreuse, et je m'y suis laissé tromper au début ; mais, dans un ulcère, la perte de substance se produit dès le début de la lésion, et l'inflammation est consécutive à l'ulcère : au lieu que, dans notre maladie, *l'inflammation précède la lésion blanche* et peut même n'en être pas suivie, dans les cas légers ; de plus, *la perte de substance n'est qu'apparente* ».

« Falluntur tamen qui putant affectum hunc esse aphthas malignas, inflammationem vero superveniens ulceri. Antequam *album illud* (quod ipsi putant esse ulcus), incipiat apparere, incepit jam inflammatio, et nonnulli qui lævissime ægrotarunt, inflammatas solummodo tonsillas habuerunt.

« Ulcus autem omne, morbus est in solutione continui, cum deperditione substantiæ ; in his autem puerulis, nulla in principio est substantiæ deperditio, sed eadem pars inflammata redditur alba, qui color elusit me inter initia.

« *Cum ergo nulla in principio sit substantiæ deperditio, non possunt appellari ulcera.* »

Les signes de la gravité du mal sont, d'après Sgambati :

1° Les changements de coloration de la muqueuse, prenant une teinte gangréneuse ;

2° L'extinction de la voix :

3° Le coryza (*pituitosa fluxio*).

Sgambati avait été frappé par les caractères spéciaux et insolites de la voix, qu'il déclarait impossibles à décrire par des paroles, caractères qu'il connaissait cependant assez pour avoir pu, dans certains cas, diagnostiquer la présence des *prétendus ulcères* (*vocatum ulcus*) dans le fond de la gorge.

Voici ses paroles textuelles :

« Pluries ex sola vocis læsione, cognovi adesse jam in faucibus *vocatum ulcus ;* læsa enim in his erat vox, *non ut per raucedinem lædi solet, sed alia quadam pœculiari læsionis specie quæ verbis non potest exprimi, sed exemplo :* qualis nimirum solet in iis esse, qui fauces habent ulceratas in lue gallica. »

L'ouvrage de Sgambati contient, dans un espace restreint et sous une forme sobre, les idées les plus justes sur la nature de la maladie et sur ses diverses modalités ; l'observation y est précise et les conclusions irréprochables : il n'y manque que les autopsies, et, malgré cela, l'auteur a très bien compris les rapports qui existaient entre la forme maligne de l'angine amenant la mort par intoxication — et la forme bénigne avec tendance aux localisations laryngées.

Comme nous l'avons vu, Sgambati protestait nettement en 1620, contre l'idée d'*ulcération, de gangrène* : la fausse membrane, n'en connaissant pas la nature, il l'appelait *quid album* ; Bretonneau l'appellera *diphthérite* ; quant à la spécifité de ce *quid album*, Sgambati l'avait parfaitement reconnue cent ans avant Bretonneau.

Résumons dans un tableau schématique la description de Sgambati : les principaux traits de la diphtérie y sont nettement exposés :

TABLEAU DE LA MALADIE PESTILENTIELLE DE LA GORGE D'APRÈS SGAMBATI (NAPLES, 1620).

Étiologie.
- Frappe surtout les enfants, ils meurent tous.
- Peut atteindre les adultes, qui résistent mieux.
- Sévit surtout en hiver.
- Se propage d'un individu à l'autre.
- Maladie infectieuse, contagieuse, épidémique.

Symptomes.
- *Début.*
  - Douleur de gorge (enfants).
  - Fièvre élevée.
  - Gêne de déglutition.
  - Pas de suffocation.
  - *Examen de la gorge.*
    - Amygdales tuméfiées.
    - Gorge et tonsilles rouges.
- 1er *ou* 2e *jour.*
  - La gorge prend une couleur blanche.
  - Voix rauque, obscure.
  - Gonflement *mou* du cou.
  - Fièvre identique.
- 4e *jour.*
  - Les points blancs noircissent.
  - Haleine fétide.
  - Le gonflement du cou gagne le thorax.
  - Pas de gêne respiratoire.
  - Déglutition impossible ; inanition.
  - Aux approches de la mort, cette gêne de déglutition diminue.

Symptômes spéciaux à quelques malades.
- Inappétence.
- Gêne respiratoire.
- Toux.
- Coma et délire

Signes d'atténuation du mal.
- Rejet de peaux blanches par les narines et par la bouche.
- Fièvre modérée.
- Haleine moins fétide.

Terminaison.
- 1re *forme :* mort.
- 2e *forme :*
  - quelquefois guérison.
  - Voix voilée pendant 40 jours parfois.
  - Gêne de déglutition pendant plusieurs jours.

CARNEVALE. — Naples, 1620.

De epidemico strangulatorio affectu in Neapolitanam urbem grassante et per Regna Neapolis, et Siciliæ vagante (authore Jo. Baptista Carnevale, civitatis Styli philosopho et medico).

L'historien de la grande épidémie de Naples de 1617 avait été Sgambati ; ceux de l'épidémie de 1618 furent Carnevale et Ætius Cletus (de Signia).

Cette épidémie débuta à Chiaja, faubourg de Naples, et s'étendit à la grande ville, à tout le royaume et à la Sicile, avec une rapidité, une malignité et une intensité effrayantes : elle fit une véritable hécatombe de nourrissons et d'enfants (*infantum puerorumque strages*) ; presque tous ceux qui en furent atteints moururent, et, devant ce terrible fléau, les médecins affolés ne savaient que faire.

... « *Hallucinati Medici, nullum morbo opportunum remedium adhibere poterant.* »

Nec requies erat ulla mali, defessa jacebant.
Corpora, mussabat tacito medicina timore. »

Cette épidémie causa la mort de CINQ CENT MILLE hommes, d'après les écrivains du temps (*Quinginta hominum millia*), de beaucoup plus même, d'après Carnevale.

Les malades mouraient dans des conditions lamentables, frappés par la suppuration, l'infection, avec la gorge sphacélée, une horrible sanie coulant des narines, au point que ce spectacle évoquait à la mémoire de Carnevale les strophes dans lesquelles Lucrèce avait décrit la Peste d'Athènes :

Sudabant etiam fauces intrinsecus atro
Sanguine, et ulceribus vocis via septa coibant
Spiritus ore foras tetrum voluebat adorem
Rancida quæ perolent projecta cadavera ritu.

La maladie tuait beaucoup d'enfants par étranglement, et revêtait quatre formes principales :

1° Inflammation amygdalienne ;

2° Forme aphteuse superficielle, telle que la produirait une cautérisation ignée ou une substance caustique ; la plaque blanche ainsi déterminée ne pouvait être détachée par aucun agent thérapeutique ;

3° Forme croûteuse (*crustosum ulcus*).

4° Forme ulcéreuse avec pertes de substance et envahissement rapide de la trachée-artère, des fosses nasales et de l'œsophage.

Cette maladie était épidémique, contagieuse et spécifique.

Aucun remède connu ne pouvait en arrêter les progrès. La seule façon d'y échapper, c'était de fuir rapidement.

« *Cede cito, longinquus abi, serusque reverte.* »

Nous voyons que Carnevale a longuement décrit cette maladie qui l'avait frappé d'épouvante ; mais, non content de cette intéressante description, il voulut philosopher à son sujet, et il se perdit en des considérations qui diminuent de beaucoup la valeur de son livre : il rechercha dans l'astrologie les causes du fléau, remarquant que, cette année là, *Mars et Saturne étaient en conjonction dans les constellations du Taureau et des Gémeaux; et qu'une comète parut en 1618, à la fin de novembre, dans le Scorpion !*

Sgambati ne s'était pas perdu dans de tels errements : son travail est bien supérieur à celui de Carnevale ; il est regrettable qu'aucun auteur ne l'ait analysé, en particulier Bretonneau, qui a reproduit dix pages de Carnevale, et n'a pas même cité une phrase de Sgambati.

De même Sanné, résumant les écrits des auteurs italiens, déclare à tort qu'ils n'ont fait réaliser aucun progrès à la science : « Il n'est question, dit-il, que d'ulcères gangréneux ». Cette appréciation ne rend pas justice aux importants matériaux d'observation recueillis par les auteurs italiens, et en particulier par Sgambati, qui a protesté nettement contre l'appellation d'ulcère gangréneux appliquée aux taches blanches, ou même aux taches noirâtres, qu'il avait vues dans la gorge de ses malades.

En 1620, parurent encore deux ouvrages sur la maladie angineuse : le premier, dû à Nola, ne m'a pas paru avoir une très grande importance (*De epidemica phlegmone anginosa grassante Neapoli.* Venetiis, 1620).

Le second est plus digne d'attention : son auteur fut JEAN ANTOINE FOGLIA (*De anginosa passione, crustosis malignisque tonsillarum et faucium ulceribus.* Neapoli, 1620).

Aucun auteur n'a analysé ce travail ; Bretonneau n'en a pas même parlé, et cependant on y trouve quelques points d'observation qui ne manquent pas d'intérêt.

« Ægri omnes hisce sympthomatibus affliguntur : primo apparet tumor, nunc exiguus, nunc major, dolor circa fauces infestat, ad tumorem subsequitur deglutiendi difficultas ; in aliquibus respiratio læditur magis ; cum his omnibus febris acuta est adnexa.

« Post febrem acutam in aliquibus inflammatur guttur, aut eodem tempore et gutturis inflammatis, et febris acuta elucescunt.

« In aliquibus autem circa externos faucium musculos apparet tumor, et in aliis adeo increscit ut collum et thoracem occupet, et spirandi difficultas augeatur magis ; in pueris prœcipue ulcera prava, sordida, crustosa ; in aliquibus nigricantia, in aliis violacea, in aliquibus autem livida, et quæ alba habent ulcera occalescens circulus circa fauces et palatum conspicitur. »

Foglia s'est donc surtout attaché à l'étude des diverses formes d'exsudation ; il faut noter avec quelle insistance il décrit le gonflement du cou qui peut s'étendre au thorax.

Après avoir revendiqué le nom d'angine pour cette maladie, il insiste sur ces caractères de contagiosité et d'épidémicité.

Toutefois, ce travail est conçu et écrit selon la méthode hippocratico-galénique et contient beaucoup plus d'hypothèses et de dissertations que de faits nettement analysés.

De 1622 à 1625, nous devons mentionner les ouvrages moins importants de Broncoli, d'Alaymo, de Prosimi et de Cortesius :

Marci Antonii Alaymi (*Consultatio pro ulceris syriaci nunc vagantis curatione*), Panhorme, 1632.

Cet auteur a paraphrasé Arétée en se servant des termes de ce dernier pour décrire ce qu'il avait vu à Palerme : « le mal débute par les tonsilles et la luette ; il consiste en ulcères sales et croûteux, parfois gangréneux, larges, creux et contagieux ; lorsque la virulence augmente (*activiori reddita ulceris venenositate*), l'inflammation pénètre dans le cou et descend dans la trachée-artère, il obstrue l'entrée de l'œsophage, de sorte que la déglutition est entravée et que les boissons refluent dans les narines.

Le mal est contagieux et frappe les enfants et les adultes : il décime des familles entières.

Si la respiration est difficile, si les malades ne peuvent rester couchés, si la voix est rauque, éteinte, la mort subite se produira... »

En somme, Alayma modernise la description du maître Arétée.

Cortesius (*Miscellanea Medica*, Messine, 1625) insista particulièrement sur la contagiosité du fléau et admit son transfert d'homme à homme par la respiration ; il rapporta l'observation d'un moine franciscain qui contagionna un bachelier en respirant auprès de lui ; ce dernier fut frappé du mal quelques heures plus tard et mourut en quatre jours.

Pour Cortesius, on ne guérissait pas les malades en arrachant les membranes, ainsi qu'il l'observa sur son gendre et sur son petit-fils qui moururent malgré ce traitement.

ÆTIUS CLETUS, DE SIGNIA (1) (*De morbo strangulatorio opus Ælii Cleti Signini, Doctoris medici atque philosophi.* Romæ, 1636, ex typ. Ludovici Grignani. — Bibl. nation. Td 92, 4).

En 1636, Ætius Cletus, de Signia, écrivit un livre d'extrême importance. Cet ouvrage est peut-être encore plus complet que tous ceux que nous avons analysés : Ætius considéra presque toutes les faces de la question, et ses principes de prophylaxie ne seraient certainement pas dédaignés par beaucoup d'hygiénistes contemporains.

« La maladie strangulatoire (*morbus strangulatorius*) qui envahit Naples en 1618, dit-il, et qui s'étendit ensuite comme en rampant, au milieu de nombreuses cités et grandes villes d'Italie, les désolant toutes avec une égale fureur, est arrivée depuis quelques années, dans les villes voisines de Signia (Urbes et Oppida non longinqua ex Signina civitate), et, cette année même où j'écris — 1634 — elle a éprouvé Signia même (*et ipsam Signiam fatigavit.*)

« Voici le tableau de cette maladie: Une rougeur apparait dans la gorge, avec douleur et fièvre : peu après, on voit une pustule qui devient une croûte cendrée ou blanchâtre, ou bien noirâtre.

« Plus souvent encore, la croûte se forme sans pustule ; bientôt la gorge enfle, et certains ulcères deviennent gangréneux et sphacéliques ; s'ils pénètrent dans la trachée-artère, la respiration devient difficile, les malades ne peuvent boire que debout, et ils répandent une odeur infecte.

« Quelques malades meurent dans l'accablement d'un profond sommeil: d'autres avec d'abondantes hémorrhagies nasales ; d'autres, sans présenter ces symptômes.

« (Ex his nonnuli profundiori somno oppressi moriuntur; alii copiosa cum narium hœmorrhagia vitam finiunt ; et alii absque his sympthomatibus exanimantur.)

« La maladie frappe les enfants avec une telle violence que certaines

(1) Bretonneau n'a pas mentionné cet auteur ; tous ceux qui ont cité son nom l'ont mal cité : certains l'appellent *Ælius de Clète.* — Sanné l'appelle simplement *Signini* (Rome). En réalité, il était médecin à Signia, ville italienne où la diphtérie fit des ravages en 1634.

familles les perdent tous ; elle atteint parfois les adultes, et ceux-ci guérissent le plus souvent.

« Les malades peuvent mourir le premier, le deuxième, le troisième, le quatrième, le cinquième, et jusqu'au quatorzième jour ; ensuite, la mort est exceptionnelle, mais, presque tous ceux qui guérissent alors *restent plus ou moins d'une année maladifs et parlent avec difficulté* (qui pristinam valetudinam consequuntur, anni plus minusve spatio, omnes fere mussitant, et verba difficulter efferunt).

Dans le chapitre XII. page 85, Ætius, de Signia, dissocie très nettement les deux principaux genres de mort : suffocation, intoxication.

« Je puis affirmer que, malgré la très grande fréquence de la mort par suffocation, beaucoup de malades qui n'ont pas suffoqué meurent par la virulence même de ce charbon pestilentiel (sua virulentia ut ita loquar morbique magnitudine, pestilens carbunculus interitum affert).

Galien disait que lorsque les tumeurs cervicales font issue hors du cou et de la poitrine, c'est là un symptôme favorable : mais Ætius a parfaitement remarqué que dans le *morbus strangulatorius* cette règle n'a pas de valeur : elle indique même un accroissement de l'inflammation interne, et contribue à causer la mort par étouffement.

« Le malade qui finissait par entrer en convalescence, ajoute-t-il plus loin, restait languissant fort longtemps, *et il parlait du nez* (et ut ita loquar, per nares loquebatur).

L'auteur attribuait le nasonnement au sphacèle du voile palatin, contre lequel la langue ne pouvait plus trouver de point d'appui...

Traitement.

1° Gargarismes.

3° Attouchements avec. . . . . { Huile de soufre.
{ Huile de vitriol.

Prophylaxie.

Ætius, de Signia s'étend longuement, dans son chapitre XII, sur les soins de propreté, de désinfection de la literie, des vêtements et des objets qui ont touché le malade ; il recommande l'isolement pour ceux qui ne sont pas atteints par le mal. — Les personnes qui ont eu des rapports avec le malade, ainsi que le malade lui-même, doivent rester isolés pendant 40 jours.

Il se déclare opposé à la trachéotomie que certains auteurs préconisaient depuis Asclépiade.

Je mentionnerai simplement les travaux de Zacutus Lusitanus (1641), que je n'ai pu me procurer, et de Marc Aurèle Sévérin qui a été longuement commenté en France par René Moreau et Thomas Bartholin (1), spécialement au point de vue de l'opportunité de la trachéotomie.

(1) J'adresse encore tous mes remerciements au Pr Masseï (de Naples), qui a bien voulu me confier son exemplaire personnel de cet intéressant ouvrage.

GÉNÉRALISATION DE LA DIPHTÉRIE

Dès le commencement du XVIIIe siècle, la diphtérie commença une marche extensive qui devait progressivement envahir le monde entier et faire de cette maladie une endémie universelle. Cette extensivité fut corrélative de l'expansion commerciale et de l'activité croissante des transactions entre les différents peuples, comme le montrent la chronologie et la marche des épidémies. Les travaux médicaux se multiplièrent en conséquence : leur nombre et leur importance acquirent une ampleur inusitée; nous entrons ici dans un domaine plus familier que celui des siècles précédents : je n'insisterai que sur les principaux ouvrages.

En 1718, Wolfang Wedel signalait la maladie à Iéna et, la comparant aux anciennes épidémies italiennes, il reconnaissait qu'elle avait perdu son caractère pestilentiel (1).

En 1735, la diphtérie était observée dans l'Amérique du Nord, par Cadwater Colden, qui la décrivait clairement et signalait la fréquence des membranes cutanées ; l'épidémie frappa surtout les enfants et les jeunes gens ; la mortalité fut très élevée (2).

En 1743, Molloï la voyait apparaître en Irlande, et cette même année, à Paris, Malouin en observait une série de cas.

GHISI (*de Crémone*, 1747-1748) apporta un appoint considérable à l'histoire de la diphtérie en reconnaissant nettement l'existence séparée : de l'angine membraneuse simple. de l'an-

---

(1) *De morbis infantum.* Ienæ, 1718.

(2) Medical observations and inquiries, 1754 (t. I, p. 211).

gine avec suffocation, de la suffocation sans angine, au cours de l'épidémie qu'il observa à Crémone en 1747-1748.

Il sut attribuer à la fausse membrane son caractère néoplasique : « *Si, par les effets de la toux, quelque chose se détachait des voies aériennes, c'était, le plus souvent, une membrane entièrement semblable à ces concrétions gélatineuses qui se voient sur le sang tiré de la veine de quelques malades......* ». Fait plus important, il pratiqua une autopsie, ce dont Bretonneau l'a grandement félicité : il s'agit d'un enfant de 4 ans, fils du pharmacien Scotti : « Au-dessous du larynx, la trachée-artère se trouvait intérieurement enflammée jusqu'à l'extrémité des bronches..... Au milieu de ce conduit, nous trouvâmes un corps blanchâtre, long de plus d'un travers de doigt, en tout semblable à celui qui avait été rendu avec des efforts de toux par la fille du docteur Carnevalini..... »

Ghisi resta donc dans la bonne voie ; ses remarques seront confirmées et complétées par Samuel Bard et Bretonneau.

Cinq ans après, la maladie réapparaissait à Paris sous la forme d'une épidémie de pensionnat qui inspira à Chomel un livre intéressant au point de vue de l'ignorance où l'on se trouvait à cette époque sur cette maladie.

CHOMEL. *Dissertion historique sur le mal de gorge gangréneux qui a régné parmi les enfants l'année dernière.* Paris, 1749.

Chomel ayant été témoin, en 1748, d'une terrible épidémie de pensionnat, chez les Dames de la Visitation de la *rue du Bacq* : cette esquinancie lui parut *si singulière, si rare, si effrayante*, qu'il crut de son devoir d'en écrire le journal historique.

Voici le résumé de ses observations :

1re *malade*. — Mlle de Pommereu, 12 ans.

Mal de gorge qu'on attribue : le 1er jour, à un allongement de la luette : *on touche celle-ci avec du poivre* et elle se retire. Le 2e jour, tumeur cervicale : gargarismes, saignée par un Frère de la Charité. Le 3e jour.

coryza. Le 6e jour, respiration sifflante, suffocation. Le 7e jour, saignée au pied. Le 8e jour enfin, on regarde la gorge; on la trouve remplie d'escarres blanchâtres. Haleine putride. Mort le 9e jour. Autopsie : luette, amygdales, trachée *ulcéreuses*; poumons gangrénés.

2e *malade*. — Mlle de Beaucley, 12 ans 1/2.

Le 1er soir : frissons, mal de gorge; situation stationnaire jusqu'au 4e jour. Le 5e jour, abattement, dysphagie, gargouillement dans la poitrine. On visite la gorge le 6e jour; on aperçoit des escarres sur les amygdales et la luette. Ces escarres sont arrachées à plusieurs reprises; on saigne au bras, au pied; on applique des vésicatoires. La malade meurt le 7e jour, après une *grande faiblesse* et un *froid universel*. Haleine d'une horrible fétidité.

3e *malade*. — Mlle d'Anlezy, 13 ans.

Mal de gorge — ulcères — sept saignées au bras et au pied en trois jours, gargarismes acides. Deux nouvelles saignées le 4e jour. Vomitifs. Mais la gangrène de la gorge augmentait toujours : une escarre tombée, on en voyait paraître une autre à la même place. Odeur effroyable; ichor nasal, avec hémorragies.

Morte en pleine lucidité.

4e *malade*. — Mlle de Bonac, 2 ans 1/2.

Mal d'oreille, fièvre. On examine la gorge : on aperçoit une *aphte* sur une amygdale. Saignée, vomitifs. Le mal gagne avec une rapidité inexprimable : l'escarre bouchait la gorge et ressemblait à *un morceau de lard*. État général bon, Morte le 5e jour.

Autopsie. — Luette rongée, amygdales schirreuses, poumon gangréné.

8e *malade*. — Mlle de Blossac, 6 ans 1/2.

Début par un vomissement. Le lendemain, examen de la gorge : luette gonflée, une tache blanche sur l'amygdale droite. Saignées, vomitifs. Le mal envahit toute la gorge et la narine gauche d'où sort une sérosité claire et limpide. Purgatifs, vésicatoires, vomitifs. Potion au camphre. Les narines suppurent le 7e jour.

Guérison en trois semaines : *le malade a parlé du nez pendant plusieurs jours et a eu la luette traînante: strabisme et paralysies musculaires diverses.*

Mortalité : *Six* malades sur huit.

Voici le tableau clinique dressé par Chomel à la suite de cette épidémie : Tache blanche sur une amygdale. au début : peu de fièvre ; épistaxis. — Maladie stationnaire pendant 3 jours. Alors, fièvre, augmentation des escarres qui tombent et se reproduisent; odeur fade. Pouls vif, irrégulier : ulcération de la pituitaire avec écoulement sanieux. — Respiration sifflante, gênée. — Mort du 5e au 8e jour. — Parfois gonflement du cou. — La maladie attaque les enfants et passe de l'un à l'autre ; pas de troubles de déglutition.

On doit appeler cette maladie : aphte, ou *ulcère gangréneux, contagieux et épidémique*.

— Mais voici une œuvre plus importante.

STARR (Lettre au Dr MORTIMER, secrétaire de la Société Royale de Londres sur le *Morbus Strangulatorius*).

Cette lettre se trouve dans les *Philosophical Transactions* (1750), publication que je n'ai pas trouvée à la Bibliothèque nationale. Je l'analyserai donc d'après la traduction de Ruette (Paris, 1809), que l'on trouve presque en entier dans l'article d'Archambault (Diction. Dechambre. — Art. *croup*).

Le traducteur de Starr s'est extasié, et Archambault s'est extasié après lui, sur les beautés de ce travail. Ruette a reproché à Home de ne pas l'avoir cité :

« On pourrait même reprocher à ce médecin, d'ailleurs si recommandable, dit-il, de n'avoir gardé le silence sur Starr qu'afin de nous persuader que la maladie dont il nous a donné une si belle description était nouvelle , ainsi qu'il le prétend... »

« Le défaut de l'ouvrage du célèbre médecin d'Édimbourg, dit Archambault, est d'autant plus frappant que cette production se trouve placée entre le mémoire de Starr qui le précède de quinze ans, et celui de Samuel Bard, de New-York, qui parut six ans après. »

Cette critique est injuste : Home ne pouvait vraiment pas citer un ouvrage qui est de six ans postérieur au sien ; quant à l'ouvrage de Starr, outre que Home pouvait l'ignorer (O'Dwyer ignora bien pendant 24 ans la découverte de Bouchut), les conclusions de son auteur sur la constitution de la fausse membrane, en particulier, sont totalement opposées à celles de Home, qui, lui, les a très bien décrites et comprises.

Starr décrit une épidémie de maladie strangulatoire qui a ravagé plusieurs familles du comté de Cornouailles.

En voici les signes principaux : escarres *gangréneuses* à la bouche, douleur de déglutition, fièvre ; toux courte, profonde et convulsive. Au bout d'un temps plus ou moins long, la respiration devenait difficile, bruyante, et comme celle des personnes qu'on étrangle.

« Quoique la respiration ressemble à une véritable asphyxie, elle a cependant, surtout dans l'invasion, ses rémissions et ses exacerbations ; d'où l'on peut conclure que la cause n'est pas permanente. Je l'attribue à la présence de quelque matière dans la trachée ou dans le larynx, que l'air est obligé de traverser. »

Starr rapporte l'observation d'une fillette de 4 ans qui suffoquait et rejeta un large morceau d'une espèce de chair blanchâtre ou de membrane mêlée avec une matière gluante et visqueuse...

Il a fait l'intéressante observation d'un cas de diphtérie des vésicatoires, qu'il a rattachée à la même cause *interne* que celle qui a déterminé l'affection du larynx et de la trachée; pour lui, la formation de la membrane est la même sur la peau que dans les voies respiratoires.

Le 11 décembre 1749, Starr observa un malade qui présenta un cas de diphtérie pharyngo-laryngée complète : c'était le fils d'un fermier de Saint-Eve : M. Kitto.

Cet enfant était atteint depuis 7 jours d'un mal de gorge avec toux rauque et gêne respiratoire : il était âgé de *dix ans et demi*. En toussant, il rendait des matières glaireuses, mêlées de débris de membranes blanches. — Dans la gorge, on apercevait *un corps blanc* qui recouvrait le voile du palais et les amygdales ; le chirurgien Scotch Burn ne put détacher du palais ce corps blanc...

Dans un accès de toux, il rendit cette membrane palatine, et, après plusieurs jours de très violents accès de suffocation, il expectora incomplètement un tube membraneux, de plusieurs pouces de longueur, que son père put extraire avec ses doigts...

Starr considéra la membrane palatine expectorée comme réellement formée *par la muqueuse qui recouvre cette partie*, et le tube membraneux comme *la muqueuse d'une partie du larynx, de toute la trachée et des grandes divisions des bronches.*

En résumé, Starr nous a donné une belle observation de diphtérie laryngo-trachéale. mais il s'est totalement trompé sur son interprétation anatomo-pathologique ; l'erreur grossière qu'il a commise en prenant la fausse membrane pour une muqueuse sphacélée, frappe d'autant plus que son observation est d'ailleurs complète. Quant à la diphtérie cutanée qu'il a bien observée et bien interprétée, on la connaissait avant lui.

Parmi les malades qu'il soigna, se trouva une enfant atteinte manifestement de laryngite diphtérique sans angine : Starr ne sut pas à quoi attribuer la mort qui survint au milieu d'un accès de suffocation.

« Je fus appelé pour voir une petite fille de cinq ans, malade depuis quatre jours. La langue était nette et comme dans l'état de santé ; *l'arrière-bouche n'avait également rien de particulier.* Lorsqu'elle avalait, et au moment où l'épiglotte était abaissée par le bol alimentaire, elle ressentait une légère douleur qui ne l'empêchait cependant pas de prendre toute espèce d'aliments. La respiration était accompagnée de strangulation et la toux excessivement rauque.

« Après avoir fait usage d'un gargarisme irritant et de quelques autres médicaments, elle fut prise d'une toux plus violente, et elle rejeta un large morceau d'une espèce de chair blanchâtre ou de membrane, mêlée avec une matière gluante et visqueuse. La respiration devint alors aussi libre que si elle n'avait ressenti aucun mal; mais trois heures après, elle fut prise d'un nouvel accès qui, augmentant par degrés, devint aussi violent que le premier. Ceux qui étaient avec elle crurent qu'il y avait quelque obstacle qui s'opposait au passage de l'air. Elle se gargarisa, et fit tous ses efforts pour exciter une toux favorable; me ce fut en vain : son agonie augmentant de plus en plus, elle s'écria de toutes ses forces qu'elle allait être suffoquée, et elle expira en peu de minutes. *Une mort aussi prompte et aussi violente ne me parut devoir être attribuée qu'à une cause bien rare et bien extraordinaire.* »

En 1745, la diphtérie régnait également en Hollande. et en 1751, Zaff publiait les observations qu'il avait recueillies sur cette *angine nouvelle* (1) ; il avait constaté la coexistence de l'angine et de la laryngite comme le prouve le compte rendu de l'autopsie d'une fillette de dix ans, morte de suffocation après avoir présenté de la gangrène des amygdales ; cette autopsie fit voir « pelles escharoticæ et grave olentes, totam fistulam aerem ad pulmonem usque interne integentes ».

En 1752, Middleton, de New-York, reconnaissait également les fausses membranes trachéales, observait la suffocation et décrivait cette épidémie dans son ouvrage de 1756.

Huxham, à Plymouth, de 1751 à 1753 ; Langhans, à Zurich, en 1751, observaient la même maladie (2). Ce dernier relatait l'épidémie de Siementhal, décrivait nettement la gêne respiratoire, la mort par suffocation, et la paralysie palatine.

Citons enfin les travaux très estimables de : Arnaud de Nobleville (épidémie d'Orléans, 1747) ; Marteau de Grandvilliers (Aumale, 1755) ; Bordeu (épidémies de Montpellier (1746) Versailles (1758), Paris (1762) ; Dupuy de la Porcherie (Charon, 1762) ; Le Pecq de la Clôture (Normandie) ; Van Bergen (Francfort, 1764) et arrêtons-nous sur un ouvrage qui se distingue au milieu des écrits précédents : c'est la thèse du Suédois Daniel Wilcke.

Daniel Wilcke, Upsal, 1764.

Thèse de doctorat. Dissertatio medica, de angina infantum in patria, recentioribus annis observata, pro gradu doctoris medicinæ. Daniel Wilcke, Stockholmiensis (Bibl. Nat.).

Dans la seconde moitié du XVIIIe siècle, la Suède fut ravagée par la diphtérie ; la strangulation croupale fut bientôt connue du public et baptisée du nom très expressif de *Strypsjuka*. Plusieurs écrivains nous en ont donné la description ; je citerai :

---

(1) Synopsis observationum cum historia et curatione novæ anginæ anni 1745-46, epidemice grassantis. Lugduni, 1751.

(2) Langhans. Beschreibung und Bericht über eine neue austeckende Krankheit. Zurich, 1753.

Berg, Rudberg, Schulz, Hallénius, Wahlbom, Bloom, Engestroom, et Rosen de Rosenstein ; mais je crois devoir insister spécialement sur un travail presque inconnu et cependant très important : la thèse de Daniel Wilcke, élève de la célèbre Université d'Upsal. Plusieurs années avant ceux que l'on nomme les maîtres de la diphtérie, Wilcke décrivait très clairement cette maladie et portait sur sa nature un jugement irréprochable ; après l'avoir observée attentivement pendant l'épidémie de 1755, il en traçait un tableau complet. Ce travail subit le sort de la plupart des écrits latins : il fut mal connu, peu ou point lu et il reste oublié, bien que sa valeur soit considérable, ainsi qu'on peut en juger :

« Cœpit a 1755 quibusdam Patriæ regionibus terrorem injicere *anginæ* quædam species infantibus funesta, quæ quoque, ut solent hujus modi hostes urbes majores visitare, Stockholmiæ parcere diu non potuit.

Per totum autumnum anni 1757 Stockholmiæ anginæ species insueta sporadice grassabatur. Primum horrores sentiebat ægrotus vehementiores, quos intensus calor post meridiem sequebatur. Interea cervix, vel alterutrum modo colli latus, obrigescere cœpit, accedente plerumque tussi post etiam raucedine.

Simul exulceratio quædam apparere incipiebat, vel uvulæ, vel tonsillarum ; cujus prima mox indicia albus color ostendebat, et cujus celere adeo erat incrementum ut intra aliquot modo dies albesceret uvula tota.

Insequente autem Januario, angina hæc frequentissima plures ita corripiebat, ut novem simul in eadem domo illa vexatos, in suburbio australi, viderim. Variare quoque pristinam faciem jam videbatur, quum sine horroribus manifestis inciperet, tumentibus statim tonsillis, uvula, ceteris. In singulas horas, tumor crescebat et, primo nychtemero nondum finito, in partibus tumidis exulceratio aderat albida, quæ celerrime ita serpebat, ut paucos intra dies, partes omnes quas tumor occupaverat, albentes invenirentur et marcida appareret uvula. »

« En 1755, une espèce particulière d'angine, funeste aux enfants, répandit la terreur dans certaines régions de notre patrie ; les fléaux de cette espèce ont coutume de s'attaquer aux grandes villes, aussi celui-ci n'épargne-t-il pas longtemps Stockholm.

« Pendant tout l'automne de l'année 1757, cette angine d'espèce inconnue régna à l'état sporadique.

« Tout d'abord, le malade éprouvait un violent frisson suivi, dans l'après-midi, d'une fièvre intense. Bientôt le cou enflait, soit en totalité, soit d'un côté seulement; le plus souvent, il survenait de la toux, parfois même une toux rauque.

« En même temps, une exulcération commençait à apparaitre, soit sur la luette, soit sur les amygdales; elle se montrait bientôt sous la forme d'une tache blanche, et elle s'accroissait avec une telle rapidité que la luette tout entière devenait blanche en quelques jours.....

« Dans le mois de janvier suivant, cette angine, devenue très fréquente, frappait des séries de personnes, au point que, dans le faubourg du sud, j'ai pu voir 9 personnes atteintes en même temps dans une même maison. Déjà la forme première de la maladie avait changé; le début se faisait sans frisson; les amygdales, la luette et les autres parties de la gorge enflaient subitement. En quelques heures, le gonflement augmentait, et les premières 24 heures ne s'étaient pas encore écoulées, que sur les parties tuméfiées s'étendait une exulcération blanchâtre qui se propageait si rapidement que, en quelques jours, toutes les parties gonflées se trouvaient blanches et que la luette paraissait gangrénée.

Exasperatis sensim symptomatibus adjungebant sé raucedo, in spiritu strepitus, et e naribus aëri imperviis destillatio tenuis humoris, qui labia rodebat. Denique, faucibus et gutture tumore fere occlusis, quarto, sexto, aut sequentibus diebus, cum multo stertore et orthopnœa, ægroti moriebantur.

Peculiare erat, quod tumentibus licet maxime oris partibus nihilominus cibos et appeterent ægroti, et deglutire valerent, immo firmiores plerumque postularent, quamvis etiam instare mors videretur, quin ad extremum usque halitum cibos caperent.

In nonnullis collum intumescebat, et ulceribus serum stillantibus fædabatur.

Expresse moneri nihil albas illas eminentias, aut puris, aut alius humoris, dedisse, sed evanuisse sensim in illis, qui convalescebant, quibus quoque, præter occlusas nares nihil, dum convalescerent, remansit mali; at gangrena semper fuisse in iis qui moriebantur. Quosdam infantes cum morbo et morte ad 21 usque diem luctatos esse.

Infantes præcipue, ergo non omnino solos, morbo fuisse obnoxios.

Les symptômes augmentant d'intensité, la voix devenait rauque, la respiration bruyante, et des narines où l'air ne circulait plus s'écoulait une humeur fluide, qui excoriait les lèvres. Enfin le pharynx et le larynx devenant presque entièrement obstrués par les produits inflammatoires, les patients mouraient le 4e, le 6e jour, ou les jours suivants avec une respiration fortement stertoreuse et une violente orthopnée.

Ce qu'il y avait de remarquable, c'est que, malgré l'inflammation extrême des parois buccales, les malades n'en avaient pas moins bon appétit et déglutissaient facilement; bien plus, quelques-uns réclamaient des aliments et, quoique la mort fût proche, ils prenaient de la nourriture presque jusqu'à leur dernier soupir.

Chez quelques-uns, le cou enflait et se couvrait d'ulcères qui laissaient suinter un liquide séreux.

Il faut bien savoir que *ces éminences blanches* n'ont produit ni pus, ni aucun autre écoulement, mais qu'elles ont disparu peu à peu chez les malades qui guérissaient ; ces malades ne conservaient pendant leur convalescence, d'autre trace de leur mal qu'une obstruction des narines ; au contraire, la gangrène exista toujours chez ceux qui sont morts. Certains enfants furent entre la vie et la mort pendant 21 jours.

Ce sont surtout les enfants, mais pas eux seuls, que la maladie a frappés.

« Il faut absolument que je rapporte les constatations faites sur un cadavre, à l'époque où sévissait l'angine de Stockholm, par le célèbre professeur d'anatomie et de chirurgie, le Dr Roland Martin.

« En présence des Drs Strandberg et Darelius, assesseurs du Collège royal de médecine, le Pr Martin fit l'autopsie d'un enfant qui avait succombé à cette maladie. Il constata que la cavité de la trachée artère était tapissée dans toute son étendue par une membrane spéciale qu'il put extraire facilement, car elle n'adhérait presque pas, et ressemblait à un tube ; elle était épaisse et comme dissociée par la putréfaction sur sa face concave ; sur la face qui avait adhéré à la trachée artère, elle était rougie par du sang.

« A mesure qu'elle s'étendait vers l'intérieur des poumons, cette rougeur devenait plus pâle, et dans les ramifications bronchiques les plus fines, elle redevenait blanchâtre, et prenait *l'aspect de la membrane qui double l'intérieur de la coquille d'un œuf* ; dans toute son étendue, on pouvait de toute évidence la distinguer de la membrane propre des bronches.

« Les poumons n'étaient pas enflammés et ne renfermaient aucune lésion ; il fut évident que l'enfant avait succombé à la suffocation.

« Dans les années 1761 et 1762, cette angine s'observa non seulement dans Upsal, mais surtout dans les environs ; au milieu de l'été de la première année, elle sévit dans la paroisse de Rasbo ; elle frappa si rapidement les enfants que, dans le mois d'août, lorsque le médecin arrivait, les rares enfants qui vivaient encore étaient, ou bien à bout de forces, ou bien agonisants. Quelques familles avaient perdu tous leurs enfants ; et les enfants des maisons voisines, qui étaient venus voir les malades, étaient en peu de temps atteints par la maladie. Ils mouraient parfois le second jour, le plus souvent le quatrième ou le cinquième. Souvent ils vomissaient une quantité de mucus et finissaient par rendre des lambeaux membraneux. »

« Nous pouvons jeter un coup d'œil d'ensemble sur cette maladie redoutable et rassembler dans un tableau méthodique tous les symptômes qui sont communs aux descriptions diverses qu'on en a faites dans les différents pays.

« Les tonsilles, ou (comme les appellent certains auteurs) les amygdales, la luette, le voile du palais, ou même la cavité de la trachée artère, après une période d'inflammation tantôt légère, tantôt intense, sont rapidement, parfois très rapidement, envahies par des macules pâles, blanchâtres ou grises, saillantes à la façon des pustules, auxquelles on a justement donné le nom d'aphtes ; en s'étendant rapidement, elles deviennent confluentes et s'épaississent jusqu'à ce qu'enfin une croûte grise tapisse la gorge et la base de la langue. Dans quelques cas très rares la maladie s'accompagna de fétidité de l'haleine avec émission d'une humeur putride plus âcre, parfois très abondante.

Tonsillarum, seu, ex more loquendi aliorum, amygdalarum, alterutram, vel uvulam, vel palatum molle reliquum, vel ipsam arteriam asperam interiorem, post inflammationem, nunc leviorem, nunc graviorem, cito, interdum citissime, maculæ occuparunt pallidæ albentes seu griseæ; pustulorum in modum eminentes, proindeque aphthæ recte omnino dicendæ ; quæ serpendo celeriter ita confluxerumt crassessendo simul, ut totas demum fauces cum linguæ basi una obsederit grisea crusta. Vix non semper halitus secum habuerunt fœtorem, et humoris alicujus putridi, acrioris, adfluxum, nonnunquam copiosissimum.

Simul spirationem attulerunt difficilem, strepentem, vel sibilantem, anxiam, suffocantem ; cum voce rauca demissaque et tussi quæ non humoris solum istius aliquid, sed etiam fibrillas crustarumque frustula, interdum latiora, ejecit, diverso cum eventu, ut vel novæ renatæ fuerint aphthæ, vel denudata sedes, sensim minus rubra, sana iterum pellicula tecta fuerit. Inde symptomata reliqua omnia, pauciora vel plura, mitiora vel rudiora, tardius decurrentia citiusve pro causarum vi ; corporum conditionibus singularibus ; partis, quæ prima et maxime affecta fuit, situ atque indole ; mali per viciniam ad nares, pulmones, œsophagum, partes exteriores, progressu ; alius denique cujusdam mali concursu.

Wilcke rapporte alors trois observations remarquables par leur précision, et dont les deux premières démontrent jusqu'à l'évidence que l'école d'Upsal connaissait parfaitement la diphtérie dans ses deux grandes modalités fondamentales : le croup suffocant, et l'intoxication. Les deux premiers cas, dont les rapports de contagiosité sont bien mis en lumière par l'auteur, se sont terminés par la mort.

Première Observation (résumée).

Puer nobilis, annorum quinque, somnolentia, corporis calore, narium catarrho, absque tussi tamen. corripitur.....

Bientôt, les phénomènes s'aggravent : apparition de membranes dans la gorge, toux rauque, suffocation progressive et mort avec les principaux symptômes du croup.

IIe Observation (résumée).

La sœur du malade précédent est prise d'angine membraneuse avec croup ; toutefois, après une première période de phénomènes graves, elle semble aller mieux ; elle avait rendu des membranes ; mais, le 9e jour, le mal empire brusquement, et elle meurt, en présentant un ensemble d'accidents qui rappellent la mort par diphtérie trachéo-bronchique.

Nono tamen die, summo mane iterum crustæ non nihil rejecitur ; anxietas, debilitas, celeritas pulsus et spirationis, sensim sensimque increscunt, et halitus simul latius fœtorem spargit ; obstaculum in naribus et imis faucibus sentiens spiritus ducitur ore solo, naribus solis redditur. Tandem strangulatu quasi suffocata, circa tertiam diei horam, domum paternam penitus orbam liberis amata virguncula relinquit.

Wilcke interprète enfin les observations qu'il a recueillies et les remarques qu'elles lui ont suggérées ; sa doctrine est impeccable, sa compréhension de la maladie est digne d'un clinicien contemporain.

« En même temps, la respiration devient difficile, sonore ou sibilante, anxieuse, suffocante ; la voix est rauque, éteinte et les efforts de toux provoquent le rejet, non seulement de l'humeur dont nous avons parlé, mais encore de fibrilles, de débris et, parfois même, de larges morceaux de croûtes ; après quoi la marche varie suivant que de nouvelles aphtes se reforment, ou que les endroits où elles siégaient primitivement et qui se sont trouvés dénudés, deviennent de moins en moins rouges et se recouvrent d'une nouvelle muqueuse saine.

« D'ailleurs, tous les autres symptômes sont plus ou moins nombreux, légers ou graves, précoces ou tardifs, selon la virulence du germe causal, selon les dispositions particulières de l'organisme, selon le siège et la sensibilité de la partie qui a été la première et la plus fortement atteinte ; selon la propagation du mal aux organes voisins : narines, poumons, œsophage, tégument externe ; enfin, selon l'évolution de chaque cas particulier. »

Mali particeps Pharynx ob viciniam facile reddi potest ; ut semper reddatur tamen necesse non est, quare attolli Pharynx illæsus, dilatari, constringi, sæpe poterit, absque dolore, saltem graviori, læso licet palato molli.

Inter tumida glottidis ligamenta si interposuerint se ejusmodi crustæ, quas ejicere nec tussis, neque auxilium ullum valuerit, inevitabilis erit suffocatio.

« Le pharynx peut être facilement atteint par le mal, à cause de sa proximité, mais cela n'arrive pas nécessairement, même si le voile du palais en est lui-même frappé.

« Si les fausses membranes (crustæ) s'interposent entre les cordes vocales (inter tumida glottidis ligamenta) et que ni la toux ni aucun moyen adjuvant ne puissent les en chasser, la suffocation sera inévitable. »

Mais il reste à rechercher la pathogénie de l'angine et Wilcke se demande alors quelle est la *nature* et la *cause* de la fausse membrane (crusta illa, quo oriatur modo et crescat ?)

Il répond que le processus formatif de cette membrane est analogue à celui que détermine un vésicatoire, à la desquamation scarlatineuse, à l'exfoliation épidermique de l'érysipèle ; c'est un phénomène de mortification, car il ne s'accompagne pas de douleur.

« Cette *mortification superficielle* des muqueuses est produite par une humeur âcre sortie du sang sous l'influence d'une viciation humorale d'origine atmosphérique. »

In aëre est aliquid quod anginam infantum aphthosam, suffocatoriam, contagiosam, propignat.

Le jeune docteur suédois Wilcke soutenait donc en 1764, c'est-à-dire un an avant la publication de Home, une thèse dans laquelle il décrivait clairement la diphtérie : il l'avait observée avec un sens clinique parfait, sachant discerner l'angine pseudo-membraneuse et la bien décrire, sachant reconnaître la suffocation laryngo-trachéale et la rapporter à sa cause : la fausse membrane ; sachant enfin comprendre l'identité des deux localisations : pharyngée et laryngée.

Les symptômes essentiels de la maladie furent bien exposés par Wilcke ; il reconnut les différences d'allure entre la forme moyenne et la forme grave, et nota les signes cliniques différentiels de ces deux formes. Les autopsies qu'il pratiqua furent judicieusement interprétées : son travail échappe aux critiques qu'ont méritées la plupart de ses contemporains.

Les modernes n'ont cependant pas apprécié son travail dans le sens qu'impose sa lecture : on ne l'a argumenté qu'à travers ce qu'en a dit Rosen de Rosenstein, lequel avait été longtemps doyen de l'Université d'Upsal, qu'il avait quittée depuis quelques années, nommant à sa place son gendre Auriville; ce dernier fut le président de thèse de Wilcke; et Rosen, tout en faisant mention de cette thèse dans son Traité des maladies des enfants, dénatura les opinions de son auteur.

En effet, on lit dans le chapitre XXV (*Du Croup ou Suffocation striduleuse avec une peau morbifique dans la trachée*) ce qui suit : *Le docteur Wilcke a soutenu une thèse à ce sujet en 1764, sous la présidence de M. Auriville, médecin à Upsal* »..... « Il est facile de différencier cette maladie des autres qui sont accompagnées de toux, d'enrouement, de rhume. On doit aussi la distinguer d'un autre mal de gorge, qui était presque oublié, et qui a reparu depuis peu en Suède, en France et en Angleterre, où il a fait périr beaucoup d'enfants.

Dans ce mal de gorge, suivi de gangrène, on remarque une enflure à la gorge; elle blanchit, suppure, se termine par la gangrène, si l'on n'y remédie promptement (1) ».

Rosen de Rosenstein a méconnu les rapports qui existent entre le croup et l'angine maligne et son livre laisse supposer que Wilcke avait partagé son erreur : ce qui n'est pas exact, comme le démontre la lecture de la thèse de 1764.

J'ai pensé faire œuvre de justice en exposant, d'après le texte original, les observations et la doctrine de Wilcke.

Francis Home.

An inquiry into the nature, cause and cure of the Croup. Edinburgh, 1765 (2).

Un an après la thèse de Wilcke, paraissait à Edimbourg le fameux livre où l'on parlait pour la première fois du *croup*; son auteur était Francis Home.

---

(1) Rosen de Rosenstein. *Traduction par Le Febvre de Villebrune.* Paris, 1778.

(2) M. le Pr Cheine, d'Édimbourg, a eu l'obligeance de m'envoyer son exemplaire personnel de la première édition du livre de Home : je lui adresse mes sincères et respectueux remerciements.

Le travail de Home fut en vérité le point de départ d'une étude nouvelle : celle de la localisation, dans les voies aériennes, des productions membraneuses extensives d'origine miasmatique, et dont le corollaire clinique était la strangulation presque fatale.

Home a-t-il créé le mot *croup*, ce vocable qui a fait fortune et dont la signification, trop longtemps déviée par les conceptions purement histologiques de l'école allemande de Wirchow et Rokitansky, a été maintenue dans son vraï sens clinique par l'école française. et ramenée à sa véritable valeur par les travaux des bactériologistes ?

Le mot *croup*, comme nous l'apprennent les dictionnaires étymologiques, était un mot populaire usité sur la côte Est d'Ecosse pour désigner une maladie de la gorge dans laquelle les enfants respiraient en faisant un bruit *rauque*, semblable au *croassement du corbeau* (croaking noise).

Cette maladie était bien connue dans les diverses parties de l'Ecosse : dans le peuple elle portait des noms spéciaux à chaque contrée ; par exemple : sur la côte Ouest, on l'appelait *the chock* (terme de marine qui signifie un morceau de bois servant à caler un mât ou la barre du gouvernail), ou bien *the stuffing* (bourre, bourrage) (1).

Le Dr Buchan, dans son *Domestic Medicin*, dit l'avoir jadis observé dans certaines parties de l'Angleterre où les bonnes femmes l'appelaient : *The rising of the lights*, ce qui paraît signifier : *L'allumage des cierges*. Dans d'autres contrées, on l'appelait *The closing* (la fin, la clôture).

Quand au mot *croup*, on le retrouve dans plusieurs poésies ou mélopées écossaises anciennes ; en voici quelques exemples :

To croup, crope, crupe, crowp (verbe neutre) signifiait : *croasser, crier avec une voix rauque ; terme appliqué aux corbeaux.*

---

(1) *Jamieson's Scottish Dictionary.* Paisley, 1879.

1 The ropeen of the raunyis gart the cras *crope;* the huddit cravis cryit varrok, varrok.

(*Compl. S*, p. 60.)

2 *Crup and* craw, I sall gar crop thy tung.
(KENNEDY, *Evergreen,* V, 68, st 19.)

3 In time of Spring the water is warme
And *crowping* frogs like fishes there doth swarme.

(Au temps du printemps, l'eau est chaude
Et les grenouilles *coassantes* pullulent comme les poissons.)
(HUDSON'S JUDITH. p. 31.)

4 Ye *croopin* corbies, black as soot.
(Vous, corbeaux *croassants,* noirs comme la suie.)
(*Poèmes de Tarra*, p. 44.)

Trumpettis blast rasyt whithin the toun
Sic manere brute, as thocht men hard the soun
Of crannis *crowping* fleing in the are.
(DOUG., Virgil, 324, 32.)

Le mot *croup* signifiait donc en général un son rauque, cri rauque, tel que celui des grenouilles, des corbeaux, etc. ; c'était une désignation essentiellement populaire.

Home s'étant trouvé appelé à observer plusieurs cas de la maladie désignée par ce mot de *croup*, il chercha quelle en était la cause, et il la trouva dans la production d'une membrane pathologique trachéale.

Suivons-le dans les progrès de son travail :

« Il existe une maladie qu'on n'a jamais examinée méthodiquement, et sur laquelle il y a peu à apprendre par les renseignements et moins encore par les livres : Je veux dire : le croup.

« Le Dr Russel, dans son *Economie de la Nature,* décrit en quelques lignes une maladie qui ressemble à la nôtre par beaucoup de symptômes ; toutefois, elle ne paraît pas lui être identique, car on y trouve des *ulcères laryngés* et du sphacèle des poumons ; si cette maladie était le croup, les constatations d'autopsie eussent été les mêmes que celles que j'ai faites. »

« Je traiterai cette maladie comme entièrement inconnue, et je montrerai comment les faits peuvent amener à découvrir sa nature, sa cause et son traitement.

« Cette maladie est si rarement observée dans notre ville que, pendant le cours de toute une vie, une même personne n'en rencontre que bien peu de cas. — Il faut se placer dans un milieu convenable, surtout dans un pays voisin de la mer. C'est ainsi que j'ai pu en rencontrer une série... Si mon travail n'est pas aussi parfait que je l'eusse désiré, c'est que *je manquais de documents écrits* et que la maladie est rare... »

Home a observé 12 cas ; les trois premiers peuvent être interprétés comme des cas de faux croup : tous les autres sont des *croups d'emblée* ; chez deux malades, notamment, il a parfaitement noté que la gorge et les amygdales étaient saines.

Dans les neuf cas de croup, les autopsies soigneusement faites, lui montrèrent la fausse membrane trachéale qu'il apprécia justement, et dont il reconnut la nature non gangréneuse ; il l'étudia aussi complètement que possible et en fit le substratum anatomique du croup.

Après avoir rapporté ses 12 observations, Home en tire des conclusions sous forme de 8 corollaires dont voici le résumé :

« Le diagnostic du croup est souvent facile ; état général excellent, voix rauque et *aiguë* (shrill), *pas d'inflammation notable de la gorge,* évolution rapide des symptômes, — lorsque la toux existe, elle est courte et étouffée. — Les signes fondamentaux sont : la voix aiguë et la gène respiratoire (the shrill voice, and difficult breathing). En conséquence, on peut lui donner le nom de *Suffocatio stridula.*

« Le siège du mal est la cavité de la trachée-artère, spécialement la partie supérieure, à *un pouce* environ au-dessous de la glotte ; dans quelques cas, les glandes de la base de la langue et les amygdales étaient tuméfiées et couvertes de mucus. »

Home n'a pas noté d'accès de suffocation, c'est pourquoi il repousse l'idée du spasme glottique : du reste, l'examen des cadavres montre toujours la présence d'une membrane trachéale, solide, s'étendant vers les bronches où elle se termine dans du pus qui peut remplir les ramifications des bronches et même les vésicules pulmonaires.

Quant à la pathogénie de la membrane, Home l'attribue simplement à l'hyperproduction de mucus sous l'influence de l'air marin dans les temps froids et humides, et à son dessèchement dans la trachée. Ce mucus se transformerait d'abord en pus, et ensuite en membrane.

Cette explication est bien peu scientifique ; Home ne soupçonna ni la nature spécifique du croup, ni sa contagiosité ; il ignora donc le point le plus important de l'histoire de cette maladie, celui que Samuel Bard et Bretonneau devaient si merveilleusement démontrer.

« La maladie est très grave, par sa marche silencieuse même ; l'invasion passe inaperçue, et lorsque le médecin arrive, tout remède est superflu.

« Toutefois la guérison n'est peut-être pas impossible, par expectoration de la membrane, comme le Dr Gibson et le chirurgien Rae en avaient observé deux cas.

« Comme traitement : au stade inflammatoire, émissions sanguines, purgatifs, vésicatoires, sudorifiques ; au stade membraneux, la seule chance de salut serait *peut-être* la trachéotomie. »

L'ouvrage de Home présente des qualités et des défauts : je voudrais essayer d'analyser les unes et les autres.

Dans sa forme la plus simple, le croup se manifeste par un ensemble de phénomènes mécaniques qui tranchent sur le reste des accidents diphtériques, et, à ce point de vue, la *suffocatio stridula* de Home mérite de garder une place bien tranchée dans la description clinique de la diphtérie. « La localisation des fausses membranes, dit Cadet de Gassicourt (1), qui, pour l'angine, était secondaire, devient au contraire, pour le croup, le fait capital, puisque la plupart de ses symptômes sont la conséquence exclusive de cette localisation même, et que les phénomènes mécaniques prennent le pas sur les phénomènes infectieux..... pour le croup, il faut séparer sa description de celle de la diphtérie ».

On peut dire que Home a observé le croup et l'a bien décrit, mais qu'il n'a pas décrit la diphtérie parce qu'il ne l'a pas bien observée.

(1) Traité clin. des mal. de l'enfance, p. 137.

Après avoir, pendant cinquante années, excité l'admiration unanime, l'ouvrage de Home perdit presque toute sa valeur devant les critiques, parfois un peu trop sévères, de Bretonneau. Peut-être cette sévérité provenait-elle de ce que Bretonneau passa toute sa vie à démontrer l'identité de nature entre l'angine maligne et le croup, identité méconnue par Home ; il faut dire, pour l'excuse de ce dernier, qu'il n'eut pas l'occasion d'observer cette coïncidence, et qu'il ne pouvait pas la deviner.

Le travail de Home eut le grand mérite d'attirer l'attention sur les canaux aérifères, et les observateurs du croup se multiplièrent, mais on perdit de vue les travaux antérieurs et spécialement ceux de Sgambati et de Ghisi.

Toutefois, au point de vue nosologique, ce travail est imparfait, et, comme le dit Behring, « il dépasse à peine les limites de ce que nous appelons aujourd'hui *une communication provisoire* » (1).

Nous ne pouvons douter que Home n'ait méconnu les liens pathogéniques qui relient le croup à l'angine maligne, lorsque nous lisons, dans ses Principes de Médecine (2), ce qui suit (page 165) :

« L'angine maligne, ou *maladie strangulatoire*, ou affection pestilentielle du gosier, est l'affection du gosier accompagnée d'une fièvre aiguë et d'ulcères qui ravagent cette partie. Elle a le nom d'*ulcères d'Égypte* ou *de Syrie* dans Arétée, qui l'a exactement décrite. Cette maladie qui, par la suite fut inconnue, ou passée sous silence par les auteurs de médecine, se manifesta au commencement du XVIIe siècle en Espagne et en Italie, accompagnée des plus cruels symptômes et attira l'attention des médecins...

« La squinancie maligne s'annonce par un frisson auquel succèdent la chaleur vive et brûlante, les étourdissements, la douleur de tête, les nausées, le vomissement, la diarrhée..... la déglutition n'est pas beaucoup lésée ; l'haleine est puante et putride.

« *La luette, les amygdales et le pharynx sont enflés et ont une cou-*

---

(1) BEHRING. *Die geschichte der Diphtherie.* Leipzig, 1893.

(2) Je n'ai pu me procurer que la traduction française de cet ouvrage. *Principes de médecine de M. Home, traduits du latin par M. Gastellier.* D. M. — Paris, chez Vincent, rue des Mathurins, 1772.

leur vive, suivie de taches blanches qui ont leur siège près des amygdales et qui couvrent un ulcère fétide et rempli de sanie; l'intérieur des narines est rouge et excorié; le visage, le col, la poitrine et les bras jusqu'aux extrémités des doigts sont enflés, et ont une couleur d'écarlate, et sont quelquefois érysipélateux...

« Lorsqu'elle veut se terminer heureusement, la chaleur se calme, la couleur de la peau disparaît, l'*épiderme se lève par écailles.* »

Ainsi donc, non seulement Home n'a pas reconnu les angines diphtériques, mais il les a confondues avec les angines initiales de la scarlatine.

Étiologiquement, son erreur fut complète, et cependant, il connaissait les travaux d'Arétée et des auteurs italiens et espagnols, puisqu'il en parle.

Comment alors expliquer qu'il n'ait pas recherché, dans l'angine maligne, les phénomènes de suffocation du *garrotillo*. ou bien, dans les cas de croup, les plaques blanches si clairement décrites dans les auteurs de la Renaissance? Son esprit trop prompt s'attacha peut-être à l'idée d'une maladie nouvelle, ou peut-être le hasard le plaça-t-il en face d'une série de croups d'emblée : cette dernière hypothèse est la plus probable et peut expliquer son erreur.

De Samuel Bard (de New York), 1771, à Bretonneau (1821).

Après Home, la plupart des auteurs recherchèrent le *croup* hors de l'angine maligne. Toutefois, Kittel (1) décrivit, dans son excellente dissertation inaugurale, une épidémie d'*angine strangulatoire* sous ses deux formes : pharyngite membraneuse, et pharyngo-trachéite ; la troisième observation de son mémoire est un exemple, bien étudié, de ce que nous appellerions aujourd'hui : angine diphtérique et croup.

Colden voyait à New York, en 1752, une épidémie d'angines

(1) De angina epidemica anni 1769 et 1770. Utrecht, 1773.

membraneuses avec localisations diverses sur la peau, derrière les oreilles et aux organes génitaux.

En 1771, éclata dans New-York une nouvelle épidémie dont Samuel Bard fut l'éloquent et savant rapporteur (1).

Il rencontra et décrivit trois variétés de son angine : 1° une première variété, dans laquelle les malades présentaient les symptômes de l'angine gangréneuse ; 2° une seconde variété dans laquelle les voies aériennes étaient primitivement et uniquement affectées (c'était le croup, récemment décrit par Home); 3° enfin, chez la plupart des malades, l'affection commençait par la gorge, et, de là, s'étendait dans les conduits aérifères.

Bard en cite un exemple typique :

« Une petite fille de trois ans s'était d'abord plainte d'une sensation incommode à la gorge. En explorant l'arrière-bouche, les tonsilles tuméfiées et enflammées furent trouvées recouvertes de larges pellicules blanches, dont le pourtour était remarquablement plus rouge que le reste de la gorge ; la malade avait une grande prostration de forces, beaucoup de difficulté pour respirer, et une toux très sèche, avec un changement particulier dans le son de la voix.

« Le jour suivant, la dyspnée avait augmenté et la malade respirait comme si l'air eût été forcé de traverser un passage trop étroit... elle ne pouvait remplir ses poumons et s'agitait continuellement de côté et d'autre ; elle conserva sa connaissance et tous ces symptômes persistèrent jusqu'au 3e jour, époque à laquelle la petite malade mourut.

« A l'autopsie, je trouvai les parois du pharynx, la luette, les amygdales et la base de la langue parsemées de pellicules qui conservaient encore leur couleur blanche. En les enlevant, on trouvait les parties sous-jacentes plutot pâles qu'enflammées ; aucune odeur de putridité. L'épiglotte était un peu enflammée : sa face postérieure et tout l'intérieur du larynx étaient recouverts de la même pellicule blanche que les amygdales. La totalité de la trachée, depuis le larynx jusqu'à sa division dans les bronches, était doublée d'un mucus épaissi en forme de membrane coriace et ferme, qui s'atténuait et finissait par disparaître...

« La tunique interne de la trachée était légèrement enflammée. Les poumons paraissaient enflammés comme dans une péripneumonie, surtout du

---

(1) De la nature, la cause et le traitement de l'angine suffocante, ou *sore throat*, par Samuel Bard (Traduct. par Ruette. Paris, 1810).

côté droit, sur lequel on voyait plusieurs taches larges et livides ressemblant à celles que laisse sous la peau la poudre à tirer. En incisant quelques-unes de ces larges taches, une sanie ensanglantée s'en écoulait, mais sans mélange d'écume, tandis qu'en coupant les parties qui paraissaient saines, une écume blanchâtre légèrement teintée de sang, sortait sous l'incision du scalpel... »

Samuel Bard relate également une autopsie de *croup d'emblée* dont il apprécie bien la signification ; il rapporte aussi plusieurs cas d'angine membraneuse sans croup, spécialement chez des adultes.

Mais l'importance et le mérite du mémoire de Bard ne s'arrêtent pas à la description exacte de la maladie sous ses diverses formes ; on y trouve, très clairement exposée, la doctrine de *l'identité,* que reprit avec tant d'éclat Bretonneau.

Le médecin de New-York affirme d'abord que « la suffocation striduleuse de Home est la même affection que celle qu'il a lui-même observée. » — « Il est vrai, ajoute-t-il. que Home ne compte, parmi les symptômes habituels, ni le gonflement des amygdales, ni cette croûte muqueuse dont elles se recouvrent : mais ces symptômes ne furent pas constants chez tous mes malades... on ne peut donc pas s'empêcher de regarder ces deux maladies comme identiques. »

Comparant sa maladie à plusieurs épidémies analogues publiées avant lui, et dans lesquelles on avait signalé des érythèmes ou des signes de putridité (Fothergill et Huxham), Bard déclare que ces différences sont purement accidentelles : « Tout prouve que la gêne respiratoire et la suffocation étaient des symptômes constants et invariables, tandis que ceux de putréfaction différaient suivant le temps et la constitution particulière de chaque maladie. »

Comme le fera Bretonneau, l'auteur américain reconnaît l'identité du *sore throat* avec le *morbus suffocatorius* et le *garrotillo* des auteurs espagnols : il fait remarquer que certains auteurs ont été surtout frappés par la constatation des phénomènes suffocatoires tandis que d'autres, faisant surtout attention aux symptômes de putridité, lui ont donné le nom d'*abcès pestilentiel suffocant :* « Il y en a même, ajoute-t-il, qui ne font pas mention des symptômes de suffocation et appellent cette maladie : *angine pestilentielle, angine gangréneuse, ulcère malin de la gorge.* »

Samuel Bard a donc parfaitement reconnu et professé l'identité de nature entre l'angine maligne et le croup ; et cependant, la publication de Home avait tellement entraîné les esprits que les idées si justes de Bard furent méconnues jusqu'à ce que les travaux de Bretonneau vinssent les remettre en question et démontrer irréfutablement leur véracité.

La plupart des auteurs qui ont écrit depuis Bard ont oublié ses travaux ou méconnu ses idées : de tous côtés, on publia des observations de croup sporadique ; on ne publia pas, ou on ne sut pas observer les cas d'angine maligne suffocante : ces deux maladies furent de plus en plus différenciées l'une de l'autre dans l'esprit des médecins. On comprend qu'un fait isolé de croup sans angine, comme il s'en présentait ici et là, frappât à tout jamais l'esprit de tel observateur et le persuadât que la maladie de Home constituait une entité pathologique bien démarquée ; qu'un fait isolé d'angine gangréneuse non suffocante, et il y en avait, conduisît à un semblable exclusivisme de classification : mais lorsqu'on analysait un bloc de cas épidémiques, parmi lesquels les divers types morbides se trouvaient enchevêtrés, l'embarras était grand, et les observateurs, tout en cataloguant d'un côté les angines malignes, et d'un autre côté les croups, réservaient une place intermédiaire pour les cas mixtes d'angine avec croup, et les désignaient, soit sous le nom d'angines malignes compliquées de suffocation, soit de croups compliqués d'angine maligne, sans jamais reconnaître que c'étaient là deux manifestations d'un même processus morbide.

Le cas était déclaré *angine gangréneuse* (c'est ce que fit Michaëlis), quand l'haleine était infecte, quand la langue était couverte d'un enduit bilieux, quand il y avait des nausées, des vomissements, des ulcérations dans la bouche, des taches blanches, grises, ou noires, dans la gorge, quand on rencontrait enfin tous les phénomènes qui annonçaient la corruption putride des humeurs (1). Mais lorsque ces particularités faisaient défaut, l'embarras était extrême et chacun analysait les faits avec ses idées personnelles. Michaëlis usa de cette méthode bâtarde dans son analyse des observations de Starr, en particulier.

C'est ainsi que des Essarts envoyait, en 1807, à l'Institut, un mémoire où il montrait que le croup n'était pas une affection inflammatoire puisque cette maladie *avait pour caractère de ne jamais se terminer par la gangrène ;* et que Blaud, énumérant en 1823 les maladies qui pouvaient compliquer la laryngo-trachéite, en trouvait une dizaine, parmi lesquelles il n'en oubliait qu'une : l'angine.

En face de cette confusion, dès 1783, la Société royale de Médecine de Paris avait mis au concours la question suivante : « *La maladie connue en Écosse et en Suède sous le nom de croup existe-t-elle en France ?* »

Le mémoire de Vieusseux fut couronné, et cette distinction honorifique montre bien que les juges étaient aussi peu fixés que les candidats sur la question, car ce mémoire augmenta la confusion.

Il en fut de même du fameux concours ouvert en 1807 par Napoléon à la suite de la mort de son neveu qui avait été atteint du croup à La Haye, où se trouvait alors la reine Hortense. Les 12,000 francs destinés au meilleur travail sur cette question : « *Sur la nature et le traitement du croup* », furent partagés entre Jurine et Albers, auteurs qui ne comprirent pas les rapports pathogéniques de l'angine membraneuse et du

(1) Voyez Léopold DESLANDES. *Journal des Sciences médicales,* 1827, p. 150 et suiv.

croup. Un auteur, cependant, comprit et exprima cette connexité : ce fut Caillau : il obtint une mention honorable.

Le livre de Bretonneau devait bientôt jeter une lumière définitive dans ce chaos.

Avant d'en parler, je dois mentionner l'ouvrage de GOEL (Vienne, 1813); je l'ai trouvé à la Bibliothèque nationale de Paris; la description de la suffocation croupale y est faite avec une maestria qui m'a encouragé à en traduire les principaux passages (1).

« *Description de l'angina membranacea* (croup).

« De toutes les maladies qui frappent l'enfance avec la plus impitoyable fureur, on n'en trouve aucune qui soit plus redoutable que l'angine membraneuse ; elle est d'autant plus funeste qu'elle tue les enfants avec la plus grande rapidité et dans les plus cruelles conditions.

« Ce sont les enfants âgés d'un à sept ou huit ans, et souvent les mieux constitués, qui sont atteints de cette maladie ; souvent, ils meurent en 24 heures, et, le plus souvent, en 3 jours ; si elle passe à l'état chronique, elle peut encore causer la mort au bout de plusieurs semaines.

« La tristesse, la fatigue, l'inappétence, le dégoût des boissons, l'indifférence pour les jeux préférés, tels sont les fréquents signes prodromiques de cette terrible maladie. Un léger enrouement, une voix rauque, une respiration sifflante, une toux rare, mais à timbre insolite, analogue à l'aboiement d'un jeune chien ou au chant d'un jeune coq, tels sont les premiers symptômes révélateurs du mal.

« A cette époque, l'état du cœur est encore bon ; bientôt des poussées sudorales se produisent au front, le malade devient sombre, irritable, donne ses ordres avec impatience ; il tousse plus fréquemment. il parle plus brièvement et d'une voix plus rauque ; le sifflement inspiratoire devient plus intense et plus pénible ; la respiration, plus difficile. La face, les mains et les pieds se gonflent ; tout le corps se mouille d'une sueur visqueuse.

« Le pouls devient vif, fréquent, mou, faible et intermittent ; les veines de la face, du cou et des extrémités semblent se montrer comme à travers la peau pâle et transparente.

« L'oppression thoracique est extrême, et les malades, pour respirer,

(1) LEOPOLDI ANTONII GOELIS..... Tractatus de rite cognoscenda et sananda angina membranacea.

Traité des symptômes et du traitement de l'angine membraneuse, par Léopold-Antoine Goël, membre de la Faculté et de la Société médicale de Vienne, fondateur de l'Institut pour enfants malades (Vienne, 1813).

emploient toute leur énergie, rejetant leur tête en arrière. Les ailes du nez battent avec force; on voit entrer violemment en action les muscles des épaules, du thorax, de l'abdomen et des autres parties du corps, qui peuvent aider aux mouvements respiratoires.

« A chaque instant, le danger de la suffocation augmente ; les malades s'agitent avec anxiété dans leur lit, ils se dressent fréquemment, vivement, violemment, et s'accrochent à tous les objets voisins, objets qu'ils ne peuvent saisir qu'avec peu de force ; bientôt ils retombent de nouveau dans leur lit qu'ils semblent perforer avec leur occiput rejeté en arrière (*anxie in lectulo œgri se jactant, frequenter, celeriter ac vehementer se erigunt, omnia vicinia arripiunt, arreptaque parvis viribus tenent, sensim demo in lectum reciduunt, quem occipito retrorsim verso perforare videntur*), cette scène se répète aussi longtemps que leurs forces le leur permettent.

« Bientôt leur voix disparaît et ils ne peuvent plus faire entendre une seule syllabe. Dans cette agonie terminale, leur respiration devient stertoreuse, leur corps ruisselle de sueur, et, les yeux déjà vitreux, ils semblent implorer encore le secours des assistants. La tête et le cou rejetés en arrière, tous leurs muscles tendus dans un spasme ou dans une convulsion, ils font une dernière inspiration, et expirent enfin pour toujours. »

« *Œgri in hac ultima lucta, præsente respiratio stertorosa, corpore sudoribus diffluente, oculis, jam vitreis, auxilium ab adstantibus flagitare videntur. Capite et collo retrorsum flexis, omnibus musculis aut spastice contractis aut convulsis semel adhuc inspirant, atque in perpetuum exspirant.* »

Pour Goël, le substratum anatomique de cette maladie, c'est une transsudation du lymphe coagulable dans les voies respiratoires, sous l'influence d'une inflammation catarrhale, d'où formation des fausses membranes qui déterminent tous les accidents ci-dessus énumérés.

État de la gorge.

« Dans l'angina membranacœa simple (croup d'emblée), l'examen de la gorge ne fait rien découvrir. Il en va tout autrement si l'inflammation s'est étendue hors des voies aériennes.

« Alors, les amygdales, la luette, le voile du palais, la cavité du pharynx et de la bouche, paraissent enflammés et on y constate les signes de l'angina membranacœa mêlés aux signes des autres espèces d'angine.

« C'est ainsi que, chez un enfant de 4 ans, qui mourut en 14 heures, j'ai constaté que, 7 heures après le début de la maladie, le voile du palais, la luette, les amygdales, la base de la langue, étaient enflammés, et que, 2 heures plus tard, ils étaient recouverts d'une pellicule brillante. Chez beaucoup de malades, j'ai trouvé la gorge enflammée seulement dans quelques-unes de ses parties, et seulement sur un point de celles-ci.

Troubles de respiration.

« La respiration commence à devenir pénible dans la seconde période de la maladie, c'est-à-dire lorsque l'inflammation atteint les voies aériennes. Cette maladie provoque des troubles respiratoires multiples : tantôt, les malades respirent lentement, et tantôt rapidement ; tantôt la respiration est profonde et comme tirée de loin, tantôt elle est brève et, pour ainsi dire, superficielle.

« Très souvent les inspirations sont profondes, prolongées, avec une voix claire et les expirations plus rapides, plus brèves et même à peine perceptibles. Le plus souvent soit à l'inspiration, soit à l'expiration, souvent même aux deux temps de la respiration, on entend un son qui, pour employer l'expression d'Albers, ressemble beaucoup au sifflement du vent à travers une fente étroite.

« Enfin dans la dernière période, lorsque les canaux aériens sont obstrués, *et par le spasme, et par l'obstruction mécanique*, lorsque le malade emploie en vain toutes ses forces pour y faire pénétrer de l'air, la respiration est superficielle, les mouvements thoraciques peu étendus, mais les contractions abdominales deviennent plus fréquentes ; enfin, avec des gestes effrayants et des efforts corporels lamentables, les malades meurent au milieu d'un râle. »

Caractères des membranes.

« Autant sont variables la consistance et l'épaisseur des concrétions membraneuses, autant peut également varier leur adhérence aux parties sous-jacentes.

« Ainsi, j'ai vu parfois une fausse membrane si adhérente que la toux la plus atroce et les vomissements les plus violents ne pouvaient l'arracher ; chez un enfant, j'ai vu pendre de la bouche une extrémité de membrane dont l'autre extrémité ne pouvait être détachée ni par la toux, ni par les efforts de vomissements, mais seulement par l'arrachement manuel ; par contre, j'ai observé des cas d'adhérence si faible, que les malades rendaient des paquets sans effort. Sur le cadavre de l'enfant Schlegel, âgé de 2 ans, j'ai observé, avec le Dr Treher, une pseudo-membrane qui adhérait fortement par l'une de ses extrémités au larynx, et par l'autre aux bronches, tandis que la portion intermédiaire était détâchée et paraissait tendue comme une corde (Wahlbom, Ghisi, Callisen, Bergen et Goël, ont observé des membranes à fond cruenté).

« Le Dr Treher m'a apporté une membrane que je possède encore : elle ressemble à un tube et reproduit la forme et le calibre de la trachée ; elle a été vomie par un enfant de 9 ans. Callisen a observé des membranes rameuses qui formaient des tubes. »

« Lorsqu'ils avaient rendu des membranes résistantes, je voyais souvent mes malades recouvrer leur gaîté ; le pouls qui, avant et pendant l'expectoration, était petit, rapide, spasmodique, contracté, je le retrouvais plus souple et plus élastique ; je voyais les malades boire plus facilement, réclamer de la nourriture et respirer plus aisément. »

Souvent les malades déjà convalescents, rejettent en toussant pendant 2, 3 jours ou plus, des crachats muqueux et floconneux ; si l'angine membraneuse devient chronique, l'expectoration peut continuer pendant plusieurs semaines.

Dans la troisième période de la maladie, le pouls devient mou, petit, dépressible, serré et plus rapide qu'au début; ensuite il devient plus lent que normalement; souvent il est intermittent et son rythme comme sa fréquence ne concordent pas avec les battements cardiaques.

A la période de suffocation, le pouls devient très rapide, petit et faible, tellement faible qu'il disparaît sous le doigt qui ne perçoit plus qu'un léger frémissement artériel ; ensuite, il se relève, et enfin il disparaît totalement.

Tout effort de mouvement corporel, de toux, de cris, augmente momentanément la vitesse du pouls. Avant et pendant la crise de suffocation, le pouls devient également plus rapide, ensuite, il se ralentit de nouveau, mais jamais plus que ne le comporte la période de la maladie.

Le nombre des pulsations, qui dépend également de diverses autres causes, qui sont : l'âge, la violence de la fièvre, le tempérament, les complications actuelles, etc., peut s'élever de 130, 140, 170, 175, jusqu'à 180 ; plusieurs auteurs l'ont constaté.

Dans la période ultime, une faiblesse générale et l'obnubilation de tous les sens envahissent le malade ; les yeux excavés s'éteignent peu à peu ; *l'anesthésie et la résolution paralytique annoncent l'approche de la mort* (1).

Goël a donc fait une belle description de la suffocation croupale et il a noté plusieurs détails cliniques qu'on retrouve dans les classiques qui l'ont suivi.

---

(1) Nous trouvons ici signale cet important symptôme dont Bouchut devait faire plus tard un signe déterminant de l'intervention opératoire.

Mais, lorsqu'il s'agit de son interprétation pathogénique, de sa nature, de ses rapports avec les membranes pharyngées, il se contente de suivre les idées courantes à l'école de Vienne et il montre qu'il n'a aucune idée que l'angine pharyngée et le croup soient de même nature.

Le croup, il l'appelle *angina membranacea*, comme on peut s'en convaincre en lisant sa description.

L'angine pharyngée, il l'appelle *angina gutturalis*, et il s'étend longuement sur les caractères distinctifs de ces deux affections qu'il sépare nettement l'une de l'autre.

Il ajoute que plusieurs auteurs : Wilcke, Halenius, Wahlbom, Berger, Starr, et surtout Michaelis, ont enseigné que l'angine suffocante se complique fort souvent d'angine gangréneuse. « Quant à moi, dit-il, pas plus que Home, je n'ai jamais observé cette complication ».

Cette parole suffit pour nous montrer que Goël, ce remarquable observateur, n'a pas saisi l'unicité des deux localisations du mal.

Et cependant, il rapporte plusieurs autopsies qui montraient sur un même sujet la simultanéité de l'affection membraneuse du pharynx et des voies respiratoires :

« Avec Michaelis et Bard, dit-il, j'ai vu des cas d'*angina membranacea* (croup), compliquée d'*angina faucium* (pharyngite membraneuse); les fausses membranes occupaient la partie postérieure du pharynx, le voile du palais, les piliers, la luette et la base de la langue. » Dans 43 autopsies que j'ai faites en présence de médecins et de chirurgiens, j'ai constaté l'exactitude absolue des différents sièges qu'indiquent, pour cette membrane, Home, Ghisi et Salomon Dureuil.

Contagiosité de la maladie.

« Onze observations m'ont démontré la contagiosité de l'angine membraneuse; je les ai suivies sans idée préconçue et sans aucune crainte de contamination personnelle.

« 1° Un cuisinier, Dimanzowski, possédait quatre enfants : l'aîné, âgé de 5 ans, meurt de cette maladie, les trois autres restent dans la même maison, couchant dans la même chambre. Huit jours après, la fille cadette, âgée de 4 ans, en est atteinte et meurt malgré tous les soins possibles. — Elle venait de succomber lorsque son frère, âgé de 2 ans, et le plus petit, âgé de 10 mois, en furent atteints : le bébé mourut. Seul, le fils de 2 ans échappa à la mort ;

« 2° Le comte de Friès était père de trois enfants, habitant des appartements vastes, mais partageant la même chambre : son fils, âgé de 5 ans meurt d'angine membraneuse ; dix jours après, sa fille âgée de 4 ans en est atteinte également et meurt en 24 heures ; elle agonisait encore lorsque le troisième enfant, âgé de 2 ans, est pris à son tour : il guérit.

« Dans tous ces cas, les Drs Clonet, Dreschler et Werner, que je m'efforçais d'*intéresser* à cette *intéressante* étude étiologique, affirmèrent qu'il s'agissait bien de cas de contagion.

« 3° Un nommé Fischer perdit un fils de 4 ans frappé de cette maladie. Onze jours après, un autre enfant de 2 ans en fut atteint et mourut. Il leur restait une fille de 6 ans ; bientôt ils reconnurent en elle les symptômes funestes qu'ils avaient observés chez leurs deux autres enfants. Je fus appelé ; je fis transporter la fillette hors de la chambre fatale, j'appliquai la méthode antiphlogistique : elle guérit.

« La contagion fut encore évidente dans ce cas. »

Enfin, Goël décrit avec soin les fausses membranes, reconnaît leur coexistence dans la gorge et dans les voies aériennes, au point de vue anatomo-pathologique seulement, sans y chercher une unité de nature.

Il doute fortement de la valeur de la trachéotomie, qu'il déclare inutile, d'autant plus qu'en somme, l'épidémie de Vienne qu'il décrivait, s'était montrée relativement bénigne. Bretonneau et Trousseau allaient bientôt démontrer la fausseté de cette doctrine en démontrant, par des succès de plus en plus nombreux, que si toutes les médications restaient impuissantes devant l'envahissement de la diphtérie, il était néanmoins possible, grâce à la trachéotomie, de triompher de l'une des conséquences de cet envahissement : l'asphyxie laryngée.

PÉRIODE THÉRAPEUTIQUE

BRETONNEAU. — TROUSSEAU

(La Trachéotomie).

Les noms de Bretonneau et Trousseau sont inséparables, comme ceux de Klebs et Loeffler, de Roux et Yersin, de Behring et Roux, de Bouchut et O'Dwyer.

Bretonneau-Trousseau : c'est l'unicité de la diphtérie clinique, dans ses diverses manifestations ; c'est surtout la victoire de la trachéotomie. Klebs-Lœffler : c'est la découverte du germe-contage. Roux-Yersin : c'est la découverte du poison diphtérique, préparant celle de son antidote. Behring-Roux : c'est la découverte et l'application triomphale de cet antidote. Bouchut-O'Dwyer, enfin, c'est la découverte du tubage du larynx et sa mise en pratique.

Cette liste de savants résume tout le traitement de la diphtérie.

Bretonneau inaugura cette période : son œuvre est double : établissement de l'unité morbide, démonstration expérimentale de l'efficacité de la trachéotomie.

L'œuvre scientifique proprement dite de Bretonneau fut le résultat des observations rigoureuses qu'il fit à Tours en 1818.

L'histoire de cette épidémie a été faite maintes et maintes fois ; à moins de citer l'ouvrage entier, on s'exposerait à tomber dans des redites. Je rapporte ici l'analyse qu'en fit Léopold Deslandes ; elle renferme, en quelques pages, les points essentiels à connaître. Écrite par un contemporain, parfois sévère, elle ne saurait être taxée d'admiration exagérée.

« Il ne fallait qu'une épidémie d'angine gangréneuse pour faire revivre les opinions de Samuel Bard, il s'en présenta à la fois plusieurs. La première eut lieu à Tours; c'était en 1818. La légion de la Vendée parut en être le foyer. Ce régiment en remplaçait un autre dont l'état sanitaire avait été parfait, qui, du moins, n'avait présenté aucune maladie, soit de la bouche, soit de l'arrière-bouche. Déjà, au contraire, une affection semblable à celle qu'on nomme *cancer aquatique, gangrène scorbutique des gencives*, etc., s'était montrée, dans la légion de la Vendée, à Bourbon, où elle tenait précédemment garnison. Cette maladie, loin de s'éteindre, acquit, au contraire, à Tours, un nouveau degré d'intensité. Cent trente soldats en furent successivement atteints, ainsi qu'une vingtaine de bourgeois, qui probablement avaient eu des rapports avec ces militaires. Elle se présentait d'abord sous l'apparence d'une ulcération grisâtre des gencives : les dents étaient enduites d'une boue grise brune ou couleur de rouille; bientôt elles s'ébranlaient. Si le mal se communiquait à la bouche, on voyait survenir à la partie interne de la joue une tache blanche qui s'agrandissait rapidement, devenait livide, noirâtre, paraissait enfoncée, à cause du gonflement des parties circonvoisines, et ressemblait à un ulcère sordide. Ces plaques se détachaient par lambeaux et ne tardaient pas à être remplacées par de nouvelles. Une sérosité sanieuse coulait de la bouche en abondance, l'haleine prenait une puanteur insupportable, et la bouche semblait profondément gangrénée. Le plus souvent la maladie se bornait à ces parties; chez quelques individus cependant elle s'étendait au pharynx, et alors *survenaient tous les symptômes de l'angine maligne*. Elle se montra même chez un de ces militaires, de prime abord dans l'arrière-bouche, d'où elle gagna les voies aériennes, en prenant les caractères du croup. Après quatre jours de maladie, cet individu succomba.

« Ce fut dans le voisinage de cette caserne de Tours, où cette maladie pullula davantage, que l'angine maligne commença à se montrer : avant cette époque la plupart des médecins de la ville n'avaient jamais rencontré dans tout le cours de leur pratique un seul exemple de cette affection; Bretonneau avoue même que jusque-là il n'avait pas la certitude d'avoir vu le croup deux fois. Il arriva alors ce qui avait eu lieu deux cents ans auparavant en Espagne et en Italie. On crut avoir affaire à une maladie nouvelle, et les médecins se divisèrent sur le diagnostic et le traitement. Cette division ne se manifesta pas cependant au dehors par cette multitude d'écrits polémiques qui inondèrent au commencement du XVIIe siècle les pays que ravageaient le *morbus suffocatorius* et le *garotillo*; elle eut lieu à huis clos dans la ville de Tours, et nous n'en connaissons, ce qui certainement est à regretter, que ce que M. Bretonneau en a dit. Nous voyons seulement dans cet auteur qu'au commencement de l'épidémie la mort des enfants fut généralement attribuée au croup, parce qu'elle était prompte et précédée de tous les symptômes de cette maladie, tandis que pour les adultes la fétidité de l'haleine, la lividité du teint, etc., faisaient prévaloir les idées de gangrène et de putridité.

« En novembre 1818, un enfant de cinq ans est pris d'une douleur à la gorge, si légère cependant que le malade soupe comme à l'ordinaire et avec son appétit accoutumé. Le troisième jour on s'aperçoit que de larges taches blanches couvrent les amygdales, dont la base est rouge et tuméfiée. Bientôt, et malgré une saignée locale abondante, peut-être à cause de cette saignée, la toux devient rauque et le son de la voix s'altère. Le soir de ce même jour il y a aphonie, extrême fétidité de l'haleine, teinte grise noirâtre des escarres qui s'étendent à toute la surface du pharynx, fréquence et petitesse du pouls, dyspnée, pâleur livide. L'agonie commence, et la mort arrive d'une manière paisible dans les premières heures de la nuit. L'ouverture du corps fut faite, et M. Bretonneau, qui, je crois, ne s'était pas encore livré à de pareilles recherches depuis le commencement de l'épidémie, la pratiqua, persuadé que la maladie à laquelle l'enfant avait succombé était une angine gangréneuse. Voici au reste comment il décrit les résultats de cette autopsie : « Le voile du palais est d'un teinte grise noi-« râtre jusqu'à la hauteur de la voûte palatine; la décomposition putride « de la surface des amygdales paraît encore plus avancée; les escares s'éten-« dent de l'ouverture gutturale des fosses nasales à la naissance de l'œso-« phage; elles pénètrent dans la glotte, *où elles prennent une teinte d'un « blanc mat;* leur circonscription est marquée par une vive rougeur; la « membrane muqueuse de la trachée n'offre aucune trace d'inflammation. « Cette altération gangréneuse, qui s'est étendue avec tant de rapidité, a « si peu gagné en profondeur, que le voile du palais, divisé d'avant en « arrière, présente une coupe vermeille entre deux lignes grises tout à fait « superficielles. La fétidité qu'exhalait le malade avait cessé de se faire « sentir après la mort (1). » — Ce qui frappa surtout M. Bretonneau dans ce fait, ce fut le peu de profondeur de la gangrène : « Comment avait-elle « pu, dit-il, s'être bornée à de si minces surfaces, et s'éloigner à ce point « de son caractère habituel. »

« Ces doutes au reste ne pouvaient durer longtemps; le nombre des victimes de la maladie augmentait tous les jours et l'occasion de faire de nouvelles ouvertures ne tarda pas à se présenter.

« Un enfant de sept ans est pris d'un léger mal de gorge qui se dissipe bientôt, de même qu'une tache blanche de l'amygdale, qui paraît céder à une application d'acide chlorhydrique affaibli. Au bout de quelques jours le mal de gorge revient, l'arrière-bouche présente une teinte grise marquée, et il survient de la toux avec expectoration abondante.

On revient aux applications topiques. Le jour suivant le timbre de la voix s'altère, et, dès le lendemain l'aphonie est complète; toux rauque, dyspnée, inspiration sifflante, haleine fétide, pâleur livide du visage; dans

(1) Bretonneau. Des inflammations spéciales du tissu muqueux, et en particulier de la diphtérite, etc... Paris, 1826, p. 20.

la nuit la dyspnée augmente d'instant en instant, et le matin du troisième jour, à compter de la récidive, l'enfant expire en se levant pour satisfaire au besoin d'uriner.

Malgré l'analogie de cette maladie avec le croup, M. Bretonneau attribuait ses derniers symptomes à la propagation de la gangrène dans les voies aériennes : l'autopsie parut d'abord confirmer son diagnostic, les parois du pharynx étaient comme couvertes d'escarres : mais quel fut son étonnement quand il vint à rencontrer dans la tranchée-artère un tuyau membraniforme semblable à ceux qu'on observe dans le croup. Il examine avec plus d'attention : ce tuyau se continue avec les escarres de l'isthme du gosier, et ces *prétendues escarres*, dit M. Bretonneau, *figurent le pavillon d'un entonnoir dont le tuyau trachéal forme la tige*. La portion de ce corps membraniforme qui tapisse l'arrière-bouche se trouve, même à l'analyse chimique, parfaitement identique à l'autre. Celle de ses surfaces qui correspond à la muqueuse est blanche comme la portion laryngée. Enfin cette muqueuse ne présente pas la moindre trace, dit encore M. Bretonneau, d'altération gangréneuse. Des taches rouges et pointillées elles-mêmes de rouge plus foncé sont les seules marques d'inflammation qu'on y observe.

Cette observation remarquable a la plus grande ressemblance avec celle que nous avons rapportée d'après S. Bard. De même que M. Bretonneau, le médecin américain avait reconnu que, sous les croûtes blanchâtres qui tapissaient le pharynx, la membrane muqueuse était intacte ; de même aussi il considérait ces fausses membranes comme des concrétions, comme le résultat de l'épaississement du mucus fourni par les glandes mucipares. Cependant le fait de M. Bretonneau est plus concluant, plus précis et présente des circonstances importantes que l'autre n'offre pas. Nous citerons d'abord la fétidité de l'haleine, cette couleur grise des escarres, et ces signes de *putridité* enfin, qui rattachent ce fait à tous ceux d'angine gangréneuse ; mais ce qui lui donne surtout une grande valeur, c'est *la continuité des plaques membraniformes du pharynx avec celles de la trachée*, circonstance qui n'avait pas encore été clairement désignée dans les auteurs, et qui résout d'une manière incontestable la question d'identité.

On sent combien des faits qui étaient en contradiction si formelle avec toutes les idées qu'on avait de l'angine gangréneuse et du croup, idées que M. Bretonneau avait reçues et partageait comme les autres, durent paraître étranges à ce praticien et lui inspirer de conjectures. Mais le temps était venu où la séparation commencée par Home et achevée par les circonstances, devait avoir un terme. Une épidémie aussi meurtrière que celle de Tours ne pouvait passer, à l'époque où elle eut lieu, sans rétablir les rapports que tant de faits sporadiques avaient brisés. On voyait quelques adultes et un plus grand nombre de jeunes sujets périr d'une manière presque soudaine. Cinq enfants étaient enlevés à une seule famille dans le voisinage de la ville. Un élève en pharmacie, convalescent de la maladie régnante, se rend à la campagne chez un vigneron. Bientôt la femme et un des enfants du vigneron sont pris de l'angine et succombent. A l'ouverture de leurs cadavres, on trouve le corps pseudo-membraneux tant dans le larynx que dans l'arrière-bouche. Une jeune femme qui avait assisté un de ces malades, et une autre fille du vigneron, eussent éprouvé le même sort, si par des applications d'acide hydrochlorique on ne fût parvenu à borner les progrès du mal, à l'empêcher de s'étendre dans les voies de la respiration. Cinquante-cinq ouvertures de cadavres furent successivemeut pratiquées, et on ne trouva qu'une fois la fausse membrane bornée à la trachée. Dans aucun cas, *lors même que l'angine avait pris l'aspect le plus repoussant*, M. Bretonneau ne put rien découvrir qui ressemblât à une lésion gangréneuse : un enfant enfin, qui parut mourir d'épuisement au quinzième jour de l'angine maligne, sans autre symptôme qu'un vomissement continuel, avait le pharynx tapissé par d'épaisses concrétions qui ne dépassaient ni la naissance de l'œsophage, ni l'entrée de la glotte. Les conclusions tirées par Bretonneau de tous ces faits sont : 1° que la fégarite, l'angine gangréneuse et le croup sont de même nature ; 2° que les deux premières de ces affections ne présentent que les apparences de la gangrène, qu'elles sont l'une et l'autre pseudo-membraneuses comme le croup.

Ces opinions avaient déjà été en partie formulées par S. Bard. Cependant M. Bretonneau fit plus que de rendre la vie à des idées anciennes et oubliées, il leur donna un degré de puissance qu'entre les mains de Bard elles n'avaient jamais eu. Les opinions de ce dernier étaient sans crédit ; jamais on ne citait de lui que les faits qu'il avait rapportés. Sa discussion sur la putridité devait déplaire à des oreilles modernes et leur avait déplu effectivement ; ce dont on peut s'assurer en lisant la préface de son traducteur. Il fallait, pour qu'elles retrouvassent l'influence qu'elles avaient perdue, que les idées du médecin de New-York fussent habillées à la moderne, et c'est ce que fit M. Bretonneau, sans toutefois avoir d'autre dessein que d'exposer ce qu'il avait vu, de dire ce qu'il pensait. Bard n'avait rapporté qu'un petit nombre d'observations, beaucoup moins concluantes que si elles eussent présenté tous ces signes de *putridité* qu'on a coutume de rencontrer dans l'angine gangréneuse : il n'avait pratiqué que trois ouvertures de cadavres ; encore sur ces trois ouvertures en est-il une qui n'est pas indiquée dans son mémoire.

M. Bretonneau, au contraire, a entassé, avec une profusion dont la science lui saura toujours gré, les faits les plus concluants. L'un enfin écrivait à une époque où la séparation du croup et de l'angine gangréneuse à peine commencée n'avait pas eu le temps de se consolider, tandis que l'autre eut à la fois à lutter contre des idées généralement reçues et contre les siennes propres.

Quelques années s'étaient à peine écoulées depuis que l'épidémie de Tours avait cessé ses ravages, qu'il s'en manifesta une semblable à sept lieues de cette ville, dans un petit bourg nommé *La Ferrière*. La même maladie se montra ensuite à *Chénusson*, autre bourg qui n'est qu'à une lieue de celui qui vient d'être nommé. Ces deux épidémies, non moins meurtrières que celle de Tours, furent comme elle .décrites par M. Bretonneau : du reste elles n'ajoutèrent rien et ne pouvaient plus rien ajouter sur la question d'identité. Les mémoires lus à l'Académie de Médecine en 1821 avaient placé cette question à côté de celles qui sont définitivement achevées, irrévocablement résolues : les rapports du croup et de l'angine maligne si longtemps connus, si longtemps perdus, étaient retrouvés. Les observations de M. Bretonneau, celles de S. Bard, Starr et de tant d'autres auteurs, formaient une masse de preuves telle, que tout travail sur ces rapports devenait désormais inutile. Quelques observateurs ont, depuis 1821, imprimé de nouveaux progrès, ajouté de nouvelles connaissances à l'histoire de la *pharyngo-laryngite couenneuse* ; ils ont même apporté de nouvelles observations en faveur de l'identité ; mais en cela ils n'ont fait que la reconnaître avec un peu plus d'éclat.

BRETONNEAU ET LA TRACHÉOTOMIE

Avant Bretonneau, lorsqu'un enfant était atteint de croup et asphyxiait, les médecins portaient un pronostic fatal et abandonnaient cet enfant à la mort ; ou bien ils se livraient à une foule de médications plus ou moins barbares, telles que les saignées répétées, l'application de larges vésicatoires sur la gorge, sur la poitrine, etc., etc., médications qui imposaient aux malades de nouvelles et inutiles souffrances et lui enlevaient le peu de forces qu'il possédait encore.

Longtemps avant de pratiquer ses premières trachéotomies. Bretonneau, ayant reconnu l'identité du processus pharyngo-laryngien, tenta d'arrêter, de limiter l'extension du mal au moyen des applications topiques d'acide chlorhydrique concentré et il se flatta d'avoir plusieurs fois arraché ainsi les enfants à la mort.

Et cependant, si l'on relève dans le livre de Bretonneau les cas de *croup confirmé,* voici ce que l'on trouve (1) :

---

(1) BRETONNEAU, *Traité de la diphtérite*, p. 144.

Diphtérie trachéale (Épidémie de Tours).

				Autopsie.
1re obs.	— Enf. de 4 ans.	— Croup.	— *Mort.*	— Membranes dans le pharynx et dans la trachée.
2e obs.	— Enf. de 4 ans.	— Croup.	— *Mort.*	— Membr. dans pharynx et trachée.
3e obs.	— Enf. de 7 ans.	— Croup.	— *Mort.*	— Membr. dans pharynx et trachée.
4e obs.	— Enf. de 4 ans.	— Croup.	— *Mort.*	— Membr. dans pharynx et trachée.
5e obs.	— Enf. de 8 mois.	— Croup.	— *Mort.*	— Rien dans la trachée, membranes pharynx, et lésions dues aux caustiques.
6e obs.	— Enf. de 11 ans.	— Croup.	— *Mort.*	— Membranes pharynx et trachée.
7e obs.	— Enf. de 27 m.	— Croup.	— *Mort.*	— Membr. trachée, pharynx : *rien.*
8e obs.	— Soldat de la légion de Vendée.	— Croup.	— *Mort.*	— Membranes : pharynx, larynx, trachée et bronches.
9e obs.	— Enf. de 5 ans.	— Croup.	— *Mort.*	— Membranes pharynx.
10e obs.	— Enf. de 10 ans.	— Croup.	— *Mort.*	— Membranes pharynx, trachée et bronches.
11e obs.	— Enf. de 4 ans.	— Croup.	— *Mort.*	— Membranes pharynx et trachée.
12e obs.	— Enf. de 6 ans.	— Croup.	— *Mort.*	— Membranes pharynx.
13e obs.	— Enf. de 18 m.	— Croup.	— *Mort.*	— Membranes pharynx et trachée.
14e obs.	— Enf. de 5 ans.	— Croup.	— *Mort.*	— Membranes pharynx.
15e obs.	— Enf. de 18 m.	— Croup.	— *Mort.*	— Membranes pharynx et trachée.
16e obs.	— Enf. de 6 ans.	— Croup.	— *Mort.*	— Membranes pharynx et trachée.
17e obs.	— Enf. de 18 m.	— Croup.	— *Mort.*	— Membranes pharynx et trachée.
18e obs.	— Enf. de 3 ans.	— Croup.	— *Mort.*	— Membranes pharynx et trachée, œsophage.
19e obs.	— Enf. de 6 ans.	— Croup.	— *Mort.*	— Membranes pharynx et trachée.

Donc, et malgré l'application des topiques, sur *dix-neuf* cas de croup confirmé, Bretonneau avait constaté *dix-neuf morts.*

Bientôt, il reconnut l'insuffisance de ces moyens. et après avoir deux fois tenté la trachéotomie sans succès, il ne se laissa pas rebuter ; en 1825, la diphtérie ayant reparu à Tours, l'occasion d'une nouvelle tentative s'offrit à lui et cette fois le succès couronna ses efforts. Il faut citer cette mémorable observation, qui ouvrit un nouveau chapitre dans l'histoire de la diphtérie.

Premier cas de croup suivi de guérison après Trachéotomie. Juillet 1825. (Bretonneau).

§ 275. — Quatre années s'étaient écoulées depuis que j'avais lu à l'Académie royale de médecine les deux mémoires sur la diphtérite : et, à l'exception du cas cité (§ 270), cette maladie ne s'était plus montrée à Tours.

Au printemps de 1825, deux enfants succombèrent à une affection qui avait offert tous les caractères de l'angine maligne. J'en vis un à ses derniers momens, et il ne put me rester aucun doute que sa maladie ne fût la même affection que le croup épidémique observé pendant le cours des années 1819 et 1820 ; il n'avait existé aucun rapport, aucune communication entre ces deux sujets. Un peu plus tard, un troisième fut atteint, et celui-ci était encore plus isolé. Je fut appelé pour lui donner des soins ; le mal fit des progrès rapides, et pour la troisième fois, je crus devoir pratiquer la trachéotomie.

Le sujet de cette observation est une des plus jeunes filles de M. le comte de *Puységur*, qui avait déjà perdu trois autres enfans, enlevés par la même maladie. Un an après la mort du premier, deux avaient succombé dans la même semaine, et peu de temps avant l'époque où je commençai à me livrer aux recherches qui font l'objet de cet ouvrage. L'intérêt que M. de Puységur prit à ce travail accrut l'intimité de nos relations. Il avait pu apprécier les succès du traitement topique et ceux qui avaient été obtenus au moyen des médications mercurielles ; mais, en même temps, il n'ignorait pas combien de fois ces médications avaient trompé mes espérances, et il ne pouvait se dissimuler le danger de la funeste maladie qui lui avait déjà causé de si tristes regrets : aussi ne lui fut-il que trop facile de reconnaître les symptômes de l'angine maligne, dès que, pour la quatrième fois, il les vit se développer sur un de ses enfans.

XXXVIe Observation

§ 276. — Élisabeth de Puységur, âgée de quatre ans, d'une complexion un peu délicate, jouissait d'une bonne santé, depuis qu'elle avait été guérie au mois de novembre 1824 d'une fièvre automnale, dont les accès étaient précédés de mouvemens convulsifs, lorsque, au mois de juin 1825, à la suite d'une légère indisposition, accompagnée de coliques et de diarrhée, elle parut avoir contracté un léger rhume.

15 *juin* 1825. — 1er jour : toux sèche au matin, qui devient plus fréquente et plus sèche vers midi ; gonflement des amygdales.

2e jour : dans la nuit, fièvre et toux glapissante.

3e jour : respiration bruyante pendant le sommeil ; pendant le jour, la toux est plus rare.

4e jour : la petite malade a été amenée de la campagne à la ville, et, peut-être, dans un trajet de dix lieues, a-t-elle un peu souffert de la fraîcheur de la nuit. Je l'ai vue en arrivant ; elle conserve les habitudes de la santé ; l'appétit se soutient ; apyrexie ; peu de toux ; pendant la nuit, la toux redevient fréquente.

5e jour : tache blanche, très apparente sur l'amygdale gauche (potion vomitive). Le soir, les amygdales sont tuméfiées, médiocrement rougies ; l'amygdale gauche est un peu plus volumineuse.

Une tache oblongue, excavée, jaunâtre, bordée de rouge, occupe le centre de sa superficie ; les ganglions lymphatiques cervicaux, qui correspondent à l'angle de la mâchoire, sont tuméfiés. Un d'eux, du côté droit, excède le volume d'une olive, bien que sur la tonsille correspondante on ne découvre point de taches. La toux est courte et rauque.

§ 277. — Si les concrétions qui se voient à la surface de l'amygdale gauche étaient lichenoïdes, le gonflement des ganglions et le timbre de la voix ne permettraient pas de méconnaître l'angine diphtérique ; et, pendant le cours d'une épidémie, il ne pourrait rester à cet égard aucun motif raisonnable de doute. *Il me parut alors plus probable que cette affection sporadique devait être rapportée à l'angine couenneuse commune ; je fus bientôt détrompé.* Avant l'administration du vomitif, une éponge, légèrement imbibée d'acide hydrochlorique concentré, est portée sur les amygdales ; les surfaces touchées prennent une teinte blanchâtre, due à l'action de l'acide. L'effet vomitif de la potion est prompt et facile.

6e jour : à trois heures du matin, la toux est devenue rauque et fréquente ; cependant, elle est encore grasse et accompagnée d'une expectoration muqueuse abondante. Le ganglion lymphatique du côté droit est resté très volumineux, parfois la toux redevient glapissante. (Calomel, deux grains de deux heures en deux heures.) A midi, légères coliques sans évacuations. Quatre gros d'huile de ricin, convertie en émulsion, sont donnés en deux doses ; ils provoquent le vomissement et deux évacuations alvines abondantes. Dans la soirée, la toux est plus grasse, plus rare, la déglutition facile ; apyrexie ; la nuit est calme.

Jusqu'ici l'appétit s'est maintenu, et l'enfant a vécu de panades, de soupes grasses et de tartines de confitures.

Plusieurs évacuations alvines dans la matinée ; la toux est rare et grasse.

Dans la journée, de la soupe et des confitures sont encore accordées à la petite malade, qui reste levée.

La tache blanche de l'amygdale gauche est circonscrite par un liseré d'un rose vif. Le ganglion lymphatique du même côté est un peu moins gonflé, celui du côté droit reste dur, volumineux et sensible au toucher.

Le soir, la toux redevient sèche, courte et rauque ; cependant le fond du pharynx est d'une teinte pâle rosée, et les concrétions couenneuses des deux amygdales, dont la tuméfaction commence à diminuer, ne sont point étendues.

Le timbre de la voix est un peu altéré. Trois grains de calomel, divisés en trois doses, sont donnés dans la nuit.

§ 278. — La toux, qui redevenait tout à fait croupale, était un symptôme du plus sinistre augure; mais on m'assurait qu'elle avait eu un caractère encore plus effrayant la veille du jour où l'enfant avait été amenée de la campagne. Je m'obstinais à méconnaître l'angine diphtéritique trachéale; et la dose du calomel prescrite pour la nuit était sans proportion avec le danger qu'entraîne la rapide propagation de l'inflammation pelliculaire.

7e jour : à quatre heures du matin, après deux heures de sommeil, toux sèche, inspiration sifflante; les lèvres et la figure deviennent violettes; cris et efforts alternatifs de toux convulsive, suivis de l'éjection d'une concrétion membraniforme, de dix-huit lignes de longueur, bifurquée, assez mince, demi-transparente, tenace et élastique.

§ 279. — Le pharynx offre le même aspect qu'hier; le ganglion lymphatique du côté droit paraît plus tuméfié. Toux croupale, et de plus en plus courte et rauque (calomel, deux grains d'heure en heure). La toux devient de plus en plus croupale, la respiration s'accélère, chaque inspiration est sifflante et accompagnée d'efforts convulsifs. Les muscles sterno-cleido-mastoïdiens, et tous les muscles du cou qui se fixent au thorax, se contractent avec force; la pression de l'air déprime en même temps les intervalles qui les séparent. Le calomel est donné de demi-heure en demi-heure; vingt-deux grains sont ainsi administrés.

La toux semble devenir un peu grasse; éjection d'une seconde portion de concrétion membraniforme, épaisse, élastique, longue de quatorze lignes et large de cinq, terminée en pointe et irrégulièrement barbelée sur ses bords. La forme de cette concrétion ne permet pas de douter qu'elle ne soit de formation récente et primitive (45-174); ses dimensions, sa forme, indiquent de plus qu'elle provient de la trachée, et que l'affection morbide n'a pas encore dépassé ce conduit. La gêne de la respiration n'est pas diminuée. Les doses de calomel sont rapprochées. (Onctions mercurielles sur les parties latérales du cou.) Les inspirations deviennent encore plus striduleuses, et les efforts des muscles inspirateurs sont de plus en plus prononcés. Ténesme sans évacuations. (Deux grains de polygala.)

§ 280. — Un vésicatoire volant qui, malgré la promptitude de ses effets, ne ralentit nullement la marche de la maladie, est appliqué sur la région du larynx. J'ai surtout été engagé à recourir à ce moyen thérapeutique par les motifs allégués (214). La difficulté de fixer un emplâtre épispastique m'a déterminé à employer un morceau de papier imbibé d'huile cantharidée, fixé avec du taffetas agglutinatif. Craignant déjà d'être forcé de recourir à la trachéotomie, j'ai pris ces précautions pour empêcher que la vésication ne s'étendît au-dessous de la région thyroïdienne.

Quelques cuillerées d'émulsion d'huile de ricin sont données après chaque dose de calomel. La toux devient plus rare, plus courte, plus sèche; elle est cependant accompagnée de grands efforts expulsifs. L'imminence du danger engage à faire des préparatifs de la trachéotomie. Depuis plusieurs heures la somnolence est continuelle, et elle est à peine interrompue par les efforts de la toux. La tête est renversée en arrière, le col est gonflé, et la pâleur livide du visage (317, fin de la note), qui annonce les progrès de l'asphyxie, ne permet plus de différer l'opération.

§ 284. — 8e jour, 2e de l'opération : la respiration devient bruyante, précipitée, et nécessite de puissans efforts de la part des muscles inspirateurs; le pouls est aussi fort accéléré. N'est-ce pas en partie à la fièvre traumatique ou à celle qui accompagne l'extension diphtérique, qu'il faut attribuer le changement défavorable qu'on remarque dans l'état de la petite malade ou la diminution du calibre de la canule suffirait-elle pour occasionner un tel désordre? On s'aperçoit que des mucosités ont retréci son ouverture et lui ont fait perdre plus de la moitié de ses dimensions; elle est retirée, nettoyée et assez facilement replacée; dès lors, le calme renait, et l'on voit en même temps s'évanouir la fréquence du pouls et de la respiration; les bords de la plaie sont aujourd'hui légèrement tuméfiés.

9e jour, 3e de l'opération : le sommeil a été paisible jusqu'à deux heures du matin, que la toux est devenue plus fréquente, et que des fragmens de concrétion membraneuse ont été explulsés à travers la canule.

Dans la matinée, le conduit artificiel se trouve obstrué; il est nettoyé et ne peut être replacé qu'avec difficulté. Ce n'est même qu'après plusieurs tentatives que son extrémité, taillée en biseau, peut-être introduite dans l'ouverture de la trachée; coliques fréquentes attribuées en partie à l'effet du calomel, en partie à une disposition antérieure du canal digestif; lavement d'infusion de quinquina.

§ 285. — 10e jour, 4e de l'opération : dans la nuit, la toux devient plus fréquente; des fragmens de concrétion sont expulsés; l'extrémité de la canule a quitté l'ouverture de la trachée; l'air n'entre et ne sort plus sans produire un frémissement bruyant, et la respiration s'est fort accélérée. Le conduit métallique, enlevé et nettoyé, est difficilement replacé; il ne peut être introduit qu'avec effort pendant cette manœuvre, plusieurs portions de concrétion sont chassées à une grande distance. L'un de ces fragmens offre l'empreinte de l'orifice de la glotte; il est épais, consistant, coriace, de couleur fauve. La respiration devient paisible; la circulation se ralentit, l'expression de la physionomie s'anime, et l'enfant joue avec sa poupée.

§ 293. — 15e jour, 8e de l'opération : la nuit a été bonne; cependant l'abattement et la fréquence du pouls (cent pulsations par minute), celle de la respiration (vingt-huit à trente), laissent l'inquiétude que l'affection pelliculaire n'ait encore cédé ni au traitement général, qui a été suspendu dans la crainte de le porter jusqu'à l'empoisonnement, ni au traitement topique mercuriel, qui n'a pas été continué régulièrement. Pendant deux heures, la canule est retirée; la respiration est toujours bruyante, sifflante; la toux a un peu perdu de sa raucité. Quelques parcelles de matière concrète sont aperçues dans la secrétion mucoso-puriforme, qui est expulsée de temps à autre par l'ouverture artificielle, et un petit fragment conserve encore une épaisseur et une consistance qui portent à croire que le traitement topique n'a pas été assez prolongé. Les lèvres de la plaie se resserrent si rapidement, qu'il devient urgent de replacer le conduit métallique pour entretenir le trajet fistuleux, qui permet de porter directement du calomel à l'intérieur de l'organe affecté. Il faut dilater avec une grande force le trajet de la plaie pour replacer la canule. Les mors recourbés de la pince à anneau facilitent et dirigent sûrement son introduction.

Maintenant les bords de la plaie sont affaissés, et la canule, en pénétrant plus profondément, provoque une toux d'irritation, qui est accompagnée d'une expectoration mucoso-séreuse.

Deux fois, dans la journée, neuf grains de calomel, délayés dans quelques gouttes d'eau, sont instillés à travers la plaie, chaque fois que la canule est retirée. La toux est certainement moins rauque; et, dès que le passage de l'air à travers le trajet de la plaie est intercepté. les mucosités et la matière de l'écoulement qui provient du conduit fistuleux, sont expectorées avec une grande facilité.

§ 294. — 16e jour, 9e de l'opération: la nuit a été très calme; les craintes et les espérances, qui se sont succédées tour à tour, font enfin place à la certitude d'un succès qui ne paraît plus douteux.

Les deux dernières ligatures ne sont pas encore tombées.

Pendant la plus grande partie de la journée, la canule n'est pas tenue dans la plaie, dont le trajet se rétrécit si promptement, que l'air et les mucosités trachéales ne s'y engagent plus qu'au moment de la toux.

Cependant le pouls conserve encore de la fréquence (quatre-vingt-dix-huit à cent quatre); rarement la respiration tombe à vingt-deux, elle se soutient plus souvent à vingt-cinq.

Le soir, la présence de la canule provoque une toux quinteuse qui oblige à la retirer; elle est replacée au moment du sommeil, à l'aide d'une forte dilatation et d'un assez grand effort, qui ne détermine pas même un léger écoulement de sang,

Deux petites parcelles de matière concrète, vivement expulsées au moment de la réintroduction de la canule, proviennent sans doute du trajet fistuleux de la plaie.

§ 304. — C'est à peine si je trouve à citer un autre exemple du succès de la trachéotomie, pratiquée dans la dernière période du croup, et je n'en suis pas surpris.

Les circonstances dans lesquelles on a eu recours à cette opération ont rarement dû permettre qu'elle eût d'heureux résultats. Le petit fait de ce genre le mieux constaté qui soit venu à ma connaissance est celui que Borsieri a cité, et dont l'histoire lui avait été transmise par Locatelli.

Trousseau

Trousseau, l'élève aimé de Bretonneau, nourri à l'école de ce dernier, passionné pour ses idées, vint mettre au service de cette noble cause sa science clinique, son talent d'orateur incomparable et sa haute autorité publique. Dans une série d'articles sur la trachéotomie, et dans d'inimitables leçons, il fixa l'histoire clinique de la diphtérie, ses indications opératoires, et la doctrine de la *spécificité*. Les pages consacrées à cette maladie semblent écrites d'hier : il n'y manque rien, que la connaissance de l'agent pathogène.

Il comprit l'intoxication diphtérique et en connut les principaux effets : il sut rattacher les phénomènes locaux et les symptômes généraux à la même cause, établissant ainsi l'unité étiologique de ces deux ordres d'accidents.

Enfin, le principal titre de gloire de Trousseau, en ce qui regarde la diphtérie, fut la persévérance avec laquelle il propagea la trachéotomie en prêchant d'exemple pendant de longues années et en luttant jusqu'à la fin de sa vie pour la faire pratiquer par tous les médecins. On a peine à se figurer aujourd'hui que l'enseignement de Trousseau ait rencontré des incrédules, que la trachéotomie ait trouvé de sérieux adversaires : rien n'est cependant plus vrai. Jusqu'à sa mort, il dut lutter contre des résistances, des polémiques, des publications contradictoires qui menaçaient de détruire en un jour ses efforts de plusieurs années : la trachéotomie était à chaque instant battue en brèche, remise en question, discutée, condamnée, et souvent avec une âpreté excessive. Il fallut toute l'autorité qui s'attachait au nom de Trousseau et la série des travaux importants que publièrent sous son inspiration ses élèves, pour affermir ses doctrines. Et cependant, que d'enfants ont succombé, depuis Trousseau, à la suffocation croupale sans avoir été opérés, même depuis que la sérumthérapie est venue apporter à cette opération son aide toute-puissante ?

De Bretonneau et Trousseau a Behring et Roux

Après la mise en pratique de la trachéotomie, aucun progrès notable ne vint s'ajouter au traitement de la diphtérie jusqu'en 1894; nous passerons sous silence cette période pendant laquelle la maladie étendait chaque jour ses ravages dans le monde entier. Un grand maître en diphtérie, M. Cadet de Gassicourt, résumait, quelques années avant la sérumthérapie, l'état de la thérapeutique, de la diphtérie avant 1894 dans les paroles éloquentes et désespérantes qui vont suivre; elles rendent plus frappantes les déclarations enthousiastes qui devaient suivre la découverte et l'application du sérum... (1).

« Jamais nous n'avons eu à déplorer dans le corps médical un aussi grand nombre de morts. Dans tous les temps, sans doute, les médecins ont payé leur tribut; les noms de Valleix et de Gillette sont encore présents à toutes les mémoires: et quand même les deuils anciens seraient oubliés de la génération nouvelle, je garderais le souvenir de Henri Blache, mon camarade d'études, qui a été enlevé à notre affection par une angine couenneuse, au début même de sa carrière médicale. Mais les pertes que nous faisions alors étaient éloignées les unes des autres; nous avions le temps de respirer entre chacune d'elles: aujourd'hui les coups redoublés qui nous frappent nous permettent à peine de nous reconnaître. C'est Carrette, c'est Gary, c'est Herbelin dans cet hôpital (2); ce sont Giboulou, Poirier, Abbadie, Reverdy, Angulo, à l'Enfant-Jésus (3); ce sont Clausel de Boyer et Cossy, aux Enfants-Assistés; sans parler de tous

---

(1) Cadet de Gassicourt. *Traité clinique des maladies de l'enfance*. Paris, 1887, p. 2.

(2) L'Hôpital Trousseau, alors appelé *Hopital Sainte-Eugénie*.

(3) Actuellement *Hopital des Enfants-Malades*.

ceux qui. ici ou ailleurs, ont été touchés par la maladie sans que l'atteinte ait été mortelle.

« Cette extension de la diphtérie, la gravité des formes qu'elle revêt, le nombre toujours croissant des victimes qu'elle fait, nous cause d'autant plus de tristesse que nous sommes moins bien armés pour la combattre. Contre elle, il faut le dire, nous sommes presque toujours impuissants. Je ne parle pas en ce moment, vous le comprenez, de la trachéotomie qui, n'a aucune action sur la diphtérie elle-même ; je ne fais allusion qu'au traitement médical. Or je ne crois pas céder, en m'exprimant ainsi, au scepticisme thérapeutique, mais l'expérience que j'ai acquise ne me laisse pas les illusions encourageantes que je vois à beaucoup de mes confrères et je ne trouve un moyen curatif ni dans les applications topiques ni dans les médicaments internes.....

« Nous nous trouvons aujourd'hui devant la diphtérie dans la situation où se trouvaient nos pères devant la variole. Ils connaissaient merveilleusement cette maladie terrible : ils en avaient étudié tous les caractères, toutes les modalités, toutes les formes, toutes les variétés ; ils en avaient tracé des descriptions admirables, qui, maintenant encore, nous servent de modèles, et dont la précision ne sera jamais dépassée, mais ils n'en restaient pas moins impuissants devant elle, sans pouvoir arrêter, ni même limiter ses ravages. Et puis un jour, Jenner est venu, qui a découvert la vaccine.

« Peut-être, serons-nous, peut-être nos descendants seront-ils témoins d'une découverte analogue....... »

Behring et Roux devaient bientôt accomplir cette prophétie.

La Sérumthérapie.

« En 1889, MM. Roux et Yersin firent dans l'étude de la diphtérie une découverte capitale : ils trouvèrent la toxine diphtérique. Cette découverte légitimait le caractère spécifique de ce microbe sur lequel les savants et Lœffler lui-même avaient des doutes. Elle apportait encore un autre éclaircissement.

« En effet, on savait déjà par les travaux de Salmon, de Beumer, de Charrin, de Chantemesse et Widal, de Roux et de Chamberland, que les produits solubles ou toxines de certains microbes, celui de la fièvre typhoïde notamment, soumis à l'action de la chaleur et inoculés par petites doses à des animaux, étaient susceptibles de leur conférer l'immunité contre l'inoculation virulente du microbe lui-même.

« Il devait en être ainsi pour la diphtérie ; l'année suivante la démonstration directe en fut donnée par Karl Frœnkel. La question en était donc à ce point : on savait qu'on pouvait donner préventivement l'immunité contre certaines maladies par l'injection du sang vacciné ; on savait aussi qu'avec la toxine diphtérique on pouvait vacciner un animal contre la diphtérie. C'est à ce moment, en 1890, que la thérapeutique de la diphtérie réalisa un progrès décisif avec les travaux de MM. Behring et Kitasato. Ces savants reconnurent que le sérum des animaux vaccinés contre la diphtérie renfermait une substance qu'ils nommèrent antitoxine, et qui, inoculée à des animaux avant et même après l'infection diphtérique, leur donnait le pouvoir de résister à cette infection et d'en triompher lorsqu'elle s'était développée. M. Behring eut l'honneur de comprendre dans toute leur étendue et de fixer les applications pratiques de ce traitement chez l'homme.

« Cependant, tandis que M. Roux, à l'Institut Pasteur, étudiait le traitement antidiphtérique et se servait du cheval vacciné pour obtenir en grande quantité le sérum, la conviction n'était point faite en Allemagne et les savants les plus experts dans l'étude de la diphtérie attendaient, pour se convaincre, la publication des résultats probants.

« Les communications de M. Roux, au Congrès de Buda-Pest, établirent que l'injection de sérum de cheval vacciné contre la diphtérie avait abaissé la mortalité diphtérique à l'hôpital des Enfants-Malades, de 50 pour 100 à 24 pour 100. Les recherches de M. Roux faites pour quelques-unes avec la collaboration de ses préparateurs MM. Martin et Chaillou, et portant sur plusieurs centaines de cas, avaient un tel cachet de précision, elles projetaient une si grande lumière de certitude sur des faits de même ordre annoncés par Behring et ses élèves, que la conviction fut faite non seulement parmi les membres du Congrès de Buda-Pest, mais en France, en Allemagne, et bientôt dans le monde entier (1) ».

Communication de Roux, à Buda-Pest (2),
sur la sérumthérapie de la diphtérie, par M. le Dr E. Roux (de Paris).

MESSIEURS,

La sérumthérapie est restée à l'ordre du jour de la médecine depuis que MM. Behring et Kitasato ont fait connaître les propriétés du sérum des animaux immunisés contre le tétanos et la diphtérie. Comment, en effet, ne pas donner toute son attention à ces *antitoxines* qui se présentent comme des remèdes scientifiques et spécifiques de deux maladies des plus graves, si mal combattues jusqu'ici par les moyens empiriques? L'antitoxine tétanique a été étudiée la première, parce qu'elle est plus facile à obtenir et qu'elle manifeste son action préventive avec une merveilleuse puissance. Dans la pratique, elle n'a pas justifié toutes nos espérances et tout le monde, croyons-nous, est d'accord aujourd'hui, que si elle est toujours utile dans le tétanos, elle n'est pas un remède certain. Cela tient sans doute à ce que nous ne reconnaissons le tétanos qu'au moment où apparaissent les contractures, c'est-à-dire quand l'empoisonnement est fait. Lorsque le traitement est entrepris, la maladie est entrée déjà dans sa phase dernière, il ne faut pas s'étonner que l'antitoxine soit si souvent inefficace. Heureusement, il n'en est pas de même dans la diphtérie. Celle-ci est aussi une maladie toxique, mais l'empoisonnement suit l'angine ou la laryngite et nous sommes avertis par la présence des fausses membranes dans la gorge et dans le larynx, avant que la toxine ait fait son œuvre Si,

(1) SEVESTRE et MARTIN. Article *Diphtérie*. Traité des Maladies de l'Enfance Paris, 1898.

(2) Comptes rendus et mémoires du 8e *Congrès international d'Hygiène et de Démographie*, tenu à Buda-Pest, du 1er au 9 septembre 1894, publiés par le Dr Sigismond de Gerlóczy, t. II, p. 188.

au lieu de siéger sur des parties du corps facilement accessibles à l'examen et de provoquer, dès le début, des symptômes difficiles à méconnaître, les fausses membranes diphtériques se développaient dans l'estomac ou l'intestin, par exemple, le mal se manifesterait à nous par les signes de l'empoisonnement diphtérique, à savoir : la pâleur du visage, l'albuminurie, les troubles respiratoires et cardiaques. Il serait trop tard alors pour intervenir et l'antitoxine diphtérique ne serait pas un remède plus sûr que l'antitoxine tétanique. C'est à cette circonstance, que la diphtérie est d'abord une affection localisée, naissant pour ainsi dire sous nos yeux, que nous devons d'être mieux armés contre elle.

Dans une série de publications, assurément bien connues de vous tous, M. Behring, soit seul, soit avec l'aide de MM. Vernicke, Boer, Kossel et Knorr, a expliqué comment il immunisait les animaux, comment leur sérum agissait sur la toxine et se montrait préventif et thérapeutique sur les cobayes et les lapins intoxiqués avec le poison diphtérique ou infectés avec le bacille vivant. Ensuite, MM. Behring et Ehrlich, avec le concours de MM. Boer, Kossel et Wassermann ont donné les premiers résultats de la sérumthérapie appliquée aux enfants atteints de diphtérie. Nous aussi, depuis l'année 1891, avec la collaboration de MM. L. Martin et A. Chaillou, nous avons poursuivi des expériences sur le traitement de la diphtérie par le sérum antitoxique, d'abord sur les animaux puis sur les enfants. Avant de rien publier, nous avons voulu rassembler des faits en assez grand nombre pour juger la méthode. Aujourd'hui, nous pouvons déclarer que nos résultats confirment, dans ce qu'ils ont d'essentiel, ceux de M. Behring et de ses collaborateurs, soit que l'on traite par l'antitoxine les animaux ou les enfants atteints de diphtérie. . . . .

(Préparation de la toxine. — Choix d'un grand animal : le cheval, que l'auteur a injecté dès l'année 1892. — Technique de la préparation du sérum). . . . .

Ces expériences sur les animaux étaient la préparation naturelle et indispensable du traitement de la diphtérie chez les enfants.

C'est le 1er février 1894 que nous avons commencé à traiter les diphtériques à l'Hôpital des Enfants-Malades. Les chefs de service, MM. Jules Simon, Descroizilles et Grancher, ont bien voulu nous donner toutes les facilités pour mener à bien notre entreprise ; nous leur en exprimons ici toute notre reconnaissance. Nous avions plusieurs chevaux bien immunisés, nous pouvions donc employer largement le sérum sans craindre d'en manquer. Dans le cours des années précédentes, MM. Roux et Yersin, puis MM. Martin et Chaillou avaient étudié la diphtérie dans le même service. Nous étions donc familiarisés avec la maladie telle qu'elle se présente à l'Hôpital des Enfants et, par conséquent, bien préparés à saisir les modifications que le nouveau traitement allait apporter dans sa marche habituelle. Chaque jour nous avons fait notre visite au pavillon et nous avons traité tous les enfants que nous y trouvions quel que soit leur état. Il n'a été fait aucun choix, de sorte que les résultats bruts des mois de traitement peuvent être mis en regard de ceux que l'on avait avant; ils sont comparables. Rien n'a été changé aux soins donnés aux malades, le traitement local est resté le même (glycérine et acide salicylique, lavages à l'eau boriquée); le sérum est le seul élément nouveau introduit, c'est donc à lui qu'il faut attribuer les changements survenus.

La mortatité totale des enfants entrés au service de la diphtérie pendant les quatre dernières années donne une moyenne de 51,71 pour 100.

Du 1er février au 24 juillet 1894, le traitement par le sérum a été appliqué à 448 enfants entrés à l'hôpital; il y a eu 109 décès; soit une mortalité de 24,5 pour 100.

Toutes les conditions étant restées les mêmes, la différence entre 51,71 pour 100 et 24,5 pour 100 mesure le bénéfice procuré par le traitement.

Pendant les mêmes mois de février, mars, avril, mai et juin 1894, il entrait à l'hôpital Trousseau 520 enfants qui n'ont pas reçu de sérum; il en est mort 316, soit une mortalité de 60 pour 100.

On ne dira donc pas que l'épidémie pendant laquelle nous avons expérimenté était une épidémie bénigne. Mais il convient de distinguer entre les angines et les croups ayant nécessité la trachéotomie.

Angines. — Pendant les quatre dernières années, la mortalité moyenne des angines a été, à l'hôpital des Enfants, de 33,94 pour 100.

Pendant les mois de traitement, de février à juillet 1894, la mortalité a été de 12 pour 100.

Pendant le même temps, à l'hôpital Trousseau, elle était sans l'emploi du sérum, de 32 pour 100.

Croups opérés. — La mortalité moyenne des 4 dernières années, à l'hôpital des Enfants-Malades, est de 73,19 pour 100.

Pendant les mois de traitement, de février à juillet, elle a été de 49 pour 100. Pendant le même temps, à l'hôpital Trousseau, elle était, sans l'emploi du sérum, de 86 pour 100.

Les chiffres ci-dessus sont absolument comparables entre eux; ce sont des nombres bruts qui ont leur éloquence; ils proclament les bons effets du sérum anti-diphtérique.

Tels que nous venons de les donner, ces chiffres ne tiennent pas compte du fait qu'au Pavillon de la Diphtérie entrent des enfants qui ne sont pas diphtériques. Ils ont bien des angines à fausses membranes, parfois même du croup, mais sans bacilles de Klebs Lœffler. Ces affections déterminées par d'autres bactéries sont bien moins dangereuses que la diphtérie vraie, leur mortalité est très peu élevée puisque, dans ce même Pavillon de l'hôpital des Enfants, MM. Martin et Chaillou en ont observé 79 cas avec un seul décès et que M. Tézenas, à Lyon, en a décrit 146 cas avec 3 décès.

Ces fausses diphtéries ne sont pas rares; un quart au moins des enfants qui entrent au Pavillon n'ont pas la diphtérie. Il convient donc de déduire tous ces cas; ils mettent au profit du sérum des succès qui ne lui sont pas dus. Dans une statistique rigoureuse, ne doivent figurer que les angines et les laryngites reconnues diphtériques à l'examen bactériologique.

En conséquence, de nos 448 enfants traités il faut en retrancher 128 qui n'avaient pas la diphtérie; il en reste 320 parmi lesquels 20 ont succombé dès leur entrée à l'hôpital; ils n'ont point reçu de sérum, ils ne peuvent être maintenus parmi les traités. En réalité, du 1er février au 24 juillet 1894, il est entré au Pavillon seulement 300 enfants diphtériques; c'est sur ceux-là qu'il faut apprécier l'action du sérum antidiphtérique.

Ces 300 enfants diphtériques traités par le sérum ont donné 78 décès, soit une mortalité de 26 pour 100.

Les travaux antérieurs de MM. Roux et Yersin, de MM. Martin et Chaillou ont établi que, dans le même hôpital, la mortalité des enfants atteints de diphtérie constatée par l'examen bactériologique était de 50 pour 100.

De la comparaison de ces chiffres rectifiés, ne comprenant que des chiffres authentiques, on peut conclure combien le sérum a sauvé d'existences.

A tous les enfants, nous donnions systématiquement, dès leur entrée, 20 centimètres cubes de sérum en une seule piqûre sous la peau du flanc. Si l'examen bactériologique établissait que le malade n'était pas diphtérique, l'injection n'était pas renouvelée. 128 enfants, atteints d'angines diverses, ont été ainsi traités sans le moindre inconvénient. Il nous a même semblé que, dans bien des cas, leur angine était améliorée. Ils sont restés quelques jours exposés à la contagion sans être contaminés. C'est là une preuve de la valeur prophylactique du sérum.

Lorsque l'injection est bien faite, et dans le tissu cellulaire sous-cutané, elle n'est pas douloureuse; en quelques instants le sérum est résorbé. Chez les enfants diphtériques, 24 heures après la première injection, nous en faisions une autre de 20 ou de 10 centimètres cubes qui était en général suffisante pour conduire à bien la guérison. Le pouls et la température nous servaient de guide; si celle ci se maintenait élevée, nous renouvelions les injections, tant que le tracé de la température n'est pas au-dessous de 38°, la guérison n'est pas complète, il faut la précipiter par une injection supplémentaire. Le poids moyen des enfants traités est de 14 kilogrammes, dès la 1re injection, ils recevaient un peu plus du millième de leur poids de sérum. La quantité de sérum minima a été de 20 centimètres cubes, la quantité maxima 125 centimètres cubes.

Pendant la convalescence, quelques jours après l'injection de sérum, il survient des éruptions quelquefois mal définies, mais le plus souvent semblables à l'urticaire. Ces éruptions qui ne s'accompagnent d'aucune fièvre sont dues au sérum. A côté de celles-ci, on en observe d'autres qui provoquent un mouvement fébrile : elles se remarquent surtout dans les diphtéries avec associations; elles nous paraissent devoir être rangées dans les érythèmes infectieux fréquents après les angines.

Les principales modifications apportées par le sérum à la marche des angines diphtériques sont les suivantes :

L'état général reste bon ou s'améliore très vite à moins que l'on n'intervienne à une époque trop avancée de l'infection. On ne voit dans les salles presque plus de ces figures pâles et plombées ; l'attitude des enfants est plus vive et plus gaie. La durée de la maladie est diminuée, l'appétit se relève vite et l'amaigrissement est peu prononcé. Les complications qui suivent la diphtérie sont plus rares : nous avons observé quelques paralysies du voile du palais de peu de durée, un cas de paralysie d'un membre inférieur et un cas de paralysie totale survenu pendant la convalescence chez un enfant entré avec du jetage au sixième jour de la maladie. Trois enfants sont morts en syncope ; l'un moins de 24 heures, l'autre moins de 26 heures après leur entrée ; le troisième a succombé 5 jours après le début du traitement.

Les fausses membranes cessent d'augmenter dans les 24 heures qui suivent la première injection, elles se détachent en général après 36 à 48 heures, au plus tard le troisième jour. Le bacille diphtérique disparaît de la gorge en même temps que les fausses membranes. Le plus souvent les ensemencements ont cessé de donner des colonies diphtériques du troisième au cinquième jour. L'effet du sérum sur la lésion locale est donc des plus manifestes.

La température s'abaisse promptement sous l'action du sérum. Dans les angines les moins graves, la chute se produit souvent dès le lendemain de la première injection, elle ne se fait pas attendre au delà du second jour. Cette défervescence est brusque, comme si la maladie avait été arrêtée tout d'un coup. Jamais, avant le traitement, nous n'avions observé de ces chutes soudaines de température qui sont d'un excellent pronostic.

Une première injection de sérum ne suffit pas à abaisser la température des malades atteints d'angines graves ; la défervescence ne commence qu'après la deuxième ou la troisième dose et se fait en lysis.

Le pouls ne revient à la normale que deux ou trois jours après la température. Dans les angines sévères, à la suite des injections répétées de sérum, le nombre des pulsations diminue, mais seulement pour un temps ; il remonte vers 120 et s'y maintient pendant quelques jours avant de tomber au chiffre habituel. Depuis l'usage du sérum nous n'observons plus pendant la convalescence ces irrégularités du pouls qui étaient la règle autrefois.

L'albuminurie est moins fréquente et de plus courte durée chez les diphtériques traités par le sérum. . . . .

. . . .

... Lorsque la diphtérie s'étend au larynx et que la trachéotomie est nécessaire, la maladie est beaucoup plus grave. Aussi faut-il faire des injections de sérum plus abondantes et plus nombreuses. Chez la grande majorité des enfants la trachée et le larynx se détergent rapidement de leurs fausses membranes et on peut retirer la canule beaucoup plus tôt. Nous l'enlevons dès le troisième ou le quatrième jour après l'opération. La mortalité des enfants traités est causée par la bronchite pseudo-membraneuse et surtout par la broncho-pneumonie, qui est la plus redoutable des complications. Elle est fréquente quand le bacille diphtérique est associé aux staphylocoques et aux streptocoques. Alors la maladie a une marche rapide et l'effet du sérum est bien moins puissant.

Sur ce point les observations cliniques s'accordent tout à fait avec les données expérimentales.

Nous avons traité 121 enfants atteints de diphtérie et trachéotomisés; 56 sont morts, soit une mortalité de 46 pour 100. Pendant les années précédentes, ces croups non traités par le sérum avaient donné à MM. Chaillou et Martin une mortalité de 68 pour 100. . . . .

. . . .

A ces 121 croups opérés, il faut joindre 10 autres cas où l'opération n'a pas été faite. Les enfants sont entrés à l'hôpital sans fausses membranes dans la gorge; cependant l'ensemencement sur sérum a donné de nombreuses colonies du bacille de Klebs-Lœffler, ils avaient donc un croup diphtérique d'emblée. La toux était rauque, la voix éteinte, la difficulté à respirer faisait croire que ces petits malades seraient trachéotomisés. Sous l'influence du sérum, le tirage diminuait et ne revenait plus que par accès, l'enfant rejetait des fausses membranes et, au bout de deux ou trois jours, la respiration était normale. En présence d'un enfant qui a du tirage, il ne faut pas se presser d'opérer, il faut injecter du sérum et attendre autant que possible. Depuis l'usage du sérum le nombre des trachéotomisés a beaucoup diminué à l'hôpital des Enfants. En 1891 et 1892, sur cent enfants atteints de diphtérie, cinquante au moins étaient trachéotomisés, tandis que sur 300 enfants traités par le sérum, 121, soit seulement 40 pour 100, ont subi l'opération. A combien d'enfants n'éviterait-on pas la trachéotomie si le sérum était donné plus tôt? Nous dirons même, qu'avec le sérum, la trachéotomie doit, dans la grande majorité des cas, être remplacée par le tubage. En effet, il n'est plus question maintenant de laisser un tube à demeure dans le larynx pendant des journées, il suffira, le plus souvent, de le maintenir en place pendant 24 à 48 heures pour prévenir l'asphyxie imminente et gagner du temps jusqu'à ce que les fausses membranes se détachent. Le tubage est le complément de la sérumthérapie; dans l'avenir, la trachéotomie sera l'exception au grand bénéfice des enfants.

Quel est le traitement local à recommander pour venir en aide au sérum? Nous proscrivons d'une façon absolue l'usage de toutes les substances caustiques ou toxiques. On se contentera de faire deux ou trois lavages par jour avec de l'eau boriquée ou mieux avec de l'eau additionnée de 50 grammes de liqueur de Labarraque par litre. Pas d'acide phénique, pas de sublimé; nous préférons l'eau bouillie aux liquides antiseptiques qui ne peuvent être avalés par l'enfant sans danger. Il y a bien assez de la toxine diphtérique dans le corps, n'en introduisons pas d'autres. . . . .

Sur nos 300 malades diphtériques, nous avons eu 85 fois des maladies intercurrentes, soit 33 rougeoles, 13 scarlatines, 6 tuberculoses, 3 coqueluches, 3 varicelles et 39 broncho-pneumonies. . . . .

Par des dispositions fort simples des locaux, on peut éviter toutes ces complications, qui sont tombées sur nos malades comme à plaisir et qui, on l'avouera, n'étaient pas pour faciliter l'action du sérum

Malgré tout, le sérum anti-diphtérique a abaissé la mortalité dans des proportions inconnues et il faut rendre hommage à la belle découverte de M. Behring qui, dans l'avenir, nous donnera mieux encore.

Toutes ces conclusions du mémoire de Roux ont été vérifiées par une expérience universelle de quatre années, tant au point de vue scientifique, qu'au point de vue spécial de la valeur du tubage.

Nous laissons la parole aux statistiques, plus éloquentes que toute dissertation ; elles consacrent éloquemment ces lignes qu'écrivait Behring au début de ses essais :

« Erst wenn dann eine Statistik über Hunderte und Tausende serumbehandelter Diphtheriekranker vorliegt, wird es an der Zeit sein, endgiltige Schlüsse betreffend die Leistungsfähigkeit des Diphtherieheilserums gegenüber dieser, besonders für das kindliche Alter so mörderischen krankheit abzuleiten. »

BEHRING.

« Lorsque nous serons en possession d'une statistique portant sur des centaines et des milliers de diphtériques traités par le sérum, alors seulement le moment sera venu de tirer des conclusions définitives sur la puissance d'action du sérum curatif anti-diphtérique sur cette maladie si funeste à l'enfance. »

C'est pour répondre à ce desideratum de Behring que nous avons recueilli le plus grand nombre possible de cas de sérumthérapie : ce nombre s'élève à plus de *deux cent trente mille.*

PARTIE STATISTIQUE

LA DIPHTÉRIE DEPUIS 1894

Statistique du Dr SEVESTRE

Enfants Malades (Paris) 1895-1896 et 1897.

STATISTIQUE DE L'ANNÉE 1896

		Pourcentage.
Total des entrées.	853	
— décès	147	17,24

1° NON DIPHTÉRIQUES

Entrées	140	
Décès	26	18,56

2° DIPHTÉRIES

Entrées.	713	
Décès	121	16,98

α Diphtéries pures.

Entrées.	473	
Décès..	66	13,94

β Diphtéries associées.

Entrées.	240	
Décès..	55	22,91

CROUPS

		Pourcentage.
Total des cas	388	
— décès	102	26,28
1° Non opérés	145	
Décès	14	9,65
2° Opérés	243	
Décès	88	36,21

Pourcentage des interventions.

α Par rapport aux cas de croup	388 / 243	62,62
β Par rapport au total des diphtéries	713 / 243	34,08
λ Par rapport au total des entrées	853 / 243	28,48

STATISTIQUE DE L'ANNÉE 1897

		Pourcentage.
Total des entrées	704	
— décès	114	15,78

1° NON DIPHTÉRIQUES

Entrées	124	
Décès	10	8,06

2° DIPHTÉRIES

Entrées	580	
Décès	101	17,40

α Diphtéries pures.

Entrées	481	
Décès	69	14,34

β Strepto-diphtéries.

Entrées	99	
Décès	32	32,32

CROUPS

Total des cas.	341	
— décès.	73	21,41
1° Non opérés.	100	
Décès	5	5
2° Opérés.	241	
Décès.	68	28,21

Pourcentage des interventions.

α Par rapport aux cas de croup..	341 / 241	70,67
β Par rapport au total des diphtéries. . . .	580 / 241	41,55
γ Sur le total des entrées.	704 / 241	34,23

« Si maintenant j'additionne les cas observés dans le courant des trois dernières années, je trouve, pour l'ensemble, les chiffres suivants :

Total des diphtéries..	**2171**	
Décès.	**345**	
Mortalité globale		15,88 pour 100

(Sevestre.)

(M. Sevestre a proclamé dans de nombreuses communications à la Société Médicale des hôpitaux de Paris les bienfaits de la sérumthérapie, d'après les travaux qu'il a effectués dans son service de l'Hôpital des Enfants-Malades ; la doctrine de ce maître est condensée dans la *Diphtérie* du Traité des maladies de l'Enfance, article écrit en collaboration avec M. le Dr Martin, chef de service à l'Intistut Pasteur. La lecture de cet article sera plus édifiante que toute analyse.

NOTES SUR LA DIPHTÉRIE A L'HOPITAL DU MANS

(Sérothérapie et tubage du larynx), Par le docteur Paul HERVÉ.

(Extrait des *Archives médicales d'Angers,* 1898)

TABLEAU DES DIPHTÉRIES TRAITÉES A L'HOPITAL DU MANS, PAR LA SÉROTHÉRAPIE DE 1894 A 1897 (M. LE Dr PAUL HERVÉ)

Nos	AGE	DIAGNOSTIC CLINIQUE	DIAGNOSTIC BACTÉRIOLOGIQUE	DOSE DE SÉRUM	TERMINAISON
1	6 ans.	Croup 46	Lœffler.	20 + 20 = 40	Guéri.
2	3	—	—	20	—
3	4	—	—	20	—
4	6	—	Lœf. + Diplo.	10 + 10 = 20	—
5	3 a. 1/2	—	Lœffler.	20	Mort en 2 heures.
6	36 ans.	Angine.	—	10 + 10 = 20	Guéri.
7	4	Croup.	Lœf. + Diplo.	10 + 10 + 10 = 30	—
8	3	—	Lœffler.	10 + 10 = 20	—
9	2	—	—	10 + 10 = 20	—
10	5	—	—	10 + 10 + 10 = 30	—
11	22	Angine.	—	10	—
12	3	Croup.	—	20	Mort en qq. heures
13	4	—	—	10 + 10 = 20	Guéri.
14	6	Angine.	—	10	—
15	6	Croup.	Lœf. + Strepto.	10 + 10 + 10 = 30	—
16	4	—	Lœf. + Cocci.	10 + 10 = 20	—
17	6	Angine.	Lœffler.	10 + 10 = 20	—
18	8	—	—	0	—
19	5	—	—	10 + 10 = 20	—
20	22	—	—	0	—
21	3	—	—	10 + 10 = 20	—
22	5	Croup.	—	10 + 10 = 20	—
23	3 a. 1/2	—	Lœf. + Diplo.	10 + 10 = 20	—
24	2	—	Lœffler.	10 + 10 + 10 = 30	—
25	4 a. 1/2	—	Lœf. + Staphy.	10 + 10 + 10 = 30	—
26	4	—	Lœffler.	10 + 10 = 20	—
27	3	Angine.	—	10	—
28	3	Croup.	—	20	—
29	13	Angine.	—	10	—
30	20 mois.	—	—	20	—
31	5 ans.	—	Lœf. + Staphy.	10 + 10 = 20	—
32	4	—	Lœffler.	20 + 20 = 40	—
33	33	—	—	20 + 20 = 40	—
34	4	Croup.	—	20 + 10 = 30	—
35	6	Angine.	—	10	—
36	20	—	—	10 + 10 + 10 = 30	—
37	15	—	—	10 + 10 = 20	—
38	3 a. 1/2	Croup.	Lœf. + Cocci.	10	—
39	6	Angine.	Lœffler.	10	—
40	3 a. 1/2	Croup.	—	10 + 10 = 20	—
41	6	Angine.	Lœf. + Strepto.	20 + 20 = 40	—
42	6 a. 1/2	Croup.	Lœf. + Staphy.	20 + 20 + 10 = 50	—
43	3 ans.	Angine.	Lœffler.	10	—
44	5	Croup.	Lœf. + Strepto.	10 + 10 = 20	—
45	20 mois.	—	Lœf. court.	10 + 10 = 20	—
	4 ans.	—	—	10 + 10 = 20	—

TABLEAU DES DIPHTÉRIES TRAITÉES A L'HOPITAL DU MANS PAR LE SÉRUM (M. LE Dr PAUL HERVÉ)

Diphtéries compliquées ou opérées (trachéotomie et tubage).

N[os]	AGE	DIAGNOSTIC CLINIQUE	DIAGNOSTIC BACTÉRIOLOGIQUE	SÉRUM	INTERVENTION	INCIDENTS OU COMPLICATIONS	TERMINAISON
47	5 ans.	Croup.	Lœf. + Strepto.	20 + 20 = 40	Trachéotomie.	Fièvre. Albumine. Canule 6 jours.	Guéri.
48	5 ans.	Croup + Ang.	Lœffler.	20 + 20 + 20 = 60	—	Diphtérie de la plaie au bout de 48 heures. Albumine. Canule 6 jours.	—
49	3 a. 1/2.	Ang. + Croup.	—	10 + 10 = 20	Tubage.	Tube 4 jours.	—
50	4 ans.	Croup.	?	20+20+10+10=60	—	Tube 2 jours. Eruption de sérum.	—
51	2 a. 9 m.	Ang. + Croup.	?	10 + 10 = 20	2 tubages.	Asphyxie progressive Bronchite membraneuse.	Mort.
52	9mois.	—	?	10	Tubage.	Débutage d'urgence pour obstruction. . . .	—
53	2ans.	—	?	10 + 10 = 20	2 tubages.	3 jours après le 1er tubage, *extraction*; spasme immédiat. 2e tubage d'urgence. Tube 3 jours. En tout, 6 jours de tube.	Guéri.
54	4 ans.	Croup.	Lœf. + Staph.	10 + 10 + 10 = 30	Tubage.	Tubé à la période asphyxique. Albumine. . .	—
55	19 mois.	Ang. + Croup.	Lœffler.	20	0	Aucun accident de sérum ni autre.	—
56	4 ans.	—	Lœf. long. Staph.	20+10+10+10=50	Tubage.	Obstruction brusque du tube le 3e jour, syncope. Extraction. Respiration artificielle. Eruption de sérum le 12e jour..	—
57	4 a. 3 m.	Ang. + Croup.	Lœf. + Staph.	20 + 20 = 40	—	Tube 3 jours.	—
58	26 mois.	—		10 + 10 + 10 = 30	—	Tube 3 jours.	—
59	28 mois.	Croup.	Lœf. + Strepto.	10 + 10 + 10 = 30	—	Bourrage au 1er tubage. 2e tubage. Asphyxie progressive. Mort en 23 heures.	Mort.
60	9 ans.	—	—	20+20+10+10=60	—	Tubé 3 jours. Menace d'obstruction le 2e jour.	Guéri.
61	9 ans.	Ang. + Croup.	—	20 + 20 + 10 = 50	—	Rougeole en éruption à l'entrée. Tubage sans accidents. Tube 3 jours.	—
62	8 ans.	Croup.	Lœffler.	20 + 20 = 40	—	Tube 4 jours.	—
63	3 ans.	Ang. + Croup.	Lœf. + Strepto.	20 + 20 + 20 = 60	—	Rougeole en éruption à l'entrée. Tirage au déclin de l'éruption. Tubage sans accidents. .	—

Résultats de la statistique de M. le Dr Paul Hervé.

Diphtériques.	63	
Non injectés.	2	
Morts.	5	
Pourcentage de la mortalité des injectés.		**8,19** pour 100
— — totale.		7,93 —

Cette statistique présente plusieurs points de haute importance : la longue durée de la période d'observation (3 ans), la direction régulière du service par un même chef, l'emploi raisonné du sérum et du tubage (sauf les deux premiers cas de croup, nos 47 et 48, trachéotomisés en 1894 et au commencement de 1895), ont permis d'établir un pourcentage de guérisons très remarquable. Dès que le Dr Hervé a eu essayé le tubage (6 avril 1896) il en a constaté la bénignité, la facilité et l'efficacité, et il a continué à en faire son opération de prédilection pour les cas de croup.

Deux malades (angine : 8 ans et 22 ans) ont guéri sans sérum. Les doses de sérum ont varié de 10 à 60 centimètres cubes.

Toutes les angines ont guéri.

Cinq croups ont succombé : *tous en moins de 24 heures.*

Le traitement sérothérapique n'a jamais provoqué d'accidents inquiétants.

Les éruptions ont été assez fréquentes. — Les paralysies ont fait absolument défaut.

Le tubage a toujours été fait *in extremis*, lorsque la période d'asphyxie était arrivée, lorsque le tirage était assez fort pour rendre probable, sinon certaine, une terminaison funeste à bref délai.

L'intubation a donné de bons résultats, mais elle exige une surveillance de tous les instants et, dans plusieurs cas, il a fallu détuber et retuber rapidement les malades chez lesquels les fausses membranes avaient tout à coup obstrué l'instrument.

Le Dr Hervé ajoute :

« Pour faire cette opération je me suis servi des tubes d'O'Dwyer, et j'ai presque toujours pu introduire un tube plus gros que celui qui, en s'en rapportant à la réglette-étalon, convenait à l'âge de l'enfant ; en d'autres termes, chez un enfant de 4 ans, je plaçais le tube indiqué pour les enfants de 5 à 7, et chez une fille de 9 ans, je me suis servi, sans aucun inconvénient, du tube correspondant à 10 ou 12 ans.

« M. Bayeux, qui a tout spécialement étudié cette question, a d'ailleurs fait remarquer que les âges indiqués sur l'échelle d'O'Dwyer sont des âges limites au-dessus desquels un tube donné doit faire place à un tube d'âge supérieur, en tenant compte, bien entendu, de la possibilité de rencontrer des enfants chétifs chez lesquels on se voit exceptionnellement obligé d'employer un tube de plus petit calibre.

« **Jamais le tube n'a été rejeté spontanément,** soit dans une quinte de toux, soit dans un effort de vomissement, probablement grâce à la précaution prise de placer toujours un tube aussi gros que possible. »

Cette constatation du Dr Hervé vient donc à l'appui des conclusions de mon travail publié dans la *Presse médicale* en janvier 1897, dans lequel je crois avoir démontré que la stabilité presque absolue des tubes peut être assurée pourvu qu'on les emploie de *six mois* supérieurs à l'échelle indiquée par O'Dwyer.

L'emploi de gros tubes n'a provoqué aucun accident laryngé dans la statistique du Dr Hervé.

Sur 14 enfants tubés avec le tube long de O'Dwyer on a constaté :

Deux fois le bourrage immédiat avec asphyxie ;

Trois fois l'obstruction *brusque*, avec syncope dans un cas (extraction par le Dr Hervé aidé du Dr Vincent et d'une infirmière — respiration artificielle).

On peut donc conclure, d'après ces chiffres, que les tubes longs sont aussi susceptibles que les tubes courts de s'obstruer brusquement et de provoquer des bourrages par les membranes, à l'encontre de ce que certains auteurs avaient pensé jadis.

Deux enfants atteints simultanément de rougeole et de croup ont été tubés avec succès : le 1er pendant la période exanthématique, le 2e à la fin de cette période. — Tous deux ont bien supporté le tubage et leur larynx n'en a pas souffert.

Pour ce qui concerne la question des associations microbiennes, en nous en tenant même à l'association regardée aujourd'hui encore comme la plus dangereuse, c'est-à-dire : Lœffler + Streptocoques, cette symbiose ne paraît pas avoir présenté ici de gravité manifeste.

Associations Lœffler + Streptocoques. .	8 cas
Morts.	1 enfant de 28 mois
Pourcentage.	12,5 pour 100

La diphtérie à Marseille.

Par le Dr Georges ENGELHARDT.

Thèse de Paris, 1897.

La diphtérie est endémique à Marseille; elle y suit des variations nettement saisonnières, analogues d'une année à l'autre. Le mois le moins chargé est généralement le mois de septembre; le plus chargé est le mois de décembre; les mois de janvier, février et mars donnent encore une forte mortalité. Marseille occupe d'ailleurs et de beaucoup le premier rang parmi les grandes villes de France, pour la mortalité annuelle, par diphtérie, calculée par rapport à la densité de la population, pour un chiffre de 100,000 habitants, comme l'indique le tableau suivant, dressé par le Dr Engelhardt:

Mortalité diphtérique par 100,000 *habitants, moyenne de dix ans* (1885-1895).

1	Marseille	127
2	Paris	74
3	Saint-Etienne	57
4	Le Havre	52
5	Lyon	50
6	Lille	48
7	Nantes	48
8	Bordeaux	42
9	Toulouse	34

Mortalité comparée, par diphtérie, à Marseille, avant et depuis la sérumthérapie.

Mortalité moyenne annuelle	(Pendant 14 ans avant le sérum)	472
	(1895-1896 sérum)	127
Mortalité par 100,000 habitants.	(Pendant 14 ans avant le sérum)	118
	(1895-1896 sérum)	28

Donc, la mortalité diphtérique moyenne, depuis la sérumthérapie, est à peu près le *quart* de celle des 14 années précédentes.

Toutefois, Engelhardt fait remarquer que le nombre des cas de diphtérie avait diminué depuis 1893, et il compare les deux années qui ont précédé l'ère du sérum aux deux années qui ont suivi. *Ces quatre années ont toutes été caractérisées par une température moyenne élevée et par une sècheresse très marquée;* leurs conditions épidémiologiques ont dû présenter de nombreuses analogies en rapport avec la stabilité des conditions météorologiques.

	ANNÉES	
	1893-1894	1895-1896
Mortalité diphtérique moyenne.	350	127
— par 100,000 habitants.	82	28

La mortalité des 2 années qui ont suivi l'emploi du sérum a été diminuée des *deux tiers* sur les 2 années précédentes, et il faut ajouter que la méthode n'a pas toujours été appliquée avec une rigueur absolue; un certain nombre de diphtéries n'ont pas été injectées; souvent aussi, les premières injections ont été faites tardivement.

Le seul résultat qui puisse me servir, dans la thèse d'Engelhardt, comme appoint à la statistique totale, est le suivant :

« En 1885, le laboratoire de Marseille a fourni du sérum, soit en ville, soit à l'hôpital, pour 406 cas de diphtérie, qui ont donné 80 décès (19,5 pour 100). — Engelhardt ne donne pas, en effet, le nombre de cas autrement constatés dans toute sa statistique.

Donc : Diphtéries injectées. 406
Morts. 80

Mais la chute si brusque et si considérable de la mortalité, bien et judicieusement élucidée par Engelhardt, en un milieu aussi fortement contaminé que Marseille, montre d'une façon frappante l'action thérapeutique du sérum sur la diphtérie.

LA DIPHTÉRIE A L'HOPITAL AUGUSTA DE COLOGNE, DE 1891 A 1898, PAR JACOB STROHE

	ANNÉES	CAS	TRACHÉOTOMIES		MORTALITÉ de TRACHEOTOM.		NON OPÉRÉS		MORTALITÉ		MORTALITÉ TOTALE	
			Total	Pourcentage	Total	Pourcentage	Total	Pourcentage	Total	Pourcentage	Total	Pourcentage
Avant le sérum..	1891-94	1,353	432	32	279	64,6	921	68	139	15	418	30,9
Depuis le sérum..	1894-98	1,353	317	23,5	147	46,5	1,036	76,5	105	10,1	252	18,6

Dans cette statistique, la diminution de la mortalité porte spécialement sur l'abaissement de la mortalité chez les trachéotomisés ; le nombre même des interventions a diminué et, par suite, le nombre total des croups.

L'auteur se déclare partisan de *fortes doses* initiales de sérum, au lieu de petites doses répétées.

La mortalité s'est brusquement abaissée à partir de l'époque où on a employé le sérum ; aucun autre traitement, depuis 15 ans, n'était parvenu à la modifier sensiblement.

Strohe a noté, comme tous les auteurs, quelques phénomènes morbides à la suite des injections, mais *jamais il n'a observé d'influence nocive sérieuse,* spécialement depuis que le sérum est plus concentré.

A remarquer que les conditions d'admission et d'organisation hospitalière sont demeurées identiques, à Cologne, avant et depuis l'ère de la sérumthérapie.

La sérothérapie de la diphtérie en Russie, 1895-1896.

Par le Dr Ch. Rauchfuss (de Saint-Pétersbourg).

(Arch. de Méd. des Enfants, 11 novembre 1898).

Le Pr Rauchfüss a communiqué au Congrès de Moscou, en août 1897, la statistique la plus considérable qu'on eût jusqu'alors recueillie sur les résultats généraux de la sérumthérapie de la diphtérie. — Elle donne le résultat de l'enquête qui fut entreprise dans tout l'empire russe par la Société pédiatrique et la Société des médecins russes à Saint-Pétersbourg, et qui porte sur 44,631 cas; tous ces cas concernent des diphtéries certaines; ils proviennent de 51 des 89 gouvernements et districts de la Russie (non compris la Finlande) (1).

Le tableau suivant condense la totalité des résultats.

ANNÉES	DIPHTÉRIES TRAITÉES SANS SÉRUM			DIPHTÉRIES TRAITÉES AU SÉRUM		
	Nombre	Morts	Mortalité en p. 100	Nombre	Morts	Mortalité en p. 100
1895. . . .	4,521	1,424	31,4	19,619	3,163	16,1
1896. . . .	991	460	46,4	19,630	2,684	13,6
1896-1897. .	995	335	33,6	5,382	675	12,5
Total. . .	6,507	2,219	34,1	44,631	6,522	14,6

(1) Rapport fait au xiie congrès médical international, tenu à Moscou, en août 1897.

Rauchfüss fait remarquer que les résultats du gouvernement de Saratow ne sont pas entièrement compris dans ce tableau : en effet, ce gouvernement a présenté 15,195 cas de diphtéries traitées au sérum, mais on n'en a choisi que 1,300, les autres ne présentant pas de données cliniques assez complètes.

Si l'on veut cependant accepter en bloc la statistique du gouvernement de Saratow, et l'ajouter à la grande statistique russe générale, on obtient les chiffres suivants :

Diphtéries traitées au sérum.	58,526	Mortalité.	12,3 pour 100
— sans sérum. . .	25,920	— .	23,9 —

Plus précis encore, et tout aussi éloquents, sont les résultats comparatifs de la mortalité par diphtérie avant et depuis la sérumthérapie, dans les hôpitaux russes, tels que les indique le tableau suivant dressé par Rauchfüss d'après les données officielles fournies par le Dr S. Ippolitow, dans son ouvrage sur la *sérothérapie en Russie*. (Département médical du Ministère de l'Intérieur russe.)

DIPHTÉRIES TRAITÉES DANS LES HOPITAUX RUSSES

ANNÉES	NOMBRE DES CAS	MORTS	MORTALITÉ en pour 100
1887.	6,115	1,832	30,0
1888.	6,546	1,964	30,0
1889.	6,214	1,732	27,9
1890.	6,940	1,971	28,4
1891.	7,052	1,878	26,6
1892.	7,023	2,175	31,0
1893.	8,493	2,692	31,7
1894.	12,068	3,560	29,5
1895.	18,116	3,550	19,6
1896.	16,638	2,438	14,5

Mortalité moyenne avant la sérumthérapie.	29,38 pour 100
— depuis —	17,05 —

Rauchfüss constate que, aussi bien dans les hôpitaux russes que dans la pratique extra-hospitalière, ôn a inscrit, depuis quelques années, un nombre progressivement croissant de diphtéries ; cette augmentation, très frappante depuis la sérothérapie, n'est pas factice ; elle a commencé avant qu'on ne parlât de sérothérapie en Russie, et résulte d'une pandémie diphtérique qui a frappé toute la Russie depuis le commencement de 1894.

« Les succès de la sérothérapie ont été bien vite appréciés par les médecins ruraux et non moins par les paysans ; les échecs de la médication usuelle, les tourments de la médication topique et des mesures sanitaires, de désinfection et d'isolement, avaient amené le paysan à éviter toute intervention médicale et parfois à cacher les malades. La sérothérapie a changé cette situation comme par enchantement, et il faut connaître le paysan pour comprendre que cette confiance ne lui aurait pu être suggérée par les médecins, s'il n'y avait eu des effets évidents. Aussi faut-il toujours tenir compte de cet état de choses brusquement changé et admettre que la foi dans le nouveau traitement aurait pu amener bon nombre de malades au traitement médical qui autrefois tâchaient de s'y soustraire. Mais supposer que tout ce surcroît de malades représente des cas légers, comme nous le dit l'opposition, serait bien erroné. *Une telle opposition du reste n'existe pas en Russie.*

« En effet, les rapports de bien des médecins les plus expérimentés dans la pratique rurale des épidémies de diphtérie nous montrent à l'évidence le brusque changement de la mortalité depuis l'emploi du sérum. C'est comme par enchantement que la mortalité baisse à la moitié et au tiers de celle qui avait existé auparavant, pendant des années et la veille encore, et qui persistait chez ceux auxquels l'injection n'a pas été faite à cause du manque de sérum ou de l'opposition des parents.

« La plus grande part dans la vulgarisation de la sérothérapie en Russie revient en tout cas à la province, surtout aux zemstwos, et à son corps médical connu pour son dévouement et son énergie. On ne recula pas devant de fortes sommes pour se procurer le plus vite possible des quantités de sérum suffisantes quelquefois pour pourvoir aux besoins de tous les malades d'un gouvernement. »

(RAUCHFUSS).

D'ailleurs, si l'on considère la statistique spéciale de la ville d'Odessa, qui possède un grand hôpital et un laboratoire, on remarque ce fait intéressant: pendant la période d'application du sérum, le nombre des diphtériques a diminué, tant en ville qu'à l'hôpital, ce qui montre bien qu'on n'a pas diagnostiqué la diphtérie sans preuves sérieuses; et cependant, le pourcentage de la mortalité a subi, à Odessa, comme partout ailleurs, une chute brusque d'environ 50 pour 100.

LA DIPHTÉRIE A ODESSA

ANNÉES	MORBIDITÉ ET MORTALITÉ GLOBALES				MALADES EN VILLE				MALADES ADMIS A L'HOPITAL			
	Nombre des cas	Morts	Mortalité en pour 100		Nombre des cas	Morts	Mortalité en pour 100		Nombre des cas	Morts	Mortalité en pour 100	
1892. . . .	286	83	29,0	31,0	158	29	18,3	21,5	128	54	42,1	43,0
1893. . . .	886	267	30,1		536	113	21,0		350	154	44,0	
1894. . . .	1 000	324	32,4		523	120	23,0		477	204	42,7	
1895. . . .	595	89	14,9	16,7	313	41	13,1	12,7	282	58	20,5	21,1
1896 (11 mois).	574	97	16,9		292	36	12,3		282	61	21,6	

Pourcentage de la mortalité à Odessa.

Avant la sérumthérapie. . . . . 31 pour 100
Depuis — . . . . 16,7 —

A l'hôpital du prince d'Oldenbourg, les résultats sont d'une rigueur mathématique, car les méthodes de classement des diphtéries n'ont pas varié, cet hôpital ayant été, pendant la période de statistiques comparatives, sous une même direction : celle du Pr Rauchfüss.

Voici cette statistique :

LA DIPHTÉRIE A L'HOPITAL D'ENFANTS DU PRINCE PIERRE D'OLDENBOURG PENDANT LES ANNÉES 1870-1896

ANNÉES	NOMBRE DES CAS	MORTS	POURCENTAGE	
1870-74.	304	181	59,5	Moyenne. 55,44
1875-79.	610	296	48,5	
1880-84.	1,425	828	58,1	
1885-89.	735	411	55,9	
1890-94.	792	437	55,2	
1895-96.	**801**	**182**	22,7	

Donc : Avant la sérumthérapie : Mortalité.. . . 55,44 pour 100
Depuis — — .. . . 22,7 —

C'est-à-dire une diminution de mortalité de plus de moitié, grâce à l'emploi du sérum.

Le Pr Rauchfüss a analysé, dans tous leurs détails, les particularités des séries diverses d'angines diphtériques et de croups, au point de vue de leur gravité; il a pu dresser d'énormes listes comparatives qui lui ont toujours donné, dans les diverses espèces cliniques, des résultats semblables; diminution considérable de la mortalité, surtout dans les cas de moyenne gravité, et particulièrement lorsque le traitement a été commencé de bonne heure.

Le tableau suivant montre bien l'importance de l'injection précoce de sérum, pour arriver à un abaissement vraiment merveilleux de la mortalité — la mortalité va en croissant avec chaque jour de délai, jusqu'au 6e jour.

39,000 CAS DE DIPHTÉRIE (RAUCHFUSS)

JOUR DE LA MALADIE	FRÉQUENCE RELATIVE DES CAS		MORTALITÉ CORRESPONDANTE en p. 100	
1.	8,1	47,4	3,7	7,4
2.	39,3		8,2	
3.	28,2		16,2	
4.	12,4	18,9	25,9	28,0
5.	4,8		30,2	
6.	1,7		37,2	
7.	1,6		21,2	

A la fin de cette statistique colossale, le Pr Rauchfüss déclare que, s'il a trouvé dans les communications officielles la constatation des érythèmes et des autres incidents connus, *il n'a trouvé aucun cas dans lequel la mort aurait pu être attribuée incontestablement au sérum.*

En somme, il ressort du travail de Rauchfüss que, parmi les cas certains de diphtérie, la mortalité, dans toute la Russie, est tombée à 42 pour 100 de celle qui a eu lieu avec d'autres traitements.

Si nous calculons le nombre d'enfants qui ont été vraisemblablement arrachés à la mort par la sérumthérapie, d'après ces données, nous arrivons au chiffre global de *neuf mille*. — Pour la statistique hospitalière nous trouvons, en 1895 et 1896, un total de 34,754 cas avec 5,988 morts, soit une mortalité moyenne de 17,05 pour 100 au lieu de la mortalité antérieure de 29,38 pour 100.

Le nombre d'enfants hospitalisés sauvés par le sérum peut donc s'évaluer à *quatre mille*.

Soit, pour toute la Russie : *Treize mille*, ce qui donne en moyenne, 6,000 par année.

En résumé, comme chiffres connus en Russie jusqu'aux premiers mois de 1897, je trouve :

	Statistique civile du sérum.	44,631 cas
	Statistique hospitalière	34,754
	Total	79,385 cas
Morts	Statistique civile	6,522
	— hospitalière	5,988
	Total	12,510

Ce qui fait une mortalité totale pour la Russie, de $\frac{12,510 \times 100}{79,385} = 15,75$ pour 100.

« Les conclusions auxquelles nous arrivons, après ce court résumé de l'enquête, sont des plus favorables et encourageantes; partout en Russie, nous voyons le nouveau traitement de la diphtérie acquérir d'emblée la confiance des médecins et de la population, et *la mortalité tomber environ à la moitié de celle qui s'observait avant ou à côté de la sérothérapie*. Et l'avenir nous promet plus, car la nouvelle ère est bien jeune encore et le travail scientifique des laboratoires et aux lits des malades relève sans cesse de nouveaux faits dans nos connaissances sur la bactériologie et la sérothérapie de la diphtérie. »

(Rauchfuss).

Statistique du Pr Bokay.

(Buda-Pest).

Le Pr Bokay emploie le sérum à l'hôpital Stéfanie depuis le mois de septembre 1894.

Il a eu à traiter en tout, jusqu'au 1er janvier 1899, un nombre de 1,103 diphtéries qui ont donné 264 morts, soit une mortalité globale de 23,93 pour 100.

Pendant les quatre années précédentes, le chiffre des diphtéries traitées au même hôpital avait été de 1,029 avec 555 morts, soit un pourcentage de mortalité de 53,93 pour 100.

TEMPS DE L'EMPLOI DU SÉRUM		NOMBRE DES CAS	DÉCÈS	GUÉRIS	POURCENT. DES GUÉRIS
Sérum 1894 sept. 1895 déc.	Nombre total de diphtér.	402	109	293	72,88
	Cas non opérés. . . .	251	33	218	87,09
	Cas opérés.	151	76	75	49,66
Sérum 1896 janv.-déc.	Nombre total de diphtér.	225	84	141	62,23
	Cas non opérés. . . .	140	41	99	70,72
	Cas opérés.	85	43	42	49,41
Sérum 1897 janv.-déc.	Nombre total de dipthér.	184	41	143	77,72
	Cas non opérés. . .	111	11	100	90,90
	Cas opérés.	73	30	43	58,90
Sérum 1898 janv.-déc.	Nombre total de diphtér.	292	80	212	72,60
	Cas non opérés. . . .	181	24	157	86,74
	Cas opérés.	111	56	55	49,55

L'abaissement de la mortalité est donc considérable ; Bokay fait remarquer qu'il a eu affaire à des cas presque toujours très graves (1).

Statistique du Dr Variot

(*Hôpital Trousseau, Paris,* 1895-1896).

Année 1895 :

Diphtériques. 1,414
Morts 205
Mortalité. . . . . 14,5 pour 100

Année 1896 :

Total des malades 1,502
Diphtériques injectés 1,087
— non injectés 126

(1) Cette statistique est extraite des *Annales de médecine et chirurgie infantiles*, du 1er mai 1899 (*Traitement de la diphtérie en* 1899, par le Dr Périer).

Mortalité totale	166
Mortalité des 1087 injectés	15,26 pour 100
— de tous les diphtériques	13,6 pour 100
Tubés	313
Trachéotomies d'emblée	2
Mortalité des tubés	116
Pourcentage	37,6 pour 100

Statistique du Dr Richardière

Hôpital Trousseau, Paris (1897) (1).

La statistique porte sur le 1er semestre et sur les deux derniers mois de l'année. La statistique des mois de juillet, août et septembre, octobre et la première quinzaine de novembre ayant été déjà publiée par M. Barbier, chargé du service de la diphtérie pendant une partie de l'année 1897.

Au pavillon Bretonneau et dans la salle des douteux sont entrés 877 malades, parmi lesquels l'examen clinique et bactériologique a permis de reconnaître 696 diphtériques.

De ces derniers, 125 ont succombé, ce qui donne une mortalité de 17,9 pour 100.

Pour avoir l'ensemble de la statistique de la diphtérie à l'hôpital Trousseau pendant l'année 1897, il faut ajouter à ces 696 malades, les 224 diphtériques soignés par M. Barbier avec une mortalité totale de 19 cas; on obtient ainsi un total de 920 diphtéries avérées avec une mortalité totale de 144 cas, soit 15,6 pour 100.

Ces chiffres sont presque identiques à ceux qui ont été donnés par M. Variot, chef du service pendant les années 1895 et 1896, lequel a eu une mortalité de 15,54 pour 100 en 1895 et 15,27 pour 100 en 1896.

« Cette fixité dans les résultats obtenus par le traitement sérothérapique « à l'hôpital Trousseau avait déjà été relevée par M. Variot: elle constitue « certainement un nouvel argument en faveur de l'efficacité merveilleuse « du traitement. Répartie sur trois années d'observations, elle démontre « une fois de plus que l'influence du traitement par le sérum est indé- « pendante de toutes conditions spéciales d'épidémicité passagère » (2).

(Richardière).

---

(1) Pour l'année 1897, les chiffres ci-dessus sont extraits de la communication faite par M. Richardière à la Société médicale des hôpitaux (15 avril 1898).

Les résultats de l'année 1898, *encore inédits*, m'ont été aimablement communiqués par M. Richardière, auquel j'adresse l'expression de toute ma gratitude.

(2) M. Variot a commenté avec les plus minutieux details les résultats de sa statistique personnelle, dans son ouvrage : *La diphtérie et la sérumthérapie* (Paris, chez Maloine, 1898), ouvrage qu'il faut consulter pour suivre l'auteur dans le compte rendu de ses travaux, et l'analyse que j'en ferais serait incomplète étant donné le cadre de ma thèse.

433 angines diphtériques, ou croup non opérés.
18 morts. . . . . 4,1 pour 100

Le tubage a été l'opération de choix pour les enfants menacés d'asphyxie.

Enfants tubés.	172	
— une fois.	90	
— 2 fois.	42	
— plus de 2 fois.	39	
Morts.	47	
Pour cent.		27,3

La cause de la mort des opérés a presque toujours été la broncho-pneumonie.

Trachéotomies primitives. (En état de mort apparente, ou diphtéries très membraneuses).	11	
Morts.	5	
Pour cent.		45,4
Trachéotomies secondaires. (Après tubages). . . .	56	
Morts.	45	
Pour cent.		80,35

Total des croups opérés.	239	
172 tubés.		
11 trachéotomies primitives.		
56 — secondaires.		
Morts	97	
Pour cent.		40,58

Les accidents imputables au sérum antitoxique n'ont eu aucune gravité.

Les examens bactériologiques ont montré que presque toujours les bacilles de Loffler étaient accompagnés d'autres espèces microbiennes : streptocoques, staphylocoques, cocci divers, tétragènes, etc.

Les 100 derniers examens bactériologiques ont donné :

Löffler seul.	2 fois
Löffler et cocci.	5 —
Löffler et staphylo..	9 —
Löffler et strepto.	38 —
Löffler + Strepto + Staphylo.	46 —

« On peut en conclure une fois de plus que la constatation de la présence de ces espèces microbiennes, coexistant avec le bacille de Loffler dans les fausses membranes, n'a aucune signification au point de vue du pronostic. S'il en était autrement, le pronostic de presque toutes les angines diphtériques, fondé uniquement sur l'examen bactériologique, devrait être considéré comme grave, car la coexistence de ces divers microbes est la règle. » (Richardière) (1).

Statistique du Dr Richardière pour l'année 1898.

(7 premiers mois, Hôpital Trousseau, Paris).

Totalité des entrées.	472
Non diphtériques.	116
Diphtériques.	356

Si on en retranche 14, dans lesquels la terminaison a été douteuse, il reste

Diphtéries observées complètement.	342	
Mortalité globale.	54	
Pour cent.		15,9
Tubages.	111	
Morts..	23	
Pour cent.		29,5

(1) M. Variot a plusieurs fois insisté sur le peu de valeur pronostique des associations bactériennes dans la diphtérie, constatées au microscope, et sur la nécessité de subordonner le pronostic de cette maladie à l'examen clinique. — Voir également la thèse de Sabatier. *Diphtérie bactériologique.* Paris, 1896.

STATISTIQUES MUNICIPALES DE FRANCE

MINISTÈRE DE L'INTÉRIEUR

Statistique de la mortalité par diphtérie pour Paris et les villes de plus de 20,000 habitants avant et depuis l'emploi du sérum; (1888 *à* 1895; 1895 *à* 1898).

Il y a plus de cinq ans que Roux a si brillamment inauguré en France le traitement de la diphtérie par le sérum, et plus de quatre ans que ce traitement s'est étendu dans tout le pays, grâce à l'Institut Pasteur de Paris. Il serait du plus grand intérêt de pouvoir, au moyen de chiffres précis, apprécier le résultat total pour la France.

Ce travail, que j'ai cherché à entreprendre, ne m'a pas été possible, car les statistiques officielles françaises sont très incomplètes. Aucune enquête gouvernementale ou particulière n'a été faite jusqu'à présent sur la totalité des cas de diphtérie survenus en France, même depuis 1894.

Plusieurs pays étrangers nous ont cependant donné l'exemple : l'Allemagne, l'Autriche, la Belgique ont ordonné ce genre de recensement. Par-dessus tous les pays, la Russie devrait nous servir de modèle, car l'enquête officielle ordonnée par le gouvernement russe a permis au Pr Rauchfüss d'apporter au Congrès de Moscou, en 1897, la somme des cas de diphtérie traités par le sérum dans tout l'Empire, depuis les débuts jusqu'à cette date, dans la pratique civile, statistique rapportée plus haut.

En Amérique, la Société de Pédiatrie a pris l'initiative, couronnée de succès, de recenser les cas de diphtérie survenus dans les États de l'Union, et elle a fourni deux importants rapports. Rien de semblable ne s'est fait en France.

La statistique de la mortalité est centralisée au Ministère de l'Intérieur, dans le Service de l'Hygiène et de l'Assistance publiques, sous la savante direction de M. Monod ; les renseignements qui concernent la diphtérie y ont été classés aussi complètement que possible. Ces renseignements donnent des chiffres certains de *mortalité* pour Paris et pour les grandes villes, mais ils ne comportent pas les chiffres de morbidité, qui permettraient d'établir un pourcentage (1).

Toutefois la comparaison entre les chiffres de mortalité, établis au Ministère de l'Intérieur, de 1888 à 1895, et de 1895 à 1898, pour la diphtérie, fournissent des résultats très éloquents : en dressant, comme je l'ai fait, des colonnes proportionnelles pour chaque mois et pour chaque année, on est immédiatement frappé par l'abaissement brusque et permanent des colonnes de mortalité depuis 1895, en comparaison avec les colonnes correspondant aux années précédentes ; cet abaissement se maintient strictement de mois en mois, soit que l'on considère chaque mois en particulier, ou la moyenne générale d'un mois donné (par exemple : la moyenne de *tous les mois de mars*) (2). M. Monod a déjà publié une importante statistique sur ce sujet.

Je suis arrivé, par cette méthode, aux chiffres suivants :

---

(1) Qu'il me soit permis d'adresser mes respectueux remerciements à M. Monod, directeur de l'Hygiène et de l'Assistance publiques au Ministère de l'Intérieur, pour la grande bienveillance avec laquelle il a bien voulu mettre à ma disposition les chiffres statisques municipaux et les Rapports des médecins des épidémies, qui m'ont permis d'établir une statistique générale.

(2) Consulter les deux tableaux-échelles qui se trouvent à la fin de cet ouvrage

Mortalité moyenne pour chaque mois, en France (Paris et villes de plus de 20,000 habitants) avant et depuis le sérum.

MOIS	PARIS		GRANDES VILLES		TOTAL	
	AVANT	APRÈS	AVANT	APRÈS	AVANT	APRÈS
Janvier	148	43	317	126	465	169
Février	150	46	320	110	470	156
Mars	170	42	331	99	501	141
Avril	152	42	290	106	442	148
Mai	147	38	270	85	417	123
Juin	110	20	224	65	334	85
Juillet	100	25	200	59	300	84
Août	91	20	172	54	263	74
Septembre	72	18	164	52	236	70
Octobre	90	26	190	61	280	87
Novembre	104	28	257	67	361	95
Décembre	137	44	329	104	466	148
MOYENNE d'une année	1,476	396	3,060	984	4,536	1,380

Remarques sur la mortalité comparée en France par diphtérie avant et depuis 1895.

En y comprenant la Ville de Paris, la moyenne de la population représentée par les villes de plus de 20,000 habitants, entre les années 1886 et 1896, s'élève au chiffre de 8,090,529 habitants.

Nos tableaux donnent les résultats statistiques uniquement pour ces *huit millions* d'individus.

Mortalité moyenne pour une année.

Paris	Avant la sérumthérapie (1888-1895)	1,476
	Depuis — (1895-1898)	396
	Diminution de la mortalité par an	1,080
Grandes villes	Avant	3,060
	Depuis	984
	Diminution par an	2,076
TOTAL. — Diminution moyenne par an		3,156

Calculée sur ces bases, l'amélioration, depuis l'emploi du sérum, donne en chiffres ronds, pour les 8,090,529 habitants des grandes villes (du 1er janvier 1895 au 1er mai 1899), *13,600* cas de mortalité *en moins* qu'autrefois.

Et, d'une façon plus générale, si l'on étendait aux villes de moindre importance cette proportion (la mortalité y étant *au moins* autant diminuée, comme l'indiquent les rapports des médecins des épidémies), on obtiendrait, pour la population entière de France, le chiffre formidable de 45,000.

Ce chiffre de *quarante-cinq mille* est loin d'être exagéré, car les rapports des médecins des épidémies constatent que la diminution de la mortalité est proportionnellement plus accentuée dans les petites agglomérations que dans les grandes villes. On ne peut pas objecter que la diphtérie se soit notablement atténuée depuis 1894 ; même dans ce cas, il faudrait rapporter à la sérumthérapie une grande partie de cette atténuation, en raison de la diminution des chances de contamination par suite de la diminution de durée de la maladie.

Nous dirons donc que depuis le 1er janvier 1895 jusqu'au 1er mai 1899, *le nombre d'individus qui ont échappé à la mort grâce au sérum antidiphtérique, s'élève, pour la France, au chiffre global de* QUARANTE-CINQ MILLE.

QUELQUES STATISTIQUES RURALES. FRANCE

Les grands services hospitaliers, les grandes villes, où les secours médicaux sont rapides, nous ont fourni des statistiques éloquentes sur la valeur thérapeutique du sérum ; mais, dans les petites agglomérations, au fond des campagnes où le médecin remplit une tâche si ardue, comment le sérum s'est-il comporté?

A défaut de statistiques rurales complètes, la réponse à cette question ressort nettement de la lecture des rapports qu'adressent aux Préfets les Médecins des épidémies avec un soin qui n'a d'égal que leur désintéressement ; cette lecture est des plus édifiantes, car les Rapporteurs signalent au jour le jour les difficultés pratiques de leur ministère, les préjugés contre lesquels ils se heurtent, etc., mais aussi, tous, sans exception proclament hautement les bienfaits de la sérothérapie dans la pratique rurale, et les résultats qu'ils ont obtenus depuis quatre ans sont des plus remarquables, ainsi que le démontrent les Rapports officiels qui proviennent des points les plus divers de la France.

L'administration préfectorale s'est faite à différentes reprises l'écho de cet hommage rendu à la sérothérapie : tous les rapports des Préfets ou des Sous-préfets au Ministre de l'Intérieur sont unanimes à constater la forte diminution proportionnelle de la mortalité par diphtérie, dans leurs départements ou leurs arrondissements.

C'est pour cela que j'ai relevé plusieurs de ces rapports, soit médicaux, soit purement administratifs, dans les Archives du service de l'Assistance et de l'Hygiène publiques, au Ministère de l'Intérieur.

ORNE. — *Le Mesle-sur-Sarthe,* 26 mai 1895 (Dr BRISSON).

Épidémie de LALEU.

Trois cas : 1° 2 ans 1/2, mort.
2° 10 ans, guéri.
3° 6 ans, guéri.

Le 1er enfant, d'après le médecin traitant, a été injecté beaucoup trop tard.

Épidémie de VILLEDIÈRE.

1 enfant de 10 ans, guéri, diphtérie grave (avec examen bactériologique). La mère de cet enfant, guérie.

Épidémie de ROUILLY.

1 fille de 11 ans (cas très grave avec croup à la 3e période). Le médecin prévient la famille qu'elle serait morte le lendemain — IL INJECTE. — Le lendemain, légère amélioration, 2e INJECTION. Guérie.

Épidémie de BOISGALLAIS.

Le lendemain du cas précédent, fille de 7 ans, angine diphtérique avec croup, guérie.

« Ces deux cas sont très concluants en faveur de la sérothérapie ; sans cette médication ces deux enfants seraient certainement morts, car je n'ai jamais obtenu de guérison de cette affection à un degré aussi avancé. » Dr BRISSON.

Deux autres moins graves, injection, guéris.

En résumé, 9 *malades* (5 *très graves*), 1 *décès* = 11 1/2 *pour* 100.

Rapport du maire de la commune de Les Forges au sous-préfet de Ploermel (Morbihan), le 22 novembre 1896.

« Il est reconnu que *vingt* enfants ont été jusqu'ici atteints de diphtérie et que, sur ce nombre, il y a eu *deux* décès seulement, grâce aux injections de sérum de Roux. »

Lettre du Dr Vico, *d'Étrépagny (Eure), au maire, le* 28 février 1897.

« J'ai employé le sérum antidiphtérique de Roux, qui a très bien réussi, dès ma première visite, chez toutes les personnes atteintes. »
Elles ont reçu de 1 à 5 injections.

Malades : 6. — *Guérisons :* 6.

Rapport du Dr Dumas, *épidémie de Nangis (Seine-et-Marne), le* 1er décembre 1896.

« Ce mot de croup, qui jetait autrefois la terreur dans les familles, terreur si bien justifiée par de si nombreux décès, n'inspire plus la même frayeur, grâce aux résultats merveilleux obtenus par le sérum de Roux. »

Total des cas.		41	
Moyenne gravité.		14	
Rapidement guéris (le lendemain de l'injection).		10	
Graves (en danger pendant plusieurs jours).		19	Deux trachéotomies
Décès.		1	
Ages des enfants.	Au-dessus de 8 ans.	4	
	De 2 à 4 ans.	37	
Mortalité.		**2,43 pour 100**	

Extrait du rapport adressé à la Préfecture, le 26 novembre 1895, *par le* Dr Filandeau, *médecin des épidémies, à la Roche-sur-Yon.*

1er *cas.* — Au mois de mai 1895, un jeune homme, atteint de diphtérie, fut envoyé à l'hôpital ; on l'injecta, il guérit.

2e *et* 3e *cas.* — En octobre, dans la même maison, deux cas de diphtérie : le 1er sur un garçon de 4 ans 1/2, le 2e sur une fille de 8 ans. Le garçon, atteint de croup, suffoqua progressivement et *mourut au bout de trois jours sans qu'on lui ait injecté du sérum et sans qu'on l'ait opéré.*
La fille fut alors injectée, et guérit.

4e *et* 5e *cas.* — Quinze jours après, deux autres enfants furent atteints dans la même maison ; injectés, ils guérirent.

6e *cas.* — Leur mère présenta une angine membraneuse et guérit sans injection.

7e *cas.* — A la même époque, un garçon de 3 ans fut atteint de croup ; on appela le médecin à la dernière extrémité ; l'enfant fut injecté, mais *mourut de suffocation* quelques heures après l'injection.

8e *cas.* — Le 10 novembre, une fille de 8 ans présente sur les amygdales des points blancs qu'on diagnostique ; angine pultacée. Le lendemain, toux rauque, voix enrouée, déglutition douloureuse ; plaques couenneuses sur l'isthme du gosier. Alors, on injecta 70 centimètres cubes de sérum en 4 fois ; la gêne respiratoire céda à la 4e injection. L'aphonie persista plusieurs jours.

Rapport du Dr Robert, *médecin des épidémies à Guiscard (Oise), sur l'épidémie de Flavy* (octobre-décembre 1896).

Sept cas de diphtérie avérée.

Sept guérisons.

Conclusions du Dr Robert :

« L'épidémie, qui aurait pu être très grave, a été bénigne, puisque, sur 7 enfants touchés, 7 ont été sauvés ; qu'il me soit permis de l'attribuer :

« 1o Au diagnostic précoce et ferme porté dès le début malgré la marche sournoise du mal ;

« 2o Au sérum de Roux qui, là comme dans tant de cas d'interventions précoces, a prouvé toute sa puissance et toute son efficacité. »

Rapport du Dr Legrain, *de Loué (Sarthe), épidémie de Maigné* (octobre à décembre 1897).

Cinq cas observés à Maigné, en novembre et décembre ; *cinq guérisons.*

« Le sérum de Roux s'est montré aussi efficace que par le passé. Depuis que je l'emploie, je n'ai jamais eu d'insuccès. Sur une trentaine de malades, injectés à des doses en rapport avec l'état local, il m'a donné les plus brillants résultats. »

Rapport de M. le Dr Vannier, *de Saint-Georges-sur-Loire (Maine-et-Loire), au préfet, le* 27 janvier 1897.

Huit enfants habitant la commune de Saint-Georges-sur-Loire, atteints de diphtérie, ont été traités par moi, et j'ai eu la satisfaction d'obtenir huit guérisons. Mon diagnostic, dans chacun de ces cas, a été confirmé ou établi par l'analyse faite au laboratoire de l'École de médecine d'Angers ; les huit guérisons sont dues à l'emploi, dans le plus bref délai, du sérum Roux.

PRÉFECTURE DU DÉPARTEMENT DE LA SEINE-INFÉRIEURE

Yvetot, le 5 avril 1897.

Le sous-préfet d'Yvetot à Monsieur le préfet de la Seine-Inférieure.

J'ai l'honneur de vous faire connaître que, depuis le début de l'épidémie, c'est-à-dire depuis le commencement du mois d'octobre, les médecins de

Saint-Valéry-en-Caux ont eu à donner des soins à plus de *soixante* enfants atteints de diphtérie. Tous ont été traités par le sérum; les injections ont été pratiquées autant que possible dès le début et je dois déclarer que les résultats les plus merveilleux ont été obtenus.

Il n'est survenu que *quatre* décès, chez des enfants auprès desquels les médecins avaient été appelés trop tard.

Dans tous les cas où les injections ont été faites dès le début, il y a eu guérison. A l'aide de ce précieux remède, on est arrivé à redouter la diphtérie moins que toute autre maladie qui passait auparavant pour beaucoup plus grave. Je dois ajouter qu'il n'y a *jamais eu à constater d'accidents à la suite de ces injections* et que, dans des cas qui paraissaient désespérés, lorsque les enfants étaient en état de suffocation et cyanosés, il a été obtenu des guérisons surprenantes.

Le sous-préfet,
Henri DUROS.

Total: 60 *cas.* — *Décès:* 4.

Beauvais, le 26 avril 1897.

Le préfet de l'Oise à Monsieur le ministre de l'Intérieur.

Dans la commune de Breteuil, le médecin des épidémies étant démissionnaire, MM. les médecins, qui ont donné leurs soins aux malades, m'ont fait connaître qu'ils avaient constaté 18 *cas* de diphtérie, dont *deux* suivis de décès.

Le sérum antidiphtérique a été employé par eux chaque fois, et les deux décès qui se sont produits sont dus à l'*appel tardif* qui leur a été fait, l'inoculation du sérum ayant eu lieu alors que les enfants étaient déjà intoxiqués.

Total: 18 *cas.* — *Décès:* 6.

Rapport (résumé) *de M. le* Dr MORDAGNE, *inspecteur des écoles* (13 décembre 1897) *sur une épidémie de diphtérie survenue à Mézières (Eure),* du mois de mars au mois de mai 1897.

« Le 28 mars 1897, à 4 heures du soir, on me présentait dans mon cabinet une fille de 3 ans, P. Adèle, malade depuis plusieurs jours : le teint blême, cireux, la dyspnée intense accompagnée de râles ronflants, sibilants et sous-crépitants, me firent porter le diagnostic de broncho-pneumonie double. Toutefois, l'une des amygdales présentait une membrane blanche, presque transparente, de la grosseur d'un pois, mais l'absence de ganglions au niveau du cou et aucun cas d'angine ou d'autre manifestation diphtérique n'ayant été constaté depuis très longtemps à Mézières ou dans les environs, il y avait lieu de ne pas avoir de doute sur le diagnostic. Mais le 30 mars, rappelé par la famille, je fus frappé par le récit des parents qui me déclarèrent que l'enfant avait, en toussant, rendu *de longs cordons* de crachats, qui me firent songer de suite à une bronchite pseudo-membraneuse.

« Le 2 avril, au soir, seconde enfant, de 8 ans, — fausse membrane sur l'amygdale droite, — ganglions. Envoi de la membrane au laboratoire de la Pharmacie centrale de Paris. — Réponse : Bacilles de Lœffler. — Deux injections de 10 centimètres cubes. — Guérison.

« Le 3 avril, chez une nourrice d'où était sortie la 1re enfant (décédée), une fillette de 15 mois prise d'amygdalite membraneuse. — Injections de sérum. — Guérison. »

Le 3 avril, une fille de 9 ans, Argentine D..., fut atteinte de laryngite croupale. Injections. Guérison.

Le 14 avril, deux frères, Olivier et Marcel G..., âgés de 3 et 5 ans, étaient atteints d'angine diphtérique bien caractérisée. Examen bactériologique par M. Patrouillard, pharmacien à Gisors : *Bacilles de Lœffler*. Injections. Guérison.

Le 5 mai, un jeune homme de 16 ans, fut également atteint. *Lœffler*. Injections. Guérison.

L'action du sérum a été merveilleuse : en 24, 48 heures, 3 jours au plus on assistait à la fonte classique des membranes. Aucun médicament n'a été administré concurremment avec le sérum. De simples lavages, des irrigations à l'eau boriquée (40 pour 1000) de la gorge, de la bouche, du nez ont été pratiqués. J'ai continué plus longtemps les injections de sérum sur les 3 enfants, affectés de ganglions du cou qui ont rétrocédé en 8 jours.

En résumé sur 7 cas observés : 1 décès, ce décès est survenu sur le 1er cas, pour lequel le diagnostic n'a pu être établi assez tôt et le sérum n'a pas été employé.

Sur 6 enfants traités par le sérum, 6 guérisons et plusieurs de ces cas, livrés à eux-mêmes ou traités par les anciennes méthodes, auraient pu succomber. Aucune complication éloignée n'a été observée ; c'est ainsi que nous n'avons constaté aucune paralysie diphtérique. L'albumine dont la présence a été décélée par l'examen des urines a disparu avec la maladie.

Aucune complication locale à la suite des injections ne s'est déclarée.

Remarques du Dr Mordagne.

J'ai ordonné la fermeture immédiate des écoles, la désinfection des écoles, l'isolement des malades et la désinfection des linges, habits, chambres, etc.

La fermeture immédiate de écoles ! C'est évidemment une mesure qui s'impose surtout pour les épidémies d'angines diphtéritiques. Elle semble diminuer les chances de contagion et inspire aux populations une terreur salutaire, qui fera prendre des précautions. Mais comme le médecin qui l'impose est à plaindre ! On commence par nier le caractère contagieux de la maladie, on discute le diagnostic, les parents, trop nombreux encore qui considèrent l'école comme une garderie s'indignent à la pensée qu'ils seront obligés de surveiller leurs enfants pendant une période indéterminée. Et pour peu que la fermeture coïncide avec une fête, chasse, etc., il est entendu que le médecin est d'accord avec l'instituteur pour lui créer des loisirs : la coalition est complète. Cette mesure (la fermeture des écoles) de précaution dure tant que les cas persistent et jusqu'au jour où le médecin qui s'est prononcé, déclare qu'il y a lieu de la faire cesser.

Pendant toute cette période, les récriminations, les réflexions, les propos grossiers et désobligeants pleuvent sur ce pauvre médecin !

Dans le cours de cette épidémie plusieurs habitants de la commune sont venus se plaindre de la durée trop grande de la fermeture des deux écoles.

L'isolement des malades a été prescrit pendant une période réglementaire. A-t-il été rigoureux ? Non. — Les enfants à moitié guéris circulent dans les rues et sont les meilleurs véhicules de la maladie ; les parents des enfants non condamnés prennent prétexte de ces sorties anticipées pour déclarer cette mesure vexatoire. inutile et de nature à compromettre les progrès des études.

Si l'on reconnaît l'isolement nécessaire pourquoi ne pas l'imposer ? Comment n'y a-t-il pas pour les parents indifférents ou coupables des peines spéciales ! Comment, lorsqu'il s'agit d'une maladie contagieuse chez le bétail : péripneumonie, fièvre aphteuse, on affiche sur tous les murs du pays et des environs, des placards indiquant la nature de la maladie, le *nom* du propriétaire de l'animal ; la mairie prend soin d'apposer des écriteaux qui annoncent que le pays est contaminé par telle maladie contagieuse.

Et pour l'espèce humaine, que fait-on ? Le rubéoleux, le scarlatineux, l'enfant insuffisamment guéri du croup, tout ce monde-là se promène, s'agite, s'amuse, communique la maladie, la répand et fait peut-être des victimes ? Qui surveille ces sorties anticipées ? Qui surveille ces désinfections ? Quelle peine appliquera-t-on aux parents coupables ?

On adresse aux maires, je le sais, des indications de l'Académie de Médecine où sont scrupuleusement indiquées les mesures préservatrices de désinfection, d'isolement ! Qui les lit ? Le maire ? Il les fera lire par le secrétaire aux parents ? Qu'est-ce qu'ils en feront ? Rien, puisqu'ils savent par avance que personne ne les surveillera et qu'aucune peine n'est attachée à l'inobservation de toutes ces mesures.

Je sais bien qu'on parle de liberté individuelle et que l'intérieur d'une maison est considéré comme un asile sacré. Est-ce de la liberté que de laisser les parents libres de laisser sortir leurs enfants, d'empoisonner un pays et d'être la cause de la propagation des épidémies qui peuvent ne pas tuer les leurs, mais qui pourront décimer les enfants des voisins ?

Le Dr Mordagne conclut en réclamant pour le Médecin des épidémies pleins pouvoir pour assurer et, au besoin, imposer légalement l'isolement absolu des malades.

Basses-Pyrénées. — Rapport du Dr Darget, *inspecteur des épidémies de l'arrondissement d'Orthez,* Orthez, 28 juin 1897.

Ce rapport relate les résultats de la sérothérapie depuis *deux* ans.

Canton	Médecin	Cas	Observations
Canton de Navarreux.	Dr Bon (Navarreux). .	31 cas ; 4 décès.	
Canton de Sauveterre.	Dr Carrive (Sauveterre).	6 cas ; 1 décès	enfant de 11 mois.
	Dr Labat — .	18 — 2 —	une injection très tardive.
	M. Sayé — .	1 — guérison.	
Canton de Salies. .	Dr Petit (Salies). . .	1 — —	
	Dr Vignaux (Salies). .	1 — —	
	Dr Lafont — . .	2 — 2 —	
	Dr Pussacq (Carrene).	3 — 1 décès	rougeole concomitante.
Canton d'Orthez. .	Dr Lartigan (Orthez). .	12 — 4 —	
	Dr Casassus — . .	4 — 1 —	période ultime.
	Dr Darget — . .	7 — 7 guérisons.	
Canton d'Arthez. .	Dr Bon (Arthez). . .	9 — *traités.* 9 guérisons. **3 cas non traités. 3 décès.**	
Canton d'Arzacq. .	Dr Guichemaus (Arzacq).	14 cas ; 1 décès.	
Total.	Diphtéries : 108 ; décès : 14 =	12,96 pour 100	

« Aucun accident n'est survenu à la suite des injections. Il a été injecté « à la fois, de 10 à 20 grammes de sérum suivant l'âge des enfants.

« Avant la découverte du sérum, j'ai dû me transporter à plusieurs « reprises dans le canton de Navarreux au sujet d'épidémies de diphtérie « qui étaient réellement meurtrières et qui jetaient la panique dans le « pays.

« Ce qui donne au médecin une véritable joie c'est de voir la baisse de « la mortalité, baisse obtenue par le traitement sérothérapique. Il n'est « mort, dans l'espace de ces deux ans, dans l'arrondissement, d'Orthez que « 13 pour 100 de malades atteints de diphtérie, quand la moyenne était de » 50 pour 100 avant le traitement ».

Rapport de M. le Dr Gaudin, *médecin des épidémies,* du 1er décembre 1897. — *Épidémie des Sables-d'Olonne.* Vendée, du 4 au 27 novembre 1897.

Nombre des cas.	34	
Décès.	2	
Mortalité.		5,88 pour 100

Rapport de M. le Dr Lesueur, *médecin des épidémies,* au préfet, le 20 décembre 1897. — *Épidémie de diphtérie de Bernay (Eure),* du 26 septembre au 3 décembre 1897.

Nombre des cas.	11	
Décès.	2	
Mortalité.		18,3/11 pour 100

Une de ces deux morts était une enfant de 6 *ans* qui a été injectée *mourante* et est morte 5 heures après l'injection, *sans avoir été opérée* ; elle tirait et était asphyxiante au moment de l'injection.

La seconde mort concerne une enfant de 18 mois.

Rapport du Préfet de la Seine-Inférieure au Ministère de l'Intérieu (Rouen, 30 décembre 1897).

Nombre des cas.	40	
Décès.	4	
Mortalité.		10 pour 100

Pendant l'année 1897, à Oissel (3,855 habitants), on a constaté 40 cas d'angine diphtérique ou de croup.

Ces 40 cas, déclarés par le Dr Cotoni, ont donné seulement 4 décès, survenus sur des enfants pour lesquels le médecin avait été appelé le 4e ou le 5e jour, c'est-à-dire : trop tard.

Rapport (résumé) *de M. le Dr* Darrigade, *médecin des épidémies,* le 28 juillet 1897. — *Épidémie de Pomarel* (arrondissement de Saint-Sever *(Landes).*

Du 15 juin au 13 juillet 1897, le Rapporteur a constaté 9 cas de diphtérie. L'épidémie a revêtu la forme d'angine couenneuse dans 7 cas, avec engorgement glanglionnaire double, et membranes envahissant l'arrière-gorge et le larynx ; coryza.

Dans 2 cas (5 mois, 5 ans), le croup s'est manifesté avec un tirage sérieux. Comme traitement, l'injection de sérum, *uniquement*, a guéri tous ces malades.

Total : 9 cas. Décès : 0.

Rapport (résumé) *de M. le Dr* Diet, *médecin des épidémies* (26 septembre 1897), *sur l'épidémie de diphtérie de Savenay (Loire-Inférieure)* (du 29 juillet à octobre 1897).

Total des diphtéries	28	
Décès	3	
Mortalité		10,71 pour 100
Angines	16	
Décès	0	
Croups	12	
Décès	3 =	25 pour 100

Les 3 croups sont morts de complications pulmonaires. On a fait 4 injections préventives, avec succès.

Pas d'accidents signalés.

Rapport de M. le Dr Guyard, adressé au préfet, le 20 janvier 1898. — *Épidémie de diphtérie de Bléneau* (arrondissement de Joigny) *(Yonne)*, du 11 septembre au 10 décembre 1897.

Au mois d'août 1892, se déclarait à Bléneau une épidémie de diphtérie qui fit des ravages terribles dans la population de ce gros bourg. Cette maladie parut être importée par une famille nouvellement installée dans le pays, qui avait perdu à Paris deux enfants de diphtérie. Aucune désinfection n'avait été faite après ces deux décès.

Une troisième enfant fut atteinte à Bléneau, dans cette même famille et y propagea cette terrible affection. Vingt-huit enfants succombèrent (commune de 2,000 habitants).

En 1895, quelques cas isolés.

En 1896, nouvelle épidémie.

En somme, la diphtérie est endémique à Bléneau depuis 1892.

Lors de l'épidémie de 1892-1893, la mortalité était de 70 pour 100.

En 1897, grâce au sérum, sur 26 diphtériques, *un seul* est mort.

Soit : 3,84 pour 100.

Le sérum a fait baisser la mortalité de 70 *pour* 100 *à* 3,84 *pour* 100.

Donc. .	Avant le sérum. . . .	28 morts ;	40 cas.
	Depuis le sérum. . . .	1 —	26 cas.

Résultat absolument merveilleux.

Rapport de M. le Dr Guyard, *médecin des épidémies,* le 20 janvier 1898. — *Épidémie de diphtérie de Champiévrais* (arrondissement de Joigny) *(Yonne),* ayant duré du 6 octobre 1897 au 15 janvier 1898,

Les premiers cas de cette épidémie de diphtérie furent constatés dans un hameau éloigné du bourg de 4 kilomètres environ.

Une jeune fille de 16 ans qui était venue passer quelques jours chez ses parents fut la première atteinte : dans la ferme où elle servait comme domestique, il n'y avait aucun cas de diphtérie ; son frère, sa sœur, sa mère, furent pris successivement, et beaucoup d'autres dans la suite.

L'épidémie s'est disséminée dans toute une région ne présentant pas de rapports d'infection, entre les différents foyers.

Membranes diphtériques très abondantes sur les amygdales. Avec une injection forte au début, ces membranes disparaissent vite ; l'infection laryngée est conjurée. Nous avons constaté, chez deux malades, une aphonie avec paralysie du voile du palais.

Les résultats de l'emploi du sérum sont merveilleux ; faite pendant les 2 premiers jours, l'injection provoque, au bout de 48 heures, une amélioration manifeste.

Le seul décès enregistré s'est produit chez une enfant de onze ans, pour laquelle le médecin a été appelé trop tard ; elle est décédée au bout de 15 jours après l'injection, d'infection diphtérique généralisée.

Chez deux enfants que je n'avais pas inoculés, trouvant les cas peu graves, j'ai vu se déclarer le croup avec ses symptômes alarmants ; une forte injection de sérum a eu raison de ces complications.

Je terminerai par cette constatation si rassurante pour les parents et les enfants : la diphtérie, si meurtrière dans notre pays avant l'emploi du sérum, devient relativement bénigne depuis cet emploi (Dr Guyard).

Nombre des cas.	28	
Décès.	1	
Mortalité.		3,70 pour 100

Rapport du Dr Hébert, *au préfet du Finistère, sur l'épidémie de Plogoff* du 16 novembre au 21 décembre 1897 (analyse).

La diphtérie est en progression annuellement croissante dans les communes du cap Sizun ; les causes sont : les mauvaises conditions de milieu et d'habitat, la mauvaise hygiène publique et privée, la malpropreté du paysan Bas-Breton (on trouve, dans certaines habitations, des poules nichées dans des trous de mur contre lesquels sont appuyés les lits des habitants).

Total des cas traités.	12	
Mort (injecté le 5e jour).	1	
Pourcentage.		8,33

Bayeux. | | 10 |

Parallèlement à ces cas, et pendant la même période, *sept* enfants atteints de diphtérie, dans la même commune, sont *morts* sans avoir reçu de sérum ; le médecin des épidémies a connu ces cas indirectement, au cours de ses visites dans les campagnes.

Le Dr Hébert considère l'isolement comme impossible dans ce milieu; il n'autorise la rentrée des enfants en classe, que le 40e jour.

« Les Bretons trouvent le sérum trop cher ; les communes chargées de l'assistance médicale gratuite ont, en plusieurs endroits, *supprimé cette allocation, sous prétexte de l'insuffisance de leur budget !* » (Dr Hébert).

Rapport (résumé) *de M. le Dr* Bizien, *médecin des épidémies, adressé au préfet,* le 22 juin 1898. — *Épidémie de diphtérie* ayant sévi dans la commune de Ploaré (arrondissement de Quimper) *(Finistère),* du 29 novembre 1897 au 6 juin 1898.

Nombre des cas. . . . . 13 (5 en 1897, 8 en 1898).
Décès. . . . . 4 (2 en 1897, 2 en 1898).

Les cas de 1897 ont été déjà l'objet d'un précédent rapport.

TABLEAU DES CAS SURVENUS EN 1898

Nos	DATE DU DÉBUT	INJECTIONS	GUÉRISONS	DÉCÈS	OBSERVATIONS
1	10 janvier.	1	+		
2	30 —	1	+		
3	13 février.	1	+		
4	23 —	3	+		
5	8 mars.	1	+		
6	9 —	0	»	+	Pas d'injections faites.
7	2 mai.	0	»	+	—
8	6 juin.	1	+		
Total : 6 cas injectés. . . . . 6 guérisons.					
2 non injectés. . . . . 2 morts.					

Le sérum de Roux a parfaitement réussi dans tous les cas où il a été employé. C'est un admirable remède, sur l'efficacité duquel il ne peut plus y avoir le moindre doute.

Jusqu'ici, il ne s'est produit aucune sorte d'accidents à la suite de son emploi. (Dr Bizien.)

Rapport (résumé) *de M. le D*r BIZIEN, *médecin des épidémies* (26 septembre 1898). — *Épidémie de diphtérie* ayant sévi dans la commune de Douarnenez (arrondissement de Quimper) *(Finistère)*, du 16 septembre 1897 au 26 septembre 1898.

Nombre des cas. .	59. . . .	13	en 1897.
		46	en 1898.
Nombre des décès.	17. . . .	5	en 1898.
		12	en 1897.

*Annotations de M. le D*r *Bizien.*

Isolement. — Cet isolement est absolument nul, et dans l'état de choses actuel, il est impossible de l'obtenir. Il faudrait une autre organisation du service sanitaire que celle qui existe aujourd'hui, et créer surtout des agents sanitaires spéciaux, placés sous les ordres du médecin des épidémies et qui, ayant pour mission au cours d'une épidémie de ne laisser pénétrer auprès des malades que les personnes autorisées par le médecin traitant, auraient le droit de dresser procès-verbal contre ceux qui enfreindraient cette défense.

Le sérum de Roux s'est toujours montré efficace quand il a été employé à temps. Il n'a échoué que dans des cas désespérés, alors que l'infection de l'économie était complète au moment de son emploi.

Rapport (résumé) *de M. le D*r MORISSET, *médecin des épidémies.* — *Epidémies de diphtérie* ayant sévi dans la commune de Jublains (arrondissement de Mayenne, du 25 mars au 30 mai 1898.

Nombre des cas: 26. — *Décès :* 2.	Un cas : *non injecté.*
	Un cas : *propagation bronchique.*

Cette épidémie a pris naissance dans un village voisin de Jublains, dans la maison humide et insalubre d'une famille pauvre dont la mère et trois enfants ont été atteints par la maladie. Le premier cas observé n'eût pas été très probablement suivi de mort si le médecin avait été appelé à temps pour pratiquer l'inoculation de sérum puisque la mère et les deux sœurs ont bénéficié de la sérothérapie. Cette épidémie a présenté un certain caractère de malignité puisque plusieurs angines étaient compliquées d'adénites infectieuses ; elle eût été certainement plus meurtrière sans la sérothérapie. Nous croyons devoir signaler à propos de cette épidémie l'intervention de M. l'Instituteur de cette commune de Jublains, éloignée de 10 kilomètres des médecins, qui avec une vigilance intelligente a prévenu immédiatement de toute angine suspecte le praticien pouvant ainsi pratiquer la sérothérapie au début de la maladie.

Rapport (résumé) *de M. le D*r HÉBERT, *médecin des épidémies,* adressé à M. le Préfet le 20 juin 1898. — *Épidémie de diphtérie* ayant sévi dans la commune de *Plogoff* (arrondissement de Quimper, Finistère), du 8 janvier au 17 juin 1898.

Nombre de cas : 15, décès 2.

La diphtérie est endémo-épidémique dans les communes du cap Sizun depuis septembre 1891. A cette époque, 21 enfants furent atteints de diphtérie du 9 septembre 1891 au 8 février 1892 ; 20 succombèrent. Il ne me surprend pas, en raison de la malpropreté proverbiale du paysan bas-breton, que la diphtérie ait trouvé un excellent terrain de culture pour une diffusion épidémique.

De janvier 1895 au 20 décembre 1896, la diphtérie a sévi épidémiquement dans les communes d'Audierne, Cléden, Cap Sizun et Plogoff. Durant cette période, le chiffre des cas de diphtérie constatés par nous s'est élevé à 109, celui des décès à 21 ; soit une mortalité de 19,26 pour 100. Ce chiffre très élevé englobe tous les enfants malades, même ceux auprès desquels nous avons été appelés alors même qu'ils étaient déprimés, profondément infectés, presque à l'agonie.

Mais si, de ce chiffre de 19,26 pour 100, on retranche 10 malades morts dans les 24 heures qui ont suivi la première injection de sérum, c'est-à-dire chez lesquels l'injection a été faite trop tard, et ce, de par la faute des parents, on arrive au chiffre de 11 décès pour 109 malades, ce qui donne pour la mortalité générale, une proportion de 10,9 pour 100.

Du 8 janvier au 17 juin 1898, la diphtérie a sévi épidémiquement dans la commune de Plogoff. L'âge des enfants a varié de 7 mois à 8 ans. La mortalité a été de 2 pour 15 cas, ce qui donne une proportion de décès de 13,3 pour 100, supérieure, par conséquent, à la mortalité de 1895-96. Cette statistique n'est pas rassurante, mais elle ne saurait, en tous cas, être imputée à charge au sérum antidiphtérique.

Quand on songe aux conditions dans lesquelles la méthode sérothérapique est appelée à intervenir dans la diphtérie, quand on réfléchit que, dans l'immense majorité des cas, le médecin n'est appelé qu'à la période confirmée de la maladie, dont les débuts demeurent toujours méconnus, on ne doit incriminer que l'incurie, l'insouciance, absolument invraisemblable des familles, que les souffrances, voire même l'agonie des petits enfants, ne réussissent pas à émouvoir. Aussi lorsqu'il pénètre dans ces chambres de malades, le médecin est-il souvent réduit à constater un décès par anticipation.

Le sérum antidiphtérique s'est montré entre nos mains d'une innocuité absolue, malgré des doses relativement élevées (60 centimètres cubes à un même sujet) ; il a une action curative incontestable et bien supérieure à tous les autres traitements habituels. Les érythèmes secondaires, dont la fréquence n'est pas corrélative de la dose de sérum injecté, *sont absolument bénins*, et, en tout cas, relativement rares.

TABLEAU DES CAS TRAITÉS

Nos	DATE DU DÉBUT	DATE DE L'INJECTION	GUÉRISON	DÉCÈS	OBSERVATIONS
1	8 janv. 1898	10 janvier.	+		
2	8 —	11, 12 janvier	+		
3	3 —	14, 15, 16 janv.	»	+	Injecté 11 jours après le début.
4	2 fév. 1898	5 février.	+	»	Avec coqueluche.
5	2 —	5, 6 février	+		
6	15 —	20, 21, 22 févr.	»	+	1re Injection le 5e jour.
7	25 —	2, 3 mars	+	»	Récidive, 1re atteinte 8 jours.
8	1er mars 1898	3 mars	+	»	Avec coqueluche.
9	4 —	7, 8 mars	+		
10	7 —	10 mars	+		
11	20 —	27, 28 mars	+		
12	22 —	27, 28 mars	+	»	Avec coqueluche.
13	25 —	28 mars	+		
14	26 —	30 mars	+	»	Avec coqueluche
15	16 juin 1898	17 juin	+	»	Récidive, 1re atteinte le 4 mars.

Rapport de M. le Dr Brisson, *médecin des épidémies, adressé au Préfet, le* 2 août 1898. *Épidémie de diphtérie de Isserpent (Allier).*

Cette épidémie a duré du 27 juin au 6 juillet. Elle doit être attribuée aux mauvaises conditions du premier hameau contaminé, situé dans un bas-fonds humide, plus humide encore cette année en raison des pluies continuelles. Hameau composé de maisons étroites, peu élevées, sans parquet, entourées de fumier et de flaques d'eau stagnante, servant de réservoir à purin et plus ou moins de dépotoir à ordures variées. Maisons trop peuplées pour leur dimension et habitées par des gens pauvres, *se servant de sorciers plutôt que de médecins* et n'ayant appelé ces derniers qu'après un premier cas de décès. Ces causes ayant favorisé le développement de la maladie, elle s'est développée par contagion.

TABLEAU DES CAS TRAITÉS

1er cas :	malade le 27 juin ;	injecté le 3 juillet (*in extremis*). .	Mort.
2e —	— le 1er juillet ;	— le 5 — (angine et croup).	Guéri.
3e —	— le 3 juillet ;	— le 5 —	—
4e —	enfant mort sans avoir été injecté.		Mort.

Résumé. . . . . { 1re mort : injection le *sixième* jour.
{ 2e — pas d'injection.

Rapport (résumé) *de M. le* Dr DESPLANTES, *adressé à M. le Préfet, le* 4 août 1898.

Épidémie de diphtérie (angine et croup) ayant sévi dans les communes de *Les Étilleux, Authon, Charbonnières,* arrondissement de Nogent-le-Rotrou (Eure-et-Loir). Début le 28 avril 1898. Fin le 23 mai 1898. *Nombre des cas* 10. *Décès* 1.

La diphtérie est endémique à Authon. A ces débuts elle est toujours méconnue par les familles qui pensent à la grippe. Les premiers malades frappés ne sont presque jamais injectés au sérum. On n'appelle le médecin que l'orsque le fléau est confirmé. Les conditions d'hygiène de la commune sont mauvaises : rues sales et mal tenues, eaux de lavage rares, fosses d'aisance immondes ; quatre abattoirs privés inondent les ruisseaux de lavures d'entrailles et de débris de toute sorte.

Charbonnières est dans d'excellentes conditions ; l'unique cas observé a été apporté par un élève de l'école d'Authon.

A Étilleux, les 3 cas observés se sont produits dans la même famille dont les membres mangent et couchent dans l'unique pièce. Le jeune homme qui a été déjà frappé a commencé par une diphtérie nasale, on l'a injecté dès la première visite ; 2e injection le lendemain. Depuis 5 jours les fosses nasales étaient recouvertes d'une épaisse couche de fausses membranes qui ont plus tard gagné le pharynx et le larynx. Ces fausses membranes ont rapidement disparu, mais le malade resté albuminurique et très faible a succombé 5 semaines après, probablement à la suite d'une paralysie cardio-pulmonaire. On n'a pas appelé le praticien au moment de ces complications.

Rapport de M. le Dr FAURE, *médecin des épidémies à Riom, sur l'épidémie de Saint-Laure (Puy-de-Dôme).*

8 enfants atteints de diphtérie, et injectés.

8 guérisons.

Le médecin rapporteur attribue ces guérisons au sérum.

STATISTIQUES RURALES DES MÉDECINS DES ÉPIDÉMIES (FRANCE)
depuis l'emploi du sérum (1895-1897).
RÉSUMANT LES RAPPORTS CI-DESSUS

NOMS DES RAPPORTEURS	LOCALITÉS OU DÉPARTEMENTS	CAS	MORTS
Préfet	Breteuil	18	2
Sous-Préfet	Yvetot	60	4
Maire	Les Forges	20	2
Drs Bizien	Ploaré	6	0
—	Douarnenez	59	17
Morisset	Jublains	26	2
Guyard	Bléneau	26	1
Faure	Saint-Laure	8	0
Hébert	Plogoff	15	2
—	—	12	1
Desplantes	Eure-et-Loir	10	1
Brisson	Sarthe	9	1
Guyard	Champiévrais	28	1
Darrigade	Pomarez	9	0
Cotoni	Oissel	40	4
Vico	Etrépagny	6	0
Legrain	Maigué	5	0
Dumas	Nangis	41	1
Robert	Guiscard	7	0
Darget	Orthez	108	14
Gaudin	Sables-d'Olonne	34	2
Vannier	Saint-Georges-sur-Loire	8	0
Lesueur	Bernay	11	2
Diet	Savenay	28	3
Mordagne	Mézières	7	0
Bonnet	—	20	0
TOTAUX		621	60

Mortalité . . . . **9,66 pour 100**

STATISTIQUES OFFICIELLES D'ANGLETERRE

(1894-1898)

Rapport des surintendants médicaux du Metropolitan Board

Pour l'année 1895 (1).

En 1895, le sérum ne fut pas injecté d'une façon régulière dans les hôpitaux de Londres : en thèse générale, on traita seulement les cas de diphtérie graves, ou ceux qui menaçaient de le devenir ; mais il se produisit beaucoup de différences d'application — à Eastern Hospital, on suspendit les injections pendant 3 mois — tous les malades furent injectés pendant 4 mois au Western et au North-Western, pendant 3 mois au Fountain, et pendant presque toute l'année au South-Eastern. — On a injecté 61 pour 100 des malades.

Dans tous ces hôpitaux, on continua le traitement local comme par le passé.

Résultats généraux.

Cas traités par l'antitoxine.	2,182	
Morts.	615	
Mortalité.		28,1 pour 100

La mortalité des cas non injectés est peu élevée, ce qui se

(1) Tous les documents ayant trait à la statistique de la sérothérapie antidiphtérique en Angleterre m'ont été procurés par le distingué Directeur du *British Medical Journal* auquel je suis heureux de pouvoir adresser ici mes plus sincères remerciements: son amabilité m'a permis de combler une lacune importante dans ma statistique générale.

conçoit, puisqu'on n'a injecté que les cas graves ; si donc on comparait la mortalité du 1er groupe (non injectés) au 2e groupe (injectés), on ferait un calcul entaché d'erreur puisque le 1er groupe comprend les cas graves, et que le 2e comprend des cas qui furent bénins pour la plupart.

Totalité des cas de diphtérie, traité ou non par l'antitoxine, en 1895.

Totalité des cas.	**3,529**	
Morts.	**796**	
Mortalité.		**22,5** pour 100

Dans une statistique générale sur la physionomie de la diphtérie depuis l'emploi du sérum, c'est ce dernier tableau qu'il faut consulter, puisqu'il indique le résultat définitif obtenu dans la totalité des services hospitaliers.

En 1894, avant l'usage de l'antitoxine, et toutes choses égales d'ailleurs dans le mode d'admission, dans les procédés de diagnostic et les soins adjacents, les résultats avaient été les suivants :

Totalité des diphtériques.	3,042	
Morts.	902	
Mortalité		29,6 pour 100

Devant ces chiffres, les surintendants rapporteurs ajoutent : « l'amélioration ayant été de 7.1 pour 100 depuis l'emploi du sérum, on peut évaluer à *250* le nombre d'existences qui ont été épargnées en 1895.

La diminution de la mortalité est de plus en plus frappante à mesure qu'on l'étudie sur des enfants plus jeunes.

Cette diminution est encore plus frappante si l'on s'adresse aux cas de diphtérie laryngée (croup) comme l'indique le tableau ci-dessous, dans lequel les surintendants n'ont pas fait entrer les croups du Fountain Hospital qui n'avait fourni qu'un nombre insignifiant de cas en 1894 et pour lequel la comparaison n'aurait aucune valeur.

TABLE XLII. — SHOWING COMPARATIVE MORTALITY OF LARYNGEAL CASES AT ALL HOSPITALS (EXCEPT THE FOUNTAIN)

YEAR	CASES	DEATHS	PERCENTAGE MORTALITY
1894.	466	289	62,0
1895 (Antitoxin Year). . . .	468	196	41,8

Soit une diminution de 20,2 pour 100 en faveur de l'année 1895

TABLEAU DES CAS DE DIPHTÉRIE LARYNGÉE

Injectés ou non.

En 1895:

Total des cas.	543	
Morts..	230	
Mortalité.		42,4 pour 100

En 1894 :

Total des cas.	466	
Morts.	289	
Mortalité.		62 pour 100

TABLEAU DES CAS DE CROUP TRACHÉOTOMISÉS

Injectés ou non.

En 1895:

Total des trachéotomies.	255	
Morts.	125	
Mortalité.		49,3 pour 100

La mortalité de 49,4 pour 100 obtenue en 1895 est la plus basse qu'aucun hôpital de Londres ait jamais enregistrée comme résultat annuel.

En 1894 :

Trachéotomies..	261	
Morts.	184	
Mortalité.		70,4 pour 100

Citons textuellement les remarques très nettes formulées en 1895 par les surintendants anglais :

Certain secondary effects not unfrequently arise as a direct result of the injection of antitoxin in the form in which it has at present to be administered, and even assuming that the incidence of the normal complications of diphtheria is greater than can be accounted for by the increased number of recoveries, we have no hesitation in expressing *the opinion that these drawbacks are insignificant when taken in conjunction with the lessened fatality which has been associated with the use of this remedy.*

ALL THE HOSPITALS

TABLE LXVI. — COMPLICATIONS PROBABLY CONNECTED WITH ANTITOXIN, 1895

COMPLICATIONS	NUMBER OF CASES	PERCENTAGE ON TOTAL CASES
Rash	1,002	45,9
Joint-Pains	103	4,7
Pyrexia, with or without rash or pains (1).	647	29,6
Abscess at site of injection	52	2,3

(1) In calculating the percentage of pyrexia cases, the North-Western Hospital is omitted.

From these it will be seen that a rash is the most common sequel. It usually takes the form of an urticaria, or a vivid patchy erythema, more or less covering the trunk and extremities ; and is very similar to the eruptions of measles and septicæmia. It is sometimes scarlatiniform. It is often accompanied by pyrexia. This secondary fever in some cases persists for several days, and may be unaccompanied by any other obvious symptom : it has the effect of somewhat retarding convalescence, and no doubt in rare instances, in patients whose vitality has been lowered by a severe attack of diphtheria, may act prejudicially if it arise at a time when symptoms of cardiac failure are present. But the risk associated with this secondary pyrexia is very small compared with the benefit which follows the employment of antitoxin in the early acute stage of the disease. Other drugs of acknowledged usefulness are occasionally observed to give rise to symptoms which are the reverse of pleasant, and in this respect antitoxic serum is no exception.

The joint pains are rarely severe or accompanied by obvious effusion. They almost invariably pass off in the course of a few days, and apparently leave no ill effects.

An abscess will occasionally develop at the seat of injection in spite of the greatest care. Considering the large number of injections (5,086), and the septic element which is present in so large a proportion of the severe attacks, the number of abscesses is not excessive.

(Signed) : W. GAYTON ; JOHN MacCOMBIE ; R. M. BRUCE, F. FOORD CAIGER ; E. W. GOODALL ; C. E. MATTHEWS.

March 25th, 1896.

Rapport supplémentaire sur 119 cas de diphtérie post-scarlatineuse observés au Northern Hospital (Londres), en 1895 (Dr F. N. Hume),

En 1895, on a observé 119 cas de diphtérie post-scarlatineuse ; et, chose curieuse, durant les trois années précédentes, on avait observé, en tout, 119 cas de cette même association morbide. La comparaison des résultats thérapeutiques est donc très facile.

Totalité des cas, 3 ans avant le sérum	119	
Morts	75	
Mortalité		63 pour 100
Totalité des cas en 1895	**119**	
Morts	4	
Mortalité		3,3 pour 100

Sur les 119 cas de 1895, 111 renfermaient le bacille de la diphtérie, mais il est nécessaire de se mettre dans les mêmes conditions d'appréciation qu'autrefois pour évaluer l'amélioration obtenue.

On peut objecter qu'un assez grand nombre de ces diphtéries ont été, de par l'examen bactériologique, classées parmi les diphtéries, qui auraient jadis été considérées comme des cas d'amygdalites ou de pharyngites banales. — Cette objection est plus spécieuse que réelle : en effet, beaucoup de ces angines, d'apparence bénignes au début, eussent certainement évolué vers la diphtérie confirmée si on ne les avait pas injectées ; de plus, on n'a injecté que les diphtéries cliniquement confirmées soit d'emblée, soit plus tard. Enfin, si l'on s'en tient aux diphtéries bactériologiquement et cliniquement certaines, qui furent injectées, on trouve les chiffres suivants :

Totalité des cas.	53	
Morts.	4	
Mortalité.		7,5 pour 100

Parmi ces 53 cas, on a observé 8 cas de croup. Mort : 1.

En 1894 : 9 croups post-scarlatineux ; 9 morts.

L'amélioration est donc extrêmement frappante.

Rapport des surintendants médicaux du Metropolitan Board.

Pour l'année 1896.

Le rapport de 1896 contient seulement les cas de diphtérie primitive : on en a supprimé les cas de diphtérie combinée à d'autres maladies, même à la scarlatine, mais on y a fait entrer les cas de morts survenues par suite des maladies diverses qui ont *compliqué secondairement* la diphtérie.

On a injecté les malades dans *71 pour 100* des cas en moyenne. Dans un seul hôpital, le North-Western, le pourcentage des injections a été beaucoup moindre, aussi la mortalité a-t-elle été beaucoup plus élevée que dans les autres hôpitaux, comme le montrent les tableaux suivants.

RÉDUCTION DE LA MORTALITÉ DANS CHAQUE HOPITAL EN RAPPORT AVEC LA PROPORTION DES MALADES TRAITÉS PAR L'ANTITOXINE

HOPITAUX	MORTALITÉ 1894 pour 100	MORTALITÉ 1896 pour 100	DIF-FÉRENCE	POURCENT. des CAS INJECTÉS	NOMBRE DE MALADES	NOMBRE D'INJECTIONS	NOMBRE MOYEN d'injections par malade
Eastern. . . .	30,0	17,3	— 12,7	75,0	472	948	2
North-Western	**26,9**	**27,3**	**+ 0,4**	**44,3**	**356**	**530**	1,4
Western. . . .	37,1	21,8	— 15,3	70,6	525	1,285	2,4
South-Western. .	28,5	16,3	— 12,2	68,1	330	1,290	3,9
South-Eastern. .	29,7	20,2	— 9,5	78,8	340	579	1,7

Ainsi qu'on peut s'en rendre compte, l'hôpital où on a pratiqué la plus forte moyenne d'injections, c'est-à-dire le South-Western, a présenté la mortalité la plus faible : soit *16,3 pour 100. — Moyenne d'injections : 3,9.*

L'hôpital où on a pratiqué la plus faible moyenne d'injections, c'est-à-dire le North Western, a présenté la mortalité la plus forte : soit *27,3 pour 100. — Moyenne d'injections : 1,4.*

Soit une différence de mortalité de *11 pour 100.*

Entre ces deux hôpitaux, ayant fourni les deux résultats extrêmes de la mortalité se placent les trois autres hôpitaux où la quantité moyenne d'injections a été de 2 par malade (de 1,7 à 2,4).

South-Eastern. . . .	Moy. d'inj. :	1,7. —	Amélioration	9,5.
Eastern.	—	2.	—	12,7.
Western.	—	2,4.	—	15,3.

Et l'on voit que l'amélioration obtenue depuis l'ère des injections de sérum est parallèle à la plus ou moins grande quantité d'injections pratiquées dans ces trois hôpitaux.

Entre le South-Western (inj. 3,9), et le Western (inj. 2,4), on constate une différence de mortalité de 5,5 pour 100 (21,8 — 16,3) à l'avantage du South-Western, hôpital dans lequel les injections ont été les plus fortes.

Les surintendants médicaux anglais du rapport sur l'année 1896 ont été frappés des mauvais résultats obtenus en 1895 et 1896 au North Western Hospital, et ils n'hésitent pas à les attribuer au grand nombre de malades qu'on a laissés sans injections d'antitoxine. Voici le texte même du rapport :

« It will be seen from the adjoining table that, compared with 1894, there has been a considerable reduction in the mortality at all the hospitals except the North Western, which also for 1896 showed the highest mortality; and at this hospital a very much smaller proportion of patients has been treated with the serum than at any of the others. We think that this is a noteworthy point.

« Up to, and including, the year 1894, the North Western Hospital had furnished as a rule a lower mortality from diphtheria than any other of the Board's hospitals. » (p. 13 du rapport.)

Voici donc un grand hôpital qui, dans les années antérieures à la sérumthérapie, avait présenté une mortalité plus faible que tous les autres hôpitaux du Metropolitan Asylum Board (Voir tableau α), soit 26,9.

En 1895, première année de la sérumthérapie, la mortalité diminua très légèrement ; en 1896, *elle augmenta* au point d'être plus élevée qu'avant l'emploi du sérum ; en 1897, elle a enfin franchement diminué.

Ces variations de mortalité ont été connexes à la plus ou moins grande quantité de sérum qu'on a injectée, comme le montre le tableau suivant :

NORTH-WESTERN HOSPITAL

ANNÉES	NOMBRE DE MALADES	MORTS	NOMBRE de CAS INJECTÉS	POURCENT. de la MORTALITÉ	POURCENT. des CAS INJECTÉS
1894.	1,147	309	0	26,9	0
1895.	730	179	363	24,5	49,72
1896.	802	219	356	27,3	44,38
1897.	913	170	632	18,6	69,22

En 1896, on a pratiqué, en général, plus d'injections qu'en 1895, aussi la mortalité générale a-t-elle diminué.

Le sérum a été administré à tous les cas qui n'étaient pas considérés comme des *cas légers* (mild ones). — En somme, 66 pour 100 des malades hospitalisés ont reçu du sérum.

Si l'on compare la mortalité de ces cas avec celle des cas non injectés, on voit que les cas injectés ont fourni un pourcentage de mortalité supérieur à l'autre groupe. Mais, les Surintendants font remarquer, avec juste raison, que les cas non injectés étaient tous des cas bénins et qu'une comparaison rationnelle entre les deux groupes est impossible. En 1895, les résultats réciproques étaient similaires, aussi certains adversaires n'avaient pas perdu l'occasion de faire ressortir l'avantage apparent qui se montrait en faveur du groupe *non antitoxin*. — Les Surintendants répondent à cette critique : « To compare the mortality of the antitoxin treated cases with that of those which during the same period were not so treated, as has been suggested, would not only be *misleading* but also *unfair*. » En effet, il serait, non seulement *faux*, mais *injuste* de mettre en opposition ces deux séries de cas ; la seule comparaison juste doit être faite entre une série de malades injectés, et une autre série, *complète*, de malades, un groupe homogène, observé dans les mêmes conditions, comprenant des cas de semblable gravité, tel que le fournit la statistique de 1894, relevée dans un même hôpital, au cours d'une épidémie de même gravité et dans les mêmes conditions d'admission.

Les Surintendants anglais ont fait cette comparaison sur ces bases irréprochables, et les résultats mis en évidence parlent avec la plus décisive éloquence en faveur de la sérumthérapie.

Totalité des cas de diphtérie observés dans les hôpitaux de Londres, en 1896 (Métropolitan Asylums Board).

Total des cas	4,175	
Morts	371	
Mortalité		20,8 pour 100

Ce résultat était déjà meilleur que celui de 1895, nous allons voir que le résultat de 1897 sera meilleur encore. — « C'est, disent les Surintendants, grâce à la meilleure connaissance de la valeur de l'antitoxine que l'amélioration est allée en se perfectionnant d'année en année, de 1895 à 1897. »

Les rapporteurs ont étudié la question sous ses aspects les plus variés, sans aucun parti pris, en concluant d'après les chiffres. Leur opinion très absolue se déclare en faveur du sérum.

TABLEAU DES CAS DE DIPHTÉRIE LARYNGÉE

Injectés ou non, 1896.

Total des croups.	516	
Morts.	153	
Mortalité.		29,6 pour 100

Diphtéries laryngées injectées, 1896.

Total.	488	
Morts.	141	
Mortalité.		28,8 pour 100

Pourcentage des croups trachéotomisés.

1894.	56	pour 100
1895.	45,3	—
1896.	41	—

TABLEAU DES CROUPS TRACHÉOTOMISÉS

Injectés ou non, 1896

Total des trachéotomies.	212	
Morts.	87	
Mortalité.		41,0 pour 100

Accidents. — Les rapporteurs avaient noté en 1895, l'urticaire et les autres éruptions bien connues, la pyrexie secondaire, les arthralgies, et ils avaient craint que ces accidents n'eussent quelque gravité. — En 1896, ils sont beaucoup plus optimistes : « Our experience of the past year has led us to very considerably modify this opinion. We have found that with the use of smaller doses of a more potent serum, the rash, pains in the joints, an secondary pyrexia have been *comparatively trivial*, and we can now state that there is practically *no risk* associated with their development. » (p. 10.)

Le sérum employé en Angleterre est fourni par le Dr Sims Woodhead.

« We are of opinion that no constant or important effect upon either the temperature or pulse-rate is attributable to antitoxin. » (p. 14.)

DIPHTÉRIE POST-SCARLATINEUSE

Hôpitaux de Londres, 1896.

Total des cas.	**685**	
Morts.	**35**	
Mortalité.		5 pour 100

Autrefois, la mortalité moyenne était de 30 pour 100. — L'abaissement de la mortalité, des cas opérés, est aussi frappant que dans les cas de diphtérie pure.

« We have already drawn attention tho the trivial nature of the secondary effects that not infrequently arise as a direct result of the injection of antitoxic serum, and we think that neither these effects nor the increased incidence of some of the usual complications are worthy of being considered practical deterrents when the beneficial results of the treatment are remembered.

« We have only to add that we still hold to the opinion that in the antitoxic serum we possess a remedy of distinctly—we would now say much—greater value in the treatment of diphtheria than any other with which we are acquainted. »

On voit qu'en 1896, la confiance des surintendants dans l'excellence de l'antitoxine s'était encore affermie et qu'elle ne fut en aucune façon troublée par les publications alarmistes de quelques observateurs.

Dans ce rapport de 1896, j'ai relevé à part un tableau intéressant : il contient les cas de *mort sans injection*, avec la cause anatomo-pathologique de chaque mort.

LISTE DÉTAILLÉE DES CAS DE MORT PAR DIPHTÉRIE DANS LES HOPITAUX DE LONDRES (Année 1896).

— Cas non traités par l'antitoxine. —

(Extrait du rapport des Surintendants médicaux du Metropolitan Asylums Board Publié à Londres en 1897.)

HOPITAUX	NUMÉROS	INITIALES	AGE	DURÉE DE LA MALADIE au moment de l'entrée	DURÉE DU SÉJOUR à l'hôpital	CAUSE DE LA MORT	REMARQUES
Eastern.	3	F. S.	2 ans	10 jours	9 jours	Adynamie cardiaque.	L'oxsudat était presque nul au moment de l'admission ; l'enfant ne paraissait pas très malade. Il survint de l'anurie.
	10	E. J.	11	5	4	—	Etat désespéré à l'entrée
North-Western.	1	E. M.	5 ans	7 jours	11 jours	Anurie.	
	2	A. G.	3	7	7	Néphrite.	
	3	M. B.	5	2	12	Anurie.	
	7	B. T.	8	12	6	Adynamie cardiaque.	
	8	B. N.	1	3	3	—	
	10	E. M.	1	4	4	—	
	11	M. C.	11 m.	2	5	—	
	12	W. S.	3 ans	4	7	—	
	15	G. B.	2	3	6	—	
	16	F. W.	6 m.	4	2	—	
	17	S. W.	2 ans	7	4	Anurie.	
	18	F. C.	2	8	8	Toxémie.	
	19	J. B.	3	7	8	Adynamie cardiaque.	
	20	O. F.	10	5	13	Paralysie.	
	21	F. M.	3	3	4	Adynamie cardiaque.	
	23	A. P.	3	8	20	Paralysie.	
	25	E. B.	3	8	5	Anurie.	
	26	A. P.	11	6	10	—	
	27	C. F.	8	7	8	—	
	28	H. S.	2	3	13	Convulsions.	
	32	K. G.	5	5	6	Paralysie.	
	33	W. P.	3	3	4	Anurie.	
	34	F. N.	1	2	5	Paralysie.	
	36	W. S.	6	4	2	Anurie.	
	38	H. C.	9 m.	3	28	Broncho pneumonie.	
	39	F. F.	6 ans	7	6	Anurie	

HOPITAUX	NUMÉROS	INITIALES	AGE	DURÉE, DE LA MALADIE au moment de l'entrée	DURÉE DU SÉJOUR à l'hôpital	CAUSE DE LA MORT	REMARQUES
North-Western.	42	C. H.	4 ans	7 jours	9 jours	Adynamie cardiaque.	
	44	A. T.	3	3	30	Extension des membr. aux poumons.	
	45	C. B.	4	9	11	Anurie.	
	46	T. W.	4	7	48	—	
	47	L. S.	2	5	16	—	
	49	P. T.	1	3	7	—	
	50	E. R.	1	6	7	Convulsions.	
	52	T. B.	1	6	10	Adynamie cardiaque.	
	53	J. R.	4	5	7	Anurie.	
	56	F. A.	3	4	6	—	
	59	A. B.	4	5	6	Adynamie cardiaque.	
	60	M. N.	4	4	8	Anurie.	
	62	F. S.	6	6	9	—	
	65	A. J.	3	6	16	Paralysie.	
	70	W. B.	6	3	8	Adynamie cardiaque.	
	80	A. P.	1	4	4	Propag. des membr. aux poumons.	
Western.	7	D. A.	4 ans	2 jours	7 jours	Adynamie cardiaque.	Cas très léger à l'entrée.
	2	J. J.	3	9	15	Thrombose de l'artère cérébrale moyenne droite.	—
	3	F. R.	7	10	5	Adynamie cardiaque.	Pas d'exsudat à l'entrée.
South-Eastern.	1	A. H.	3 ans	2	1/4 d'heure	Diphtérie laryngée.	Mort pendant la trachéotomie.
Fountain.	4	E. K.	41 ans	7 jours	14 heures	Adynamie cardiaque.	Arrivé mourant ; pas de membranes dans la gorge.
	8	D. D.	7 m.	6	2	—	Pas d'exsudat dans la gorge à l'entrée.
	10	C. R.	4 ans	12	12 heures	—	Pas de membranes dans la gorge à l'entrée ; mourant.
	12	A. D.	19	6	2	—	—
	11	H. R.	3	7	42 jours	—	Pas d'exsudat à l'entrée.
	17	S. S.	3	4	40	Paralysie respiratoire.	—
	23	J. T.	5	7	4	Adynamie cardiaque.	—
	24	H. P.	5	2	5	—	—

Nombre de morts.	56	—
Anurie ou néphrite..	18	—
Adynamie cardiaque.	24	—
Paralysies..	6	—
Toxémie.	1	—
Convulsions.	1	—
Complications pulmonaires.	4	—

La majeure partie des morts revient donc :

1° A la syncope cardiaque ;

2° Aux complications rénales.

Les complications rénales donnent une proportion de 32 pour 100, chiffre important à retenir, car on a jadis incriminé plusieurs fois le sérum de déterminer des lésions rénales susceptibles de causer la mort.

LONDON METROPOLITAN ASYLUMS BOARD'S HOSPITALS

Résultats définitifs obtenus à la fin de l'année 1897 (guéris ou morts avant le 1er janvier 1898).

TABLEAU I. — TOTALITÉ DES CAS DE DIPHTÉRIE, PHARYNGÉE, NASALE ET LARYNGÉE

HOPITAUX	CAS TRAITÉS PAR L'ANTITOXINE			TOTALITÉ DES CAS INJECTÉS OU NON INJECTÉS		
	Cas	Morts	Mortalité pr 100	Cas	Morts	Mortalité pr 100
Eastern.	980	185	18,8	1,060	192	18,1
North-Western. . . .	632	156	24,6	913	170	18,6
Western.	569	104	18,2	738	118	15,9
South-Western . . .	327	90	27,5	516	95	18,4
Fountain.	771	126	22,8	875	184	21,2
South-Eastern. . . .	591	105	17,7	711	111	15,6
Brook..	507	76	14,9	642	84	13,0
Park (1).	4	4	100,0	4	4	100,0
TOTAUX.	4,381	896	20,4	**5,459**	**958**	**17,5**

(1) *Note de Goodall :* Les diphtériques ont été admis au Park Hospital tout à la fin de l'année, si bien qu'au 1er janvier 1898, on n'avait pas constaté de guerison (4 entrees 4 morts).

TABLEAU II. — TOTALITÉ DES CAS DE CROUP

HOPITAUX	CAS TRAITÉS PAR L'ANTITOXINE			TOTALITÉ DES CAS INJECTÉS OU NON INJECTÉS		
	Cas	Morts	Mortalité p^r 100	Cas	Morts	Mortalité p^r 100
Eastern.	88	33	37,5	90	35	38,8
North-Western. . . .	44	16	36,3	47	17	36,1
Western.	17	14	18,9	79	16	20,2
South-Western. . . .	57	26	45,6	58	27	46,5
Fountain.	56	15	26,7	58	17	29,3
South-Eastern. . . .	87	24	27,5	92	26	28,2
Brook..	65	12	18,4	65	12	18,4
Park (1).	2	2	100,0	2	2	100,0
TOTAUX.	473	142	30,0	491	152	30,9

TABLEAU III. — CAS TRACHÉOTOMISÉS

HOPITAUX	CAS TRAITÉS PAR L'ANTITOXINE			TOTALITÉ DES CAS INJECTÉS OU NON INJECTÉS		
	Cas	Morts	Mortalité p^r 100	Cas	Morts	Mortalité p^r 100
Eastern.	38	18	47,3	39	19	48,7
North-Western. . . .	41	14	34,1	43	14	32,5
Western.	34	11	32,3	35	12	34,2
South-Western. . . .	28	19	67,8	28	19	67,8
Fountain.	41	14	34,1	41	14	34,1
South-Eastern. . . .	42	15	35,7	44	17	38,6
Brook..	32	10	31,2	32	10	31,2
Park (1).	2	2	100,0	2	2	100,0
TOTAUX.	258	103	39,9	264	107	40,5

(1) *Note de Goodall :* Les diphtériques ont été admis au Park Hospital tout à la fin de l'année, si bien qu'au 1er janvier 1898, on n'avait pas constaté de guérison (4 entrées, 4 morts).

Rapport du comité de l'antitoxine diphtérique (Angleterre).

Ce comité fut délégué par le conseil de la Société clinique le 11 janvier 1895 pour étudier la valeur clinique de l'antitoxine diphtérique.

Il était composé de MM. les Drs : W.-S. Church. — Stephen Mackenzie. — Sidney Coupland. — Hale White. — Sidney Martin. — W. Pasteur. — Washbourn. — Hawkins. — Goodall.

Le rapport a été publié à Londres en 1898 (chez Longmans, Green, and Co).

La commission anglaise pour l'antitoxine a réuni 832 cas de diphtérie ; mais elle a distrait de ce total 199 cas, soit parce que les doses de sérum avaient été indiquées en centimètres cubes, dans les observations (185 cas), soit parce que l'examen bactériologique avait été insuffisant ou nul (14 cas).

Il reste 633 cas, avec une mortalité de 19,5 pour 100. Mais ces 633 cas ne peuvent pas être ajoutés à ma statistique générale, pour deux raisons principales :

1° Sur les 832 cas, 475 ont été apportés par le Dr Goodall et rentrent d'autre part dans la statistique du Metropolitan Board ;

2° Le rapport de l'Antitoxin Commitee n'indique pas si tous les cas de Goodall ont été utilisés dans leurs résultats : de sorte que je ne me crois pas autorisé à enregistrer le nombre de cas qui restent, à côté de ceux de Goodall, pour les faire figurer avec certitude dans la statistique.

Les travaux de l'Antitoxin Commitee permettent toutefois de constater que la mortalité des cas qu'ils ont analysés est très basse, comparée à la mortalité antérieure de la diphtérie en Angleterre ; cette mortalité, de 19,5 pour 100, provient de cas d'hôpitaux ne relevant pas du Metropolitan Asylums Board : University College Hospital (Dr Sidney Martin), Guy's Hospital, the London Hospital, the Middlesex Hospital, Saint-Bartholomew's Hospital, Saint-Thomas's Hospital et the London Fever Hospital.

Les conclusions de ce rapport, très remarquable par la sévérité de l'analyse et par le soin extrême apporté au dénombrement et au classement des faits, sont utiles à enregistrer : elles concordent avec les conclusions des rapporteurs du Metropolitan Board, et avec celles de tous les autres auteurs.

Conclusions.

1. — L'antitoxine a abaissé la mortalité d'un tiers ;

2. — La mortalité des trachéotomies a été diminuée de moitié ;

3. — L'extension des membranes pharyngées vers le larynx se produit très rarement après l'injection d'antitoxine ;

4. — Dans les cas à terminaison fatale, la mort survient manifestement plus tard qu'autrefois ;

5. — La mortalité est beaucoup plus basse dans les cas injectés de bonne heure ;

6. — La fréquence des paralysies n'est pas diminuée, mais le pourcentage des guérisons dans les cas de paralysies est augmenté ;

7. — Les éruptions dues à l'antitoxine se produisent dans un tiers des cas ;

8. — Dans un petit nombre de cas, on voit survenir des arthralgies avec gonflement articulaire ;

9. — *Aucun accident dangereux* n'a suivi les injections de sérum, même lorsqu'on l'a employé à de fortes doses.

Tout récemment enfin, le Pr Goodall a résumé la question de l'antitoxine en Angleterre, et formulé les conclusions les plus absolues au sujet de l'excellence de ce remède : les résultats numériques sont si frappants que l'éminent statisticien s'est écrié : « *Je regarde comme un crime de laisser mourir tous les jours dans Londres des centaines d'enfants, par faute de leur appliquer en temps le traitement !* » (1).

La communication de Goodall mérite au surplus d'être citée *in extenso* (la traduction en a été publiée dans les *Annales de médecine et de chirurgie infantiles*).

SUR LA VALEUR DU TRAITEMENT DE LA DIPHTÉRIE PAR L'ANTITOXINE

Discours prononcé à la Hunterian Society, le 9 *novembre* 1898, par le Dr E.-W. GOODALL.

« Il y a aujourd'hui plus de quatre années que Roux a fait, au Congrès de Buda-Pest, sa communication, désormais classique, sur le traitement de la diphtérie par le sérum antitoxique.

« Avant cette époque, plusieurs cliniciens allemands avaient démontré que ce traitement était efficace, mais ce fut le mémoire de Roux qui mit tout d'un coup en évidence la valeur de cette méthode, non seulement aux yeux du corps médical, mais encore du public du monde entier, et, pour la plus grande partie des nations, le traitement antitoxique de la diphtérie date de la fin de l'année 1894.

---

(1) Que M. le professeur GOODALL me permette de lui adresser mes plus sincères remerciements pour l'amabilité qu'il a eue de me communiquer la statistique inédite du Metropolitan Asylum Board pour l'année 1897, et les épreuves, avant la mise en page de sa remarquable publication à la *Hunterian Society*.

« Au début, et même après la publication du mémoire de Roux, le nouveau remède fut tenu en forte suspicion ; on avait, à différentes époques, préconisé de nombreux spécifiques contre les ravages de la diphtérie — et, quoique certains d'entre eux ne fussent pas sans utilité, il est certain qu'ils n'avaient pas répondu aux espérances qu'on avait fondées sur eux — de plus, le *fiasco* de la tuberculine, en 1890, était encore présent à la mémoire de tous. Cependant, l'extrême gravité de cette maladie, la solidité des résultats expérimentaux sur lesquels reposait le nouveau traitement, la clarté avec laquelle fut exposée la préparation du sérum, l'autorité scientifique des observations d'un savant aussi éminent que l'était Roux, déterminèrent ceux qui avaient la responsabilité d'un grand nombre de diphtéries à soumettre cette méthode à une vérification complète et impartiale.

« Au bout de quatre années d'épreuve, je crois pouvoir affirmer, sans craindre d'être contredit, que tous ceux qui ont employé ce traitement sur un nombre de cas suffisant, ont fixé leur religion sur sa valeur, dans un sens ou dans l'autre, et que la grande majorité des expérimentateurs conviennent qu'il a tenu toutes ces promesses.

« Quelques-uns cependant ne sont pas de cet avis, après plus d'un essai ; et, il existe aussi une troisième classe de personnes qui, si je puis m'exprimer ainsi, n'en pensent rien du tout, soit qu'ils n'aient eu à traiter que peu ou point de cas, soit qu'ils se désintéressent de la question, préférant s'en tenir aux anciennes méthodes, quelle que soit leur inefficacité.

« Cette dernière classe, j'en ai peur, comprend un nombre assez notable de praticiens, d'après ce que je constate journellement chez beaucoup d'enfants qui arrivent à l'hôpital dans un état désespéré parce qu'on les a privés des bienfaits du sérum, lorsqu'il en était temps encore.

« Je crois également que les statistiques démontrent qu'on n'a pour ainsi dire pas fait usage du sérum en dehors des hôpitaux.

MORTALITÉ DE LA DIPHTÉRIE A LONDRES

POURCENTAGE DE LA MORTALITÉ	1892	1893	1894	1895	1896	1897
De tous les cas déclarés.	23,8	24,5	24,7	21,2	19,9	17,4
Des cas soignés dans les hôpitaux du Metropolitan Board.	24,8	27,1	25,0	18,3	17,7	14,9
Des cas soignés en ville.	21,5	23,7	24,5	23,3	21,3	20,1

La diminution de la mortalité est évidente depuis 1895, mais elle s'est surtout manifestée sur les cas hospitalisés, au lieu que, précédemment, la mortalité était plus considérable à l'hôpital qu'en ville ; ceci démontre qu'il faut nécessairement rapporter au sérum la diminution hospitalière comparative de la mortalité, étant donné que très peu de diphtéries ont été injectées à Londres, hors de l'hôpital ; pourquoi, en effet, ne constaterait-on pas en ville une amélioration semblable, si on y employait l'antitoxine ? Et même, Goodall pense que l'amélioration de la statistique hospitalière serait encore plus frappante si les cas qui sont envoyés aux hôpitaux n'étaient pas, bien souvent, dans un état tellement désespéré qu'aucun traitement n'y puisse plus rien. Les statistiques montrent que la moyenne des cas qui arrivent à l'hôpital après *quatre jours* de maladie s'élève à 67 pour 100.

MORTALITÉ MOYENNE PAR DIPHTÉRIE DANS LES HOPITAUX DE LONDRES

De 1892 à 1895.	29,7 pour 100
De 1895 à 1898.	20,5 pour 100

La différence est évidente, mais comme on pourrait objecter que ces statistiques comprennent un assez grand nombre d'adultes chez lesquels la diphtérie est souvent bénigne, Goodall a dressé la statistique comparative pour les enfants âgés de moins de 5 ans.

MORTALITÉ DES ENFANTS AGÉS DE MOINS DE 5 ANS
(HÔPITAUX DE LONDRES)

De 1892 à 1895.	49,56 p. 100	Moyenne
De 1895 à 1898.	29,56 p. 100	Moyenne
Soit une diminution de.	20 pour 100	

Goodall a prévu l'objection suivante : « Les cas de 1896 et 1897 doivent contenir une grande proportion de *diphtéries bactériologiques*, c'est-à-dire de ces diphtéries dans lesquelles le diagnostic est surtout établi d'après l'examen bactériologique. » Il répond que ces *diphtéries bactériologiques* se présentent spécialement chez des malades âgés de plus de 5 ans. et que. d'ailleurs, on ne choisit pas les cas pour l'admission. autrement qu'on ne le faisait jadis.

La diphtérie laryngée prête beaucoup moins aux erreurs de diagnostic et elle forme un groupe admirablement disposé pour juger de la valeur réelle du traitement.

Lorsqu'un enfant présente des symptômes, même légers, d'obstruction laryngée, et qu'on découvre une exsudat, si limité soit-il, sur les amygdales ou sur le voile du palais. il est presque sûrement atteint de diphtérie ; en tout cas, les erreurs forment une quantité absolument infime.

CROUPS AVANT LE SÉRUM

	CAS	GUÉRIS	GUÉRISONS pour 100
Sanné, Hôpital Sainte-Eugénie, 1874-75. .	2,809	831	29,5
Hôpitaux de Londres, 1894.	466	177	38

TRACHÉOTOMIES AVANT 1894

	CAS	GUÉRIS	GUÉRISONS pour 100
Sanné, Hôpital Enfants-Malades, 1851-75. .	2,351	690	
— Hôpital Sainte-Eugénie.	2,312	599	
V. Hirsch (cité par Welsch en 1895).. . .	1,654	517	
Antitoxine Commitee of clinical Society. .	1,531	434	
Hôpitaux de Londres (1889-93).	323	104	
— (1894).	261	77	
Clubbe (Sydney Children's Hospital). . .	199	64	
Guersant.	156	28	
Eastern Hospital (Londres), 1892-93. . .	140	30	
TOTAL.	8,927	2,543	28,4

ROUX — Enfants-Malades avant 1894.. . . .	27 pour 100
Trousseau —	14 pour 100
CADET — Hôpital Trousseau (1868-1878). . .	20,8 pour 100
MONTI a recueilli 12,376 cas jusqu'en 1887. Guérisons.	26,7 pour 100

CROUPS TRAITÉS PAR L'ANTITOXINE

	CAS	GUÉRIS	GUÉRISONS
Hôpitaux de Londres.	1,422	944	66,3
— opérés.	680	384	56.4

Depuis 3 ans, à Eastern Hospital, on n'a presque pas constaté de cas d'obstruction laryngée qui aient éclaté après l'admission ; on injecte les enfants immédiatement à l'entrée.

TABLEAU COMPARATIF DES CAS DE DIPHTÉRIE LARYNGÉE (ASYLUM BOARD HOSPITALS)

	TOTAL	GUÉRISONS	POURCENTAGE DES GUÉRISONS
Totalité des cas en 1894 opérés ou non. . .	466	177	38

DIPHTÉRIES LARYNGÉES NON OPÉRÉES

	TOTAL	GUÉRISONS	POURCENTAGE DES GUÉRISONS
Hôpitaux du Metropolitan Board (1894).	205	100	48,7

CAS DE DIPHTÉRIES LARYNGÉES TRACHÉOTOMISÉS

	TOTAL	GUÉRISONS	POURCENTAGE DES GUÉRISONS
Hôpitaux du Metropolitan Board	323	104	32,1

Les autres statistiques publiées dans les divers pays concordent à peu près avec ces chiffres.

Examinons maintenant les statistiques de diphtérie laryngée depuis l'introduction de la sérothérapie.

CAS DE DIPHTÉRIES LARYNGÉES (OPÉRÉS OU NON), AVEC ANTITOXINE

	TOTAL	GUÉRISONS	POURCENTAGE DES GUÉRISONS
Hôpitaux du Metropolitan Board	1,422	944	66,3

DIPHTÉRIES LARYNGÉES (NON OPÉRÉS), AVEC ANTITOXINE

	TOTAL	GUÉRISONS	POURCENTAGE DES GUÉRISONS
Hôpitaux du Metropolitan Board	742	560	75,4

DIPHTÉRIES LARYNGÉES TRACHÉOTOMISÉES, AVEC ANTITOXINE

	TOTAL	GUÉRISONS	POURCENTAGE DES GUÉRISONS
Hôpitaux du Metropolitan Board. . . .	680	384	56,4

Conclusions sur les résultats de l'antitoxine dans la diphtérie laryngée.

« Avant l'ère de l'antitoxine, on ne pouvait pas espérer sauver plus de 29 trachéotomies sur 100 ; aujourd'hui, on ne doit pas en sauver moins de 53 ; quant aux diphtéries laryngées, sur 100 cas, on n'en sauvait pas autrefois plus de 48, aujourd'hui on n'en sauve pas moins de 75. Tous les cas compris, on n'en sauvait pas autrefois plus de 34, et maintenant on n'en sauve pas moins de 49.

« Et l'on devrait même en sauver un plus grand nombre encore.

« Je crois être en droit d'attribuer à l'antitoxine la grande diminution de la mortalité que les tableaux ci-dessus indiquent pour ce qui concerne les cas de diphtérie laryngée ; je ne vois pas à quel autre agent thérapeutique on pourrait les rapporter.

Trachéotomie.

« L'influence de l'antitoxine sur les cas de diphtérie laryngée se manifeste encore de deux façons autres que la diminution de la mortalité. Beaucoup d'auteurs ont constaté que le nombre des cas opérables a beaucoup diminué : mais la comparaison entre les statistiques anciennes et les nouvelles pourrait soulever plusieurs objections ; je ne m'y arrêterai pas.

« Ce qui est important à établir, c'est le pourcentage des cas dans lesquels le larynx est atteint sur une série d'enfants, après l'injection d'antitoxine. Tout le monde est d'accord pour reconnaître que le chiffre en est beaucoup plus restreint qu'autrefois, alors qu'on ne possédait pas le sérum.

ANNÉES	CAS DE DIPHTÉRIE	DIPHTÉRIES LARYNGÉES secondaires	POURCENTAGE
1894.	3,042	116	3,8
1895.	2,965	18	0,6
1896.	3,300	16	0,4

DIPHTÉRIES POST-SCARLATINEUSES.

Hôpitaux de Londres (1896).	TOTAL	DIPHTÉRIES LARYNGÉES secondaires	POURCENTAGE
Cas non injectés.	236	38	16,6
Cas injectés.	412	5	1,2

« A l'Eastern Hospital, où je fais injecter le sérum au moment même de l'admission, je n'ai presque pas observé de cas de diphtérie laryngée secondaire depuis trois ans.

« Je crois que si l'antitoxine était injectée d'assez bonne heure dans les cas d'angine diphtérique, le nombre des diphtéries laryngées se trouverait réduit à ceux dans lesquels le croup aurait été le symptôme révélateur de la diphtérie, ou bien dans lesquels le larynx aurait été le premier organe atteint par la maladie.

« Voici un autre fait qui montre que l'antitoxine arrête la formation des membranes : on sait que la diphtérie des voies respiratoires peut causer la mort par deux processus : par extension de la membrane dans les bronches avec suffocation consécutive, et par broncho-pneumonie. »

« J'ai analysé, à ce point de vue, trois séries consécutives de faits (morts par extension membraneuse ou par broncho-pneumonie).

1° 131 cas de morts non injectés (année 1894)
2° 103 — injectés (année 1896)
3° 171 — — (année 1897)

Voici les résultats constatés :

1894	pas d'injections	131	morts	
—	—	22	—	par extension membraneuse
—	—	21	—	par broncho-pneumonie
1896	injections	103	morts	
—	—	3	—	par extension membraneuse
—	—	4	—	par broncho-pneumonie
1897	—	171	morts	
—	—	5	—	par extension membraneuse
—	—	9	—	par broncho-pneumonie

Remarque. — Les 8 cas dans lesquels la mort est survenue, en 1896 et 1897, par extension membraneuse aux bronches, présentaient des symptômes de cette propagation avant qu'on n'eût pratiqué l'injection d'antitoxine.

Les chiffres ci-dessus montrent jusqu'à l'évidence que l'antitoxine a déterminé une notable réduction des cas où la mort est survenue par les deux genres de mort les plus pénibles dans la diphtérie.

Paralysie diphtérique.

« Les auteurs qui ont écrit sur la sérumthérapie se sont peu occupés de l'influence de l'antitoxine sur les paralysies ; l'étude des faits peut nous instruire sur ce point.

« La paralysie diphtérique est plutôt une conséquence de la maladie qu'une complication. Elle n'apparaît guère moins de quinze jours après le début des fausses membranes sur les muqueuses. »

« Le pourcentage moyen des paralysies pour les cas non-injectés a été de 14 pour 100 ; or, depuis l'emploi de l'antitoxine, il s'est élevé et maintenu aux environs de 20 pour 100. Le nombre des paralysies a donc augmenté manifestement depuis 1894. La raison probable de cette augmentation, c'est que les cas graves survivent aujourd'hui en plus grand nombre qu'autrefois aux périls des accidents primitifs ; on bien ils guérissent, ou ils vivent assez longtemps pour pouvoir présenter les manifestations paralytiques. En effet, si l'on considère, comme l'a fait le Dr Woollacott, le nombre des cas de paralysies par rapport au jour de l'injection, on voit que ce nombre augmente considérablement au fur et à mesure que les cas sont injectés plus tardivement. »

FRÉQUENCE DES PARALYSIES D'APRÈS 1,580 CAS DE DIPHTÉRIE TRAITÉS PAR L'ANTITOXINE A EASTERN HOSPITAL PENDANT LES ANNÉES 1895, 1896 ET 1897

JOUR DE L'INJECTION d'antitoxine	TOTAL DES CAS	TOTAL DES PARALYSIES	POURCENTAGE DES PARALYSIES	TOTAL DES CAS GRAVES de paralysies non mortelles	TOTAL DES CAS de paralysies suivis de mort
1er	69	4	5,7	0	0
2e	277	28	10,1	1	0
3e	340	53	15,5	5	3
4e	323	61	18,8	8	7
5e et au delà	571	147	25,7	28	8
TOTAL. .	1,580	293	18,5	42	18

« En somme, les cas de paralysies sont relativement rares lorsqu'on injecte les enfants de bonne heure. D'ailleurs, nous pouvons voir ce qu'étaient les paralysies avant le sérum d'après un tableau qui en a été dressé à Eastern Hospital. Il nous semble permis de considérer ces cas comme des cas relativement bénins, puisque la mort n'y est pas survenue, ou de les mettre en comparaison avec les cas graves qui seraient injectés de bonne heure. »

« Le tableau suivant montre bien que, dans la période présérothérapique, le jour où l'on commençait le traitement hospitalier n'avait aucune influence sur la fréquence des paralysies, ce qui contraste avec ce que nous avons constaté plus haut.

EASTERN HOSPITAL. — CAS NON INJECTÉS EN 1894. — FRÉQUENCE DES PARALYSIES PAR RAPPORT AU JOUR D'ADMISSION A L'HOPITAL

JOUR DE L'ADMISSION	TOTAL DES CAS	NOMBRE DES CAS de paralysies	POURCENTAGE DES PARALYSIES	NOMBRE DES CAS GRAVES non mortels de paralysies	NOMBRE DES CAS MORTELS de paralysies
1er	29	3	10,3	0	0
2e	100	12	12,0	1	0
3e	106	10	9,4	1	1
4e	73	4	5,4	0	0
5e et au delà	144	20	13,8	3	3
TOTAL. .	452	49	10,8	5	4

« Tous ces résultats numériques montrent bien que les cas traités de bonne heure par l'antitoxine sont moins susceptibles de se compliquer de paralysies que ceux dans lesquels on n'a pas fait d'injection, et que tout autre traitement est impuissant à modifier la physionomie de ces paralysies.

Importance d'un traitement précoce.

« Cette importance, déjà constatée par les résultats précédents, devient encore plus manifeste si l'on étudie la mortalité par rapport au jour de l'injection de sérum.

L'influence de la date de l'injection est très marquée dans les rapports du Metropolitan Asylum Board.

En 1894 (pas d'antitoxine).

Admis le 1er jour.	133 diphtériques
Morts.	30
Pourcentage.	22,5
Admis le 2e jour.	539
Morts.	146
Pourcentage.	27

En 1895-96 (antitoxine).

Admis le 1er jour.	143
Morts.	7
Pourcentage.	4,8
Admis le 2e jour..	809
Morts.	121
Pourcentage.	14,9

En 1897 (Brook et Eastern Hospitals) (antitoxine).

Admis le 1er jour.	66
Morts.	1
Pourcentage.	1,5
Admis le 2e jour..	317
Morts.	16
Pourcentage.	5

« D'ailleurs, cette nécessité de l'injection précoce se dessine encore très clairement dans les comptes rendus concernant la diphtérie post-scarlatineuse ; cette affection était jadis redoutée et causait beaucoup de soucis aux Comités d'administration ainsi qu'aux surintendants médicaux des différents hôpitaux. La raison de ces angoisses était la grande fréquence de la mortalité, qui ne s'élevait pas à moins de 50 pour 100 dans les différents hôpitaux.

« Or, en 1895, le traitement antitoxique fut employé dans ces cas, et, d'après des chiffres absolument certains, en voici les résultats :

Eastern hospital.	25	pour 100
Northern.	5	—
Western.	8	—
South Western.	14	—
Fountain.	6	—

et encore faut-il ajouter que tous les cas n'ont pas été injectés. En 1896 et 1897, années où les cas injectés ont été plus nombreux encore, la mortalité moyenne constatée a été de 4,5 pour 100.

« Le processus exsudatif membraneux s'arrête et disparaît rapidement ; s'il s'en trouve dans les fosses nasales, on voit cesser rapidement l'écoulement sanieux qui est de règle dans ce cas : l'atténuation de l'inflammation pharyngée permet au malade de se reposer et de se sustenter ; l'état général s'améliore visiblement en même temps que le processus local s'arrête. Le pouls diminue, la température s'abaisse, et le malade entre bientôt en convalescence.

« *Je ne crois pas être en dehors de la vérité en affirmant que peu de remèdes ont été soumis à une critique plus passionnée que ne l'a été l'antitoxine, et que bien peu d'entre eux sont sortis vainqueurs de l'enquête d'une façon aussi triomphante.*

« GOODALL. »

Ces paroles de Goodall synthétisent éloquemment les résultats et la puissance du nouveau traitement.

QUELQUES STATISTIQUES A L'ÉTRANGER (TABLEAU X)
(Résumant les publications suivantes).

AUTEURS	TITRES OU PAYS DES PUBLICATIONS	CAS	MORTS
Karl Furth.	Clinique de Fribourg.	150	23
Cuno.	Hôpital Dr Christ.	483	51
Soltmann.	Hôpital d'Enfants. — Leipzig.	439	88
Hammer.	Clinique de Heidelberg.	112	17
Vierneisel.	Hôpital municipal de Coblenz.	150	19
Stoos.	Hôpital Jeuner, Berne.	30	1
Zuppinger.	Hôpital Kronprinz Rudolf, 1895.	163	40
—	— 1896.	166	30
Neurath.	Carolinen Kinderspital.	100	13
Ganghofner.	Hôpital François-Joseph (1894-96).	628	90
Gerloczy.	Hôpital Ladislas.	500	108
Belin.	Clinique d'Enfants. — Strasbourg.	529	56
C. Meyer.	Clinique de Zurich.	152	23
Lenharz.	Hôpital Saint-Georges. — Hambourg.	182	23
Rumpf.	Krankenhaus de Hambourg-Eppendorf.	150	29
Vierhuff.	Hôpital de Riga.	116	31
Clubbe.	Hôpital d'Enfants de Sidney (Australie).	300	60
Mc Collon.	Hôpital municipal de Boston.	1,359	170
—	Ville de Boston en 1895.	4,059	588
M'Naughton.	Hôpital municipal de Birmingham.	17	»
Slater et Cameron.	Saint-Georges Hospital (1894-96).	180	35
Weber.	Diakonissenanstalt (Dresde, 1896).	218	30
—	— (— 1897).	209	29
—	Kinderheilanstalt (Dresde, 1895).	196	26
Egger.	Policlinique de Bâle, 1895.	267	21
Palmer.	Pratique privée (Württenberg), 1896.	107	6
Karl Voigt.	District de l'auteur (1894-97).	54	11
Walter.	Pratique privée (1895-97).	109	2
A. Wietz.	Résultats généraux en Hollande (1895-96).	855	104
D'Aguanno.	Pratique privée.	34	8
Kossel.	Charité (Berlin, 1894-96).	285	40
American Society.	Premier rapport.	5,794	713
—	Deuxième rapport.	1,704	360
Belgique.	Enquête officielle de 1897.	734	118
Mc Alister.	Pratique personnelle.	260	5
Mac Rogers.	New-York Health Department.	9,893	1,810
—	Chicago (épidémie d'octobre 1895).	1,468	94
—	Newark (New-Jersey), 1895.	606	85
Total de cette série de statistiques.		32,758	4,957

Sur 150 nouveaux cas de diphtérie traités par le sérum curatif de Behring à la clinique médicale et chirurgicale de Fribourg.

Ueber 150 weitere mit Behring'schem Heilserum in der medicinischen und chirurgischen Klinik zu Freiburg i. B. behandelte Diphteriefälle, par le Dr Karl Furth (*Münch. med. Wchnschr.*, XLIII, 19, 1896).

A la clinique médico-chirurgicale de Fribourg on a traité 150 diphtériques avec du sérum. Selon Fürth, le diagnostic a été, chez 123 malades, établi par examen bactériologique, chez 27 il a été seulement clinique, néanmoins établi avec toute certitude (expectoration de membranes). 5 enfants atteints de croup avaient des bacilles dans le pharynx, bien qu'il fût exempt d'exsudats. L'un d'eux avait simultanément la rougeole.

Parmi *122 enfants atteints de diphtérie pure, 12 sont morts* = 9,8 pour 100. Ont été trachéotomisés 26 = 21,3 pour 100, dont 9 = 34,6 pour 100 ont succombé. Chez 28 malades, la diphtérie était accompagnée d'autres maladies infectieuses (rougeole, scarlatine, fièvre typhoïde, tuberculose). Sont morts 11 = 39 pour 100. Ont été trachéotomisés 9 = 32 pour 100, dont 6 = 66,6 pour 100 avec issue mortelle. La mortalité totale a donc été de 15,3 pour 100 (de 1889 à 1894, elle avait été de 34 = 53,6 pour 100 ; la trachéotomie ayant présenté à cette époque une mortalité de 67 = 82 pour 100).

Les matériaux d'observation ont consisté en :

Cas légers.	37
Cas moyens	35
Cas graves.	78

Au-dessous de deux ans, 3 morts, 2 opérés.

Les quantités de sérum employées pendant cette période ont été plus fortes que dans les périodes précédentes.

46 malades entrés pendant les deux premiers jours de la maladie ont tous guéri.

L'action du sérum a été manifeste sur la fièvre, l'état général et sur la marche du processus local. On n'a pas constaté de lésions rénales.

Dans 6 cas, on a constaté une éruption.

Zwei Jahre Diphtherie serumtherapie, par le Dr F. Cuno. (*Deutsche med. Wochenschr.*, XXII, 52, 1896.)

Deux années de sérothérapie de la diphtérie.

Cuno a traité avec du sérum *483* enfants depuis le 1er octobre 1894 au 1er octobre 1896, à l'hôpital du Dr Christ, à Francfort-sur-Mein.

282 enfants ont été gravement atteints, 112 moyennement et 89 légèrement. Sont morts *51* = 10,5 pour 100.

5 malades sont entrés mourants, 12 autres sont morts d'autres maladies survenues après la guérison de la diphtérie. Après soustraction de ces cas, la mortalité s'élève à 7,03 pour 100. Pendant les années de 1889 à 1893, elle a oscillé entre 32,6 et 43,8 pour 100 (1893).

L'année 1894 a présenté, jusqu'au moment de l'institution de la sérothérapie, une mortalité de 36,4 pour 100. En dehors du sérum on avait recours à un traitement reconstituant, excitant dans quelques cas. Cuno a administré le sérum à fortes doses, qu'on répétait si l'amélioration se faisait attendre. Il a observé sous l'influence du sérum une amélioration de l'état général, rarement une chute critique de la température. Dans le larynx les exsudats ont été lents à disparaître, tandis qu'une affection nasale concomitante s'améliorait rapidement. Cuno n'a pas observé après la sérothérapie, la propagation du processus diphtérique dans les voies respiratoires inférieures.

Parmi 125 enfants atteints de sténose, il a, chez 71, observé la rétrocession des phénomènes sténotiques. 54 enfants ont été opérés. Sont morts 17 (dont 2 de tuberculose) = 31,5 pour 100.

L'albuminurie a été observée dans 126 cas. Elle ne suivait pas une marche parallèle aux autres phénomènes. Une grande quantité d'albumine avec une lésion locale peu étendue a été le plus souvent observée chez les malades traités tardivement.

La néphrite aiguë a été rencontrée 4 fois. Cuno ne croit pas à une lésion des reins par le sérum.

On a constaté :

Faiblesse cardiaque, 76 fois ;

Paralysies, 78 fois ;

Abcès au niveau de la piqûre, 8 fois (sur 640 injections).

Les éruptions ont eu lieu 104 fois.

Sur 363 malades on a trouvé, à l'examen bactériologique, des bacilles diphtériques chez 291. (Mortalité, 13,05 pour 100.)

Chez 15 malades arrivés tardivement, avec une diphtérie grave avancée, les bacilles diphtériques firent défaut.

Die Resultate mit Behring'schem Heilserum im Kinderkrankenhause, 1895, par le Dr O. SOLTMANN. (*Arb. aus d. pädiatr. Klinik zu Leipzig. Jahrb. f. Kinderheilk*, XLII, l. p. 1, 1896.)

Résultats obtenus avec le sérum curatif de Behring à l'hôpital d'enfants, 1895.

Se basant sur son expérience clinique prolongée, Soltmann est de plus en plus convaincu que le sérum « abrège indiscutablement la marche de la diphtérie non compliquée, qu'il la rend plus légère et plus bénigne et que, lors de son emploi précoce, il en diminue notablement la mortalité. »

A l'hôpital d'enfants de Leipzig, selon sa communication, depuis le 1er janvier au 31 décembre 1895, on a traité, pour diphtérie, *439* enfants, dont 432 ont reçu du sérum. Sont morts *88* = 20,8 pour 100, dont ont succombé :

30 à la diphtérie du pharynx (13,7 pour 100);

8 à la diphtérie du larynx (28,6 pour 100);

40 à la diphtérie du nez, du pharynx et du larynx (28,2 pour 100).

Sur 127 intubés, traités par le sérum, 50 sont morts = 39,3 pour 100.

Les résultats s'amélioreront lorsque les malades entreront en traitement d'une façon plus précoce. 34,3 pour 100 ont été seulement reçus dans le service pendant les *trois* premiers jours de leur maladie, ce qui charge beaucoup la statistique, car la diphtérie laryngée, primitive ou secondaire, est très fréquente à Leipzig. Lorsqu'on injecte de bonne heure et qu'on tube de bonne heure, les phénomènes de sténose disparaissent rapidement.

Si l'on injecte trop tard, l'emploi du sérum ne peut plus empêcher le croup descendant parce que les fausses membranes, plus minces vers les parties inférieures de la trachée, s'y transforment en des masses pâteuses, collantes, que les efforts d'inspiration entraînent vers les bronches où elles peuvent déterminer une pneumonie d'aspiration.

Weitere Erfahrungen über Behandlung der diphtherie mit dem, Behring'schem Heilserum, von Hammer (*Deutsche med. Wchnschr.*, XXII, 51, 1896).

Observations nouvelles sur le traitement de la diphtérie par le sérum curatif de Behring, par Hammer.

Les observations de Hammer partent sur *112* enfants soignés à la clinique de Heidelberg. L'examen bactériologique a donné 87 cas de bacille de Loffler et 18 résultats négatifs. Dans 7 de ces cas, l'examen bactériologique n'a pas été pratiqué. Parmi 25 enfants sur lesquels cet examen avait été négatif ou n'avait pas été pratiqué, l'autopsie a démontré 3 fois la diphtérie.

Mortalité globale : *17* cas = 15,17 pour 100.

Parmi les 90 cas examinés bactériologiquement, la mortalité s'est élevée à 17,6 pour 100.

De 1889 à 1894, la mortalité du service de diphtérie avait oscillé entre 41 pour 100 et 77 pour 100.

En 1894-1895 elle a été de 25 pour 100.
En 1895-1896 — 17,6 —

On a pratiqué 27 trachéotomies en 1895-1896 : 13 morts = 48 pour 100.

Dans 17 cas, le croup a rétrocédé.

Sur 36 enfants, on n'a pas constaté de croup : un seul d'entre eux est mort.

Même sur les enfants légèrement atteints, on a constaté une amélioration manifeste de l'état général sous l'influence de la sérothérapie.

La diphtérie septique a été également améliorée. Le larynx n'a jamais été atteint tardivement.

Le sérum a échoué dans 4 cas.

On n'a pas noté d'accidents sérieux, à part les incidents post-sériques ordinaires,

L'albuminurie n'a pas été influencée. Peu de paralysies.

Sur Casuistik der Serumtherapie der Diphterie, von VIERNEISEL *(Munch. med. Wchnschr* XLIII, 19, 1896).

Sur une série de cas de diphtérie traités par la sérumthérapie, par VIERNEISEL,

Dans l'hôpital municipal de Coblenz, on a soumis à la sérothérapie, depuis octobre 1894 jusqu'en avril 1896, *150* diphtériques ; la statistique des résultats a été relevée par Vierneisel.

19 sont morts (12,7 pour 100).

Les meilleurs résultats ont été obtenus par l'emploi précoce du sérum.

Sur 76 malades, la diphtérie laryngée a prédominé, 64 ont dû être opérés. 15 opérés sont morts.

Donc, sur les 19 morts, 15 avaient été opérés.

Mortalité des cas opérés $\frac{1500}{64} = 23,4$ pour 100.

Les années précédentes (1891-1894) la mortalité allait de 56 pour 100 à 64,7 pour 100.

On a noté 67 cas d'albuminurie, dont 5 graves. Jamais il n'est apparu d'accidents secondaires sérieux. Sur 4 enfants, on a noté une récidive dans la même année. Parmi les 19 enfants qui sont morts, 6 étaient entrés mourants.

5 sont morts de propagation bronchique :
6 de pneumonie ;
6 entrés mourants :
1 de paralysie cardiaque au 5e jour :
1 par complication rubéolique.

Mittheilungen aus dem Gébiete der Kinderheilkunde, von Max Stoos, Bern, 1895.

Communications sur les maladies des enfants, par Max Stoos, Berne 1895.

Stoos a traité 30 enfants avec le sérum à l'hôpital infantile Jenner, à Berne. Il n'a pas observé d'accidents secondaires.

9 malades nettement diphtériques ont été traités dans les deux premiers jours ; les exsudats ont rapidement disparu.

Chez tous les malades en général, le sérum a provoqué l'arrêt du processus extensif membraneux, même dans les cas de diphtéries graves.

Un *seul* enfant est *mort*, traité d'abord en dehors de l'hôpital, et injecté au 10e jour à l'hôpital : il avait, à son entrée, une paralysie très accentuée.

On trouva des lésions dégénératives dans la moelle épinière, et les ganglions centraux.

Donc : *1* mort sur *30* = 3,3 pour 100.

Aus dem Kronprinz-Rudolf-Kinderspital: Ueber die Erfolge der Serumtherapie bei Diphterie im Jahre, 1895, von ZUPPINGER (*Wien. Klin. Wochenschr.*, IX, 22, 1896).

Hôpital d'enfants du Kronprinz Rudolf. Sur les succès de la sérumthérapie dans la diphtérie en 1895, par ZUPPINGER.

En 1895, Zuppinger a pratiqué la sérumthérapie sur *163* enfants à l'hôpital du Kronprinz Rudolf, à Vienne.

40 sont morts, soit 24,5 pour 100.

Si on en retranche 6 qui ont été amenés mourants, la mortalité devient

$$\frac{3400}{163} = 19 \text{ pour } 100.$$

De 1887 à 1891, elle a été seulement un peu plus élevée, tandis qu'en 1894, elle a été de 47 pour 100 — au lieu que pendant la période d'essai de sérumthérapie de la même année, elle est tombée à 36,9 pour 100.

On a noté :

Diphtérie pharyngée. . . .	72 cas	8 morts	= 11	pour 100.
Dipht. naso-pharyngée . .	32	— 13 —	= 28	—
Dipht. pharyngo-laryngée.	56	— 14 —	= 25	—

La mortalité la plus élevée s'est montrée dans la première année, 69 pour 100 — elle a diminué progressivement avec l'âge.

L'emploi du sérum n'a pas influencé les grandes oscillations de morbidité selon les mois de l'année.

Pas d'accidents secondaires.

En cas d'angine, on a injecté de 1,000 à 1,500 unités.

En cas de croup, — 2,000 à 3,000 —

L'albuminurie n'a pas été influencée par le sérum. On a noté 3 cas de paralysie.

Très rapidement, les exsudats se sont limités et décollés sous l'influence du sérum ; ce remède a également entravé la propagation du processus vers le larynx.

La diphtérie nasale a résisté d'une façon très opiniâtre à la sérumthérapie ; une fois même totalement.

L'action du sérum sur le croup a été très frappante ; sur 51 malades atteints de croup, 15 sont morts, soit 29,41 pour 100. — Dans 12 cas, la sténose a rétrocédé.

Parmi les 39 autres enfants atteints de croup :

36 ont été tubés,
2 ont été trachéotomisés primitivement,
1 — — secondairement,

Sur les 36 tubés, 14 sont morts, soit 39 pour 100.

Les 2 trachéotomisés d'emblée ont guéri.

Le trachéotomisé secondairement est mort d'hémorragie.

Les guérisons de croup ont surpassé de 10 pour 100 les chiffres de 1894.

La durée du tubage a été abrégée depuis le sérum. La paralysie cardiaque a été fréquente et le sérum n'a pu la conjurer.

Dans 3 cas, la diphtérie s'est propagée à l'estomac malgré le sérum.

Le chiffre des guérisons a été d'autant plus élevé que le traitement a été institué plus tôt.

Zuppinger déclare que le sérum est le meilleur remède actuel contre la diphtérie.

Unsere Erfahrungen in der Serumtherapie bei Diphtheritis im Jahre 1896, von Zuppinger (*Wien. Klin. Wchnschrft*, X, 10, 1897).

Nos observations sur la sérumthérapie diphtérique, en 1896, par Zuppinger.

En 1896, les bienfaits du sérum antitoxique ont été encore plus frappants :

Sur 166 enfants, la mortalité a été de 18 pour 100. En faisant abstraction des enfants arrivés mourants, cette mortalité a été de 12 pour 100 ; pas d'accidents secondaires. On a donné de fortes doses : 1,000 à 2,000 unités, et au bout de 24 heures, si la diphtérie ne rétrocédait pas, on allait jusqu'à 5,000 unités.

91 enfants ont eu une diphtérie pharyngée.

Mortalité : 5 pour 100.

Si on retranche les arrivés mourants : 3 pour 100.

24 enfants ont eu la forme naso-pharyngée.

Mortalité : 37 pour 100.

48 enfants ont eu la forme pharyngo-laryngée.

Mortalité : 33 pour 100.

3 cas de diphtérie nasale guéris.

L'influence du sérum sur les accidents cardiaques a été manifeste.

Parmi les 48 enfants atteints de croup, 16 sont morts, dont 5 amenés mourants ; si on les retranche, la mortalité du croup tombe à 25 pour 100.

Sur 16 cas, une sténose existant déjà a rétrocédé ; jamais sur des enfants injectés, on n'a vu le larynx se prendre consécutivement à l'angine.

On a pratiqué 32 tubages. — Mortalité : 43 pour 100. — Les tubes ont été laissés en place *très peu de temps*.

Weitere Mittheilungen über die Serumbehandlung der Diphtherie im Carolinen-Kinderspitale in Wien, von Dr Rudolf Neurath (*Wien. klin. Wochenschr.*, IX, 35, 1896).

Nouvelles communications sur le traitement de la diphtérie, par le sérum, à l'hôpital d'enfants « Carolinen », à Vienne par Rudolf Neurath.

Neurath considère le sérum curatif comme un remède exerçant une influence favorable sur la diphtérie. Il a traité, à l'hôpital d'enfants « Carolinen » à Vienne, depuis le mois d'août 1895 jusqu'au mois de juillet 1896, — *100* enfants, dont 99 reçurent des injections de sérum (un enfant étant entré mourant). Sont morts : *13* pour 100, — tandis qu'à Vienne, au même moment, la mortalité a été de 20,1 pour 100.

Le nombre d'entrées a été moindre que l'année précédente.

Sur 90 cas de diphtérie cliniquement certaine on a trouvé dans 78 cas des bacilles. Chez la plupart des enfants, la maladie n'avait pas un caractère très grave. Il était de règle d'administrer d'abord 1,000 unités I.-E. et de répéter la dose si la maladie ne subissait pas d'arrêt.

Diphtérie du pharynx chez 69 enfants, 1 mort par paralysie cardiaque.

Croup laryngé, chez 28 enfants, 9 morts.

Diphtérie septique, chez 3 enfants, 3 morts.

Parmi ces enfants, il y a eu 12 enfants âgés de moins de 1 an. 3 morts
— — 23 — 2 ans. . . . 6 —
7 de ces enfants ont été trachéotomisés (5 morts).

Abstraction faite du caractère peu grave de l'épidémie, toutes les autres conditions ont aussi été favorables.

Les enfants ont été amenés relativement de bonne heure à l'hôpital (Entrées pendant les 2 premiers jours de la maladie = 47, morts : 2).

Il est remarquable que parmi les enfants amenés vers le 9ᵉ ou 8ᵉ jour de la maladie, il n'y a eu que 2 morts.

L'état général a été peu influencé par le sérum. Descente de la température le plus souvent en lysis. L'extension de l'exsudat sur des parties du pharynx (étant déjà le siège de rougeur et d'œdème) durant les premières 24 heures du séjour à l'hôpital, a été observée dans 11 cas. Chez les enfants guéris, la disparition des exsudats a eu lieu du 1er au 5e jour.

Chez 29 enfants atteints de croup, dans 14 cas la sténose a rétrocédé.

La trachéotomie pratiquée dans 15 cas a donné 6 morts = 40 pour 100 ; pas de croup secondaire.

Erfahrungen mit dem Behring'schem Diphterie-Heilserum (Aus. d. Berichte d. Kaiser Franz Joseph Kinderspitales für d. Jahr, 1896, erstattet), von prof. GANGHOFNER (*Prag. med. Wochenschr*, XXII, 12, 1897).

Observations recueillies sur le sérum diphtérique curatif de Behring (Extrait du rapport sur l'hôpital d'enfants de l'empereur François-Joseph, de l'année 1896), par le Pr GANGHOFNER.

Depuis la fin du mois de mai 1894 jusqu'à la fin de l'année 1896, Ganghofner a traité, à l'hôpital d'enfants Kaiser Franz Josef, à Prague, *628* enfants avec du sérum. Parmi ces enfants, 152 avaient moins de 2 ans, et 201 moins de 4 ans.

252 enfants ont eu de la sténose laryngée.

Sont morts, *90 malades* = 14,3 pour 100.

Des 252 malades atteints de croup, 73 ont guéri sans intervention, 179 ont été opérés (le plus souvent intubés), dont 47 sont morts = 26,2 pour 100 (au lieu que : plus de 60 pour 100 mouraient autrefois).

La mortalité totale de 1892 à 1894, jusqu'au début de la sérothérapie, a été de 43 à 45 pour 100.

Les éruptions sont devenues de plus en plus rares.

L'albuminurie a été notée seulement chez 19,7 pour 100 des malades.

La sérothérapie peut avec raison être considérée comme efficace et sans aucune nocuité.

Résumé. . .	Mortalité avant la sérothérapie. . .	44,5 pour 100
	— depuis — . . .	14,3 —

Die Heilserumbehandlung gegen Diphterie, in dem Budapester Stefanie Kinderspital (402 cas). Dritter Vortrag von Dr Johann Bokay (*Jahrb. f. Kinderheilk*, XLIV, 2 p. 133, 1897).

Bokay. *Traitement de la diphtérie par le sérum curatif*, à l'hôpital d'enfants « Stefanie », à Budapest.

Bokay, sous l'impression acquise par le traitement de 402 malades, est complètement convaincu de l'efficacité du sérum, dont il considère l'emploi comme le devoir de conscience de tout médecin. Ses observations vont de septembre 1894 au 1er janvier 1896. Tout traitement local a été abandonné.

La mortalité a été la suivante (les chiffres entre parenthèses se rapportent à la mortalité des 3 années précédentes) :

Sont morts (en faisant toujours abstraction des enfants entrés mourants), 22, 5 pour 100 (42 à 58 pour 100).

Ont été opérés . . 151 = 37,5 pour 100.
Morts opérés . . . 44,5 pour 100.
— non opérés 10 2/3 —

Le chiffre d'opérations s'élevait autrefois de 48 à 57 pour 100.

Se passaient d'opération en	1892	15,2	pour 100.
— —	1893	8,6	—
— —	1894	11,6	—
— —	1895	26	—

parmi les malades atteints de sténose.

A Budapest la mortalité de 34 à 37 pour 100 (1892 et 1894) est tombée à 22 1/2 pour 100.

On a pratiqué l'examen bactériologique de 393 malades.

Les bacilles ont été constatés dans 370 cas.

La plus grande partie des enfants entrés à l'hôpital étaient gravement atteints.

80 pour 100 des malades étaient âgés de moins de 5 ans.
17 — — — — de 2 ans.

60 pour 100 de la mortalité totale incombent à l'âge de un et deux ans.

Parmi les opérés. . . 48 pour 100 } avaient moins de 2 ans.
Parmi les non opérés 31 — }

La diphtérie du pharynx est très heureusement influencée par le sérum.

1° Un assez grand nombre de croups échappent à l'opération.

2° Le chiffre des guérisons des opérés s'est élevé.

3° La durée de l'intubation a été abrégée (18 heures en moyenne).

Sanné avait jadis trouvé, sur 224 cas, 54 pour 100 d'albuminuries, Bokay en a relevé 49 pour 100 ; il ne faut donc pas parler de néphrite due au sérum.

Les paralysies ont été notées chez 9 pour 100 des enfants, ce qui n'infirme en rien l'action curative du sérum ; Meyer a montré, en effet, que la névrite dégénérative peut prendre naissance dès le troisième jour, et le sérum ne modifie pas les lésions anatomiques.

Les éruptions ont été de 22 pour 100.

Ces éruptions, lorsqu'elles apparaissent *tardivement, ne dépendent pas d'une infection streptococcique*, et ne sont pas. d'ailleurs, modifiées par le sérum antistreptococcique.

Sur ce point, Bokay, se basant sur sa pratique personnelle, s'élève contre l'assertion de Sevestre, qui a attribué les éruptions secondaires au streptocoque.

Bokay combat également l'enseignement de Sevestre qui consiste à n'employer le sérum antidiphtérique, même dans un cas cliniquement certain, qu'après un examen bactériologique préalable (Brückner).

Les injections immunisantes se sont également montrées efficaces (1).

(1) Nous donnerons plus loin la statistique totale du Pr Bokay jusqu'en 1899 ; les cas ci-dessus y sont compris, mais nous ne les avons pas comptés à part dans notre statistique générale, de façon à ne pas faire double emploi.

Ueber den Werth der Serumtherapie bei Diphterie, von SIGMUND VON GERLOCZY (*Wiener Klin. Rundschau*, 1896).

Sur la valeur de la sérumthérapie dans la diphtérie, par SIGMUND VON GERLOCZY.

Gerloczy a traité *500* malades à l'hôpital Ladislas, à Buda-Pest; la quantité des malades a été à peu près la même que dans les années précédentes 1893-94.

En 1893,	Guérisons,	64,3	pour 100
1894,	—	72,3	—
1895,	—	88,9	—

Donc la mortalité a été

En 1893.	. . .	35,7	pour 100
1894.	. . .	27,7	—
1895.	. . .	11,1	—

Le bacille diphtérique a été trouvé sur 442 malades : la mortalité totale a été de *108*, dont 24 le premier jour de l'entrée (9 diphtéries pharyngées pures), 29 pendant les premières 48 heures.

Le croup pur a frappé.	72 malades
Mortalité.	38,8 pour 100
Croup et angine. . .	113 malades
Mortalité.	41,6 pour 100
Angine et rhinite. . .	315 malades
Mortalité.	10,5 pour 100

Gerloczy a été frappé par la chute rapide des membranes sous l'influence du sérum.

Le sérum a une action antipyrétique manifeste.

L'albuminurie a été constatée, en moyenne, dans 30,8 pour 100 des cas.

La *moitié* de ces malades avaient de l'albumine dès le jour de de leur entrée à l'hôpital.

Les albuminuries ont été fugaces.

Un enfant est mort d'urémie le 15e jour.

Parmi les 72 malades ayant eu le croup,

55 ont été tubés,

28 sont morts, soit : 51 pour 100.

En 1893, la mortalité avait été de 73,1 pour 100

1894, — — 82,6 —

Parmi les 113 malades atteints d'angine et de croup,

82 ont été tubés,

43 sont morts, soit 52,5 pour 100.

En 1893, la mortalité avait été de 88,9 pour 100

1894, — — 92,9 —

Ces chiffres démontrent nettement l'influence favorable du sérum sur la diphtérie du larynx.

Paralysies du voile palatin . 25

Paraplégie. 1

Les éruptions ont été de 26,6 pour 100.

Un de ces malades a eu du purpura.

Ueber die Serumtherapie bei Diphterie, von Belin (*Münchn, med. Wochenschr.*, 1897).

Sur la sérumthérapie dans la diphtérie, par Belin.

A la clinique d'enfants de Strasbourg, on est arrivé progressivement à une appréciation plus favorable du sérum.

D'après Belin, en 1896, on y a traité *529* enfants par le sérum ; on a abandonné le traitement local ; dans le croup, on a continué le *spray*. — Nombre de morts = *56*, soit : 10,6 pour 100.

Les années précédentes, la mortalité oscillait entre 19,7 pour 100 (1890) et 36,6 pour 100.

En 1895, on a seulement traité la moitié des enfants par le sérum.

Mortalité : 19,2 pour 100.

En 1894, les morts étaient de 30,4 pour 100.

Le nombre des entrées a été 2 ou 3 fois plus considérable qu'autrefois.

Parmi les malades, moyennement atteints, et s'élevant au nombre de 243, on en a trachéotomisé 25 pour 100 ; jadis, on en opérait 60 pour 100.

98 enfants ont été atteints d'une façon assez grave. — Morts = 6.

Le croup a atteint 181 malades ; 29 n'ont pas eu de sténose — sur 20, la sténose a rétrocédé. — Tous ont guéri.

On a dû opérer 132 enfants (la moitié est arrivée dans les 3 premiers jours de la maladie).

Trachéotomies. 130 cas
Tubages. . . 2
Mortalité. . . 33 = 44 pour 100

Autrefois, la mortalité avait été de

50,6 pour 100 en 1894

Les éruptions ont été notées 15 fois = 2,8 pour 100 ; deux de ces cas ont présenté une desquamation.

Ueber die modifikation der Klinischen Verlaufes der Diphterie durch die Anwendung der Heilserums, von G. Meyer (*Deuts. Arch. f. Klin. Med.*, p. 465, 1897).

Sur les modifications dans l'évolution de la diphtérie sous l'influence du sérum curatif, par C. Meyer.

Les observations de Meyer ont été relevées à la clinique de Zurich, sur 157 malades. de novembre 1894 jusqu'au 31 décembre 1896 (2 ans).

152 malades ont eu la diphtérie,

62	dipht. naso-pharyngienne.	mortalité	8	pour 100
25	— laryngée. . . .	—	24	—
65	— pharyngo-laryngée.	—	13,8	—

Pour établir le diagnostic bactériologique il a suffi, dans 80 pour 100, de faire un examen direct et, 29 fois, il a fallu faire des cultures, qu'on a souvent répétées jusqu'à 7 fois.

Toujours, à côté du bacille de Loffler, on *a trouvé d'autres bactéries* parmi lesquelles le streptocoque qui n'a pas imprimé à la maladie un caractère grave.

La mortalité de trachéotomie a été de 38,8 pour 100
— avant le sérum — 49,7 —

Sur les 36 opérations, 33 ont dû être pratiquées dans les 48 premières heures.

Comme complications pulmonaires, on en a trouvé 6,6 pour 100 au lieu de 24,5 pour 100 qu'on trouvait autrefois.

Les éruptions ont eu lieu dans 7,2 pour 100 des cas,

Zur Heilserum-Frage bei der Vorbengung und Behandlung der Diphterie, von Prof. LENHARTZ (*Centr. Bl. f. Kinderheilk.*, p. 20, 1897).

Sur la question du sérum curatif dans la prophylaxie et le traitement de la diphtérie, par le Pr LENHARTZ.

Lenhartz a recueilli ses observations à l'hôpital Saint-Georges, de Hambourg; il divise son travail en 6 chapitres.

1er *chapitre*. — Sur la valeur de l'immunisation.
2e — Résultats de la sérumthérapie.
3e — Exanthèmes et autres accidents consécutifs au sérum.
4e — Récidives de la diphtérie.
5e — Herpès labial.
6e — Contagion familiale.

1er *chapitre*. — Dans le courant d'une année, on a immunisé 201 enfants, à cause d'une épidémie de conjonctivite diphtérique qui avait éclaté dans l'hôpital. *Aucun cas* de contagion n'a été observé.

On a également immunisé 5 enfants atteints de rougeole, et 46 atteints de pseudo-diphtérie.

Pas de contagion de diphtérie.

2e *chapitre*. — En 1895, on a reçu 182 malades avec le diagnostic : *diphtérie*. Sur ce nombre, 137 avaient réellement la diphtérie. Tous les malades ont reçu du sérum.

Mortalité : 12,4 pour 100.

Beaucoup de ces malades, quelques-uns même jeunes, ont été amenés très tard (au delà du 5e jour).

Trachéotomies immédiates. . 25
Mortalité. . . . . 6 = 24 pour 100.

Plusieurs croups, au nombre de 45, ont été reçus en chirurgie. Morts 13, soit 28,8 pour 100.

Trachéotomies. 39
Morts. . . . 30, soit 76 pour 100 de mortalité.

La mortalité totale a été de 16,47 pour 100.

Avant le sérum (1889-93) elle était de 43 pour 100.

Le pourcentage total des opérés a été de 35,16 pour 100
La mortalité totale a été de. . . . 28 —

3e *chapitre*. — Pas d'action nocive sur le rein.

Sur les 228 malades sérumthérapisés (diphtériques ou non), on a eu 35 éruptions, soit 15,3 pour 100.

On a constaté des érythèmes urticariens sans fièvre *même dans les cas tardifs*.

Dans 8 cas, on a eu du gonflement articulaire.

4e *chapitre*. — 3 récidives sur 137 cas.

5e *chapitre*. — 5 cas d'herpès sur 137, chez des diphtériques avérés.

Die Ergebrüsse der Diphteritisbehandlung mit Behring'schem Heilserum im Neuen Allgemeinen Krankenhause zu Hamburg-Eppendorf, von Pr Rumpf und Dr Bieling (*Mittheil aus d. Hamb.* p. 20, 1897).

Résultats du traitement de la diphtérie par le sérum curatif de Behring par le Pr Rumpf et le Dr Bieling.

Du mois d'août 1894 jusqu'au 1er octobre 1896, Rumpf a traité *150* cas de diphtérie ; *29* sont morts = 19,3 pour 100.

Chez les sérumthérapisés, mortalité 10 pour 100
Chez les non traités. . . — 33,3 —
Trachéotomisés. . . . — 44 —
Morts. . . . . — 13 = 29,5 pour 100

On a immunisé 20 coquelucheux, sans accidents secondaires.

Conclusions.

1° Aucun effet nocif n'a été causé par le sérum :

2° Le processus local a été arrêté par l'injection ;

3° Dans aucun cas, la diphtérie n'a gagné le larynx après l'injection ;

4° Dans des conditions identiques d'observation, la mortalité a fortement diminué ;

5° La mortalité de trachéotomie a été également fortement abaissée ;

6° Avant le sérum, il se produisait souvent des propagations tardives au larynx, qui nécessitaient des opérations tardives (jusqu'au 8e jour), rien de semblable depuis le sérum.

Ueber die im Stadtkrankenhause zu Riga gemachten Erfahrungen mit Behring'schem Diphtherie-Heilserum von Wilhelm Vierhuff (*Petersb. med. Wochenschrift*, 1896).

Observations sur les cas traités à l'hôpital de Riga avec le sérum curatif de Behring.

De décembre 1894 jusqu'en juillet 1896, on a traité par le

sérum *116* diphtériques âgés de 2 à 5 ans et entrés tous après plus de 3 jours de maladie.

Pharyngites diphtériques. . . .	15		
— et laryngites dipht. .	81		
Croups seuls.	20		
Trachéotomies.	57	= 49	pour 100
Morts.	*31*	= 26,8	—
Trachéot. morts.	25	= 44	—
Non opérés —	33	= 5.	—

Plus de la moitié des morts sont survenues chez des enfants de 1 à 2 ans.

Pas d'accidents secondaires graves.

Diphtheria treated with serum.

The firt 300 cases of diphtheria treaded with serum compared with the last 300 cases treated without it: at the Diphtheria Branch of the Sidney Children's Hospital (Australie) by Charles CLUBBE (*Brit. Med. Journ.*, 23 octobre 1897).

Avant et depuis le traitement par le sérum, les conditions d'admission ont été identiques : *300* cas avant, *300* après.

Avant le sérum mortalité = 52,7 pour 100
Depuis — — = 20 —

Depuis l'emploi de la sérothérapie, on a pratiqué :

Trachéotomies. . 80 : mortalité 37,9 pour 100

Avant le sérum :

Trachéotomies. . 199 ; mortalité 67,8 pour 100.

L'injection précoce agit à coup sûr : l'injection tardive porte encore ses fruits.

Eruptions = 100

Les morts ont été au nombre de *60* ; parmi eux, 10 sont morts en moins de 24 heures : ils étaient tous malades depuis 5 jours.

5 morts par intoxication.
36 — croup descendant.
8 — pneumonie.
6 — collapsus cardiaque.

Le sérum diminue le nombre des interventions.

Antitoxin in the treatment of diphtheria, by John Mc Collom (*Boston med. and. surg. Journal*, Aug. 1896).

Mc Collon a traité, de 1891 à 1895, à l'hôpital municipal de Boston, 1,760 diphtériques, avec une mortalité de 43 pour 100.

Dans la pratique civile, la mortalité de 1878 à 1894 a été de 27,18 à 35,7 pour 100, en moyenne : 30,7 pour 100.

Depuis le 1er septembre 1895 jusqu'au 1er mai 1896, tous les malades ont reçu du sérum.

Sur *1,359* malades, morts *170* = 12,5 pour 100.

En 1895, on a traité dans tout Boston 4,059 malades.

Mortalité. . . . . 14,48 pour 100.

Dans la période 1894-1895 :

Tubés. . . . . . 89 malades.
Mortalité. . . . . 83 pour 100.

Période 1895-1896 :

Tubés. . . . . 136 malades.
Mortalité.. . . . 46 pour 100.

Pas d'accidents consécutifs au sérum.

Notes on 17 consecutive cases of diphtheria treated with antitoxin, by M'Naughton (*Edinb. Med. Journ.*, July 1896).

A l'hôpital municipal de Birmingham, on a traité 17 malades atteints de diphtérie bacillaire, tous par le sérum.

Aucune intervention pour croup.

Pas de morts.

7 cas d'urticaire, sans gravité.

The antitoxin treatment of diphtheria at Saint-George's Hospital, by Charles SLATER, and J.-A. CAMERON (*Lancet*, June 12 1897).

Depuis octobre 1894 jusqu'en juin 1896, on a traité à Saint-George's Hospital *180* malades par le sérum.

De 1891 à 1893, la mortalité avait oscillé entre 29,7 pour 100 et 38,5 pour 100.

En 1894, la mortalité fut de. .	23,8 pour 100.
En 1895, — — .	19,2 —
En 1896, — — .	14,3 —

Depuis 1892, le nombre des malades a augmenté considérablement.

On a trachéotomisé. . .	35 malades.
Mortalité.	42,8 pour 100.

Sur ces malades :

27 ont reçu du sérum.

Mortalité, 9 = 33,3 pour 100.

8 n'ont pas reçu de sérum.

Morts, 6 = 75 pour 100.

Dans l'espace de temps qui s'est écoulé entre 1891 et 1893, la mortalité des opérés a été de 71 pour 100.

Pas d'accidents secondaires sérieux.

Zweisundsechzigster Jahresbericht der Kinderheilanstalt zu Dresden auf das Jahr 1895 (*Dresden,* 1896).

En 1895, on a reçu, à Dresde, dans le service de diphtérie, *196* enfants, dont 173 ont eu la diphtérie vraie.

Diphtérie pharyngée.	87
— laryngée.	86
Mortalité totale.	*26* = 13 pour 100.

Diphtérie pharyngée. . . . . 8 = 9,2 pour 100.
Diphtérie laryngée après trachéotomie. . 18 = 35,2 pour 100
Guéris, sans intervention. . . 35
— après tubage. . . . 5
— après trachéotomie. . 33

On a dû tuber secondairement à la trachéotomie un enfant qui a guéri.

Plusieurs enfants, envoyés pour être trachéotomisés à l'hôpital, ont guéri sans intervention.

Bericht über das Krankenhaus der Diakonissenanstalt zu Dresden auf das Jahr 1896 et 1897 (*Dresden,* 1897).

Au *Diakonissenanstalt* de Dresde, on a traité par le sérum, en *1896*, d'après Weber, *218* diphtériques, *30* sont morts, ce qui donne 13,76 pour 100.

Trachéotomies. . 41 = 18,8 pour 100.
Morts. . 11 = 26,8 —

Sur 34 enfants, l'intervention a été évitée. On a constaté 6 récidives dont *une* mortelle ; il s'agit d'un enfant qui, à sa première attaque de diphtérie, n'avait pas reçu de sérum ; il est mort de croup descendant.

Injection dans les 48 heures. 71 cas.
Mortalité. 7,4 pour 100.

Injection du 3e au 4e jour. . 81 cas.
Mortalité. 16,05 pour 100.

Injection après le 3e jour. . 59 cas.
Mortalité. 20,69 pour 100.

Éruptions dans 11,4 pour 100 des cas, sans aucun accident sérieux.

En 1897.	*209* observations.	
Morts.	*29* = 13,88 pour 100.	
Trachéotomies. . . .	72 = 34,45	—
Morts.	22 = 30,56	—
Croups sans opération.	55 = 43.31	—
Éruptions.	41 = 19,90	—

Pas d'accidents.

Weitere Beiträge zur Anwendung der Heilserums gegen Diphtherie, Von Prof. Monti, in Wien (*Arch. f. Kinderhkde*, p. 1, 1896).

En 1895, Monti a traité par le sérum 104 malades, 72 enfants avaient une diphtérie fibrineuse. La plupart étaient âgés de moins de 6 ans,

31 cas bénins.
12 — moyens.
29 — très graves avec laryngite.
Mortalité : 8 pour 100.

Tous les cas bénins ont guéri.
Parmi les cas moyens. . 3 morts = 25 pour 100.
Parmi les cas graves. . 3 morts = 10,3 pour 100.

Bericht über 267 im Laufe des Jahres 1895 *an der Baseler algemeinen Poliklinik beobachtete Diphtherie Erkrankungen*, Von Privatdocent F. Egger, *Basel*, 1896.

Statistique de la Policlinique de Bâle en 1895, par Egger.

On a traité *267* cas sur lesquels 186 étaient âgés de 2 ans.

Mortalité *21*.

1re année d'âge. . .	36,3 pour 100.	
2e — . .	15,8	—
3e et 4e années. . .	11,1	—
5e et 6e années. . .	4,2	—
Au dessus de 6 ans. .	0	—
Mortalité moyenne. . .	*7,86*	—

De 1875 à 1891, la mortalité avait été :

1re année. . .	67,8 pour 100.	
2e année. . .	58,4	—
3e et 4e.. . .	25,4	—
5e et 6e.. . .	7,6	—
Mortalité moyennne. .	13,8	—

Quoique la mortalité eût été jadis assez faible (13,8), on voit qu'elle a cependant diminué de *moitié* (7,86).

Pas d'accidents post-sériques sérieux.

Das Heilserum in der Privatpraxis, Von Dr Palmer (*Württemb. Cor-Bl.*, 1896).

Palmer a obtenu de très bons résultats par le sérum. Il a pratiqué 200 injections préventives, parmi lesquelles *une seule* a échoué, chez un enfant qui était probablement déjà contaminé.

90 diphtériques pharyngés.
17 croups.
Sur *107* diphtériques laryngés. . . *6* morts.

Les malades qui ont succombé avaient été malades plus de 4 jours, et leur état était déjà très mauvais.

Dans le district où exerce Palmer, il y a eu 45 autres malades atteints de diphtérie, et qui sont morts.

33 n'avaient pas été injectés.
12 avaient reçu le sérum très tardivement.

Palmer préconise l'immunisation des adultes, en cas de nécessité ; il en a retiré les meilleurs effets.

Ueber Diphteritis und Croup in politischen Bezirke Schüttenhofen, Von Dr Karl Voigt (*Prag. med. Vochensch.* 1897).

De 1894 à 1897, dans le district où exerce Voigt, on a traité 241 diphtériques.

Morts. . . 96 = 40 pour 100.

Le sérum a été appliqué sur *54* malades.

Morts. . . *11* = 21 pour 100.

Voigt a soigné personnellement 20 malades, dont 3 jeunes enfants atteints de croup. Morts = 0. Voigt se déclare partisan du sérum.

Pas d'accidents post-sériques.

Zur Statistik der Heilserums, Von Dr Walter (*Ver-Bl. d.pfläz. Aerzte,* 1897).

Du mois de mars 1895 jusqu'au mois de mai 1897, Walter a traité par le sérum, *109 malades* (diphtéries pures).

2 croups sont morts (injectés *in extremis*).

4 croups ont été trachéotomisés et ont guéri ainsi que tous les autres croups.

30 malades n'ont pas reçu de sérum.

Mortalité globale : 1,44 pour 100.

Avant le sérum, sur une statistique de 394 cas, la mortalité avait été de 12,18 pour 100.

Walter remarque que l'aspect et le caractère de la diphtérie n'étaient pas plus bénins dans la période de sérothérapie.

Le sérum a montré toute sa puissance sur les cas de laryngite diphtérique des jeunes enfants.

Walter a vu deux cas de paralysies graves chez deux malades *non sérumthérapisés ;* l'auteur est un fervent adepte de la méthode.

Resultaten van de therapeutische en preventive aaenwending van anti-diphtherisch serum ten behaeven van on-en miwermogenden bereid, door C. H. Spronck en A. Wietz (*Nederl. Weekbl.,* 1896).

Avec le sérum préparé par Spronck, on a traité en Hollande, depuis mai 1895 jusqu'en juin 1896, *855* malades (par 104 médecins). Mortalité : *104* = 12,1 pour 100 (12,4 dans les hôpitaux, 11,4 dans la pratique privée).

La mort est survenue 12 fois, très rapidement après l'injection : si on retranche ces cas désespérés, la mortalité tombe à 10,7 pour 100.

Opérés. . . .	209 malades
Mortalité. . .	27,2 pour 100.

Les injections précédentes ont été pratiquées dans 97 pour 100 des cas.

Les années précédentes, la mortalité était de 40 pour 100 : on aurait donc vu mourir, sans sérum, 322 enfants.

Le sérum a donc probablement sauvé la vie à 238 enfants.

Considerazioni sulla sieroterapia nella difterite per il Dott. d'Aguanno (*Rif. med.*, 1896).

Avant la sérothérapie, d'Aguanno avait traité 44 diphtériques.

Diphtériques : 44	Angines. .	29	Morts. .	9
	Croups.. .	15	— .	12
	Mortalité.		. . . . .	21

Ce qui donnait 47,7 pour 100.

Par le sérum. il a soigné :

Angines. .	28	Morts. .	5
Croups.. .	6	— .	3
Total. .	34	Morts.	8

Ce qui donne 23,5 pour 100.

Ces excellents résultats ne dépendent ni de meilleures conditions d'hygiène, ni d'une atténuation des épidémies. d'après d'Aguanno, mais bien de l'emploi du sérum.

Zur Statistik der Serumtherapie gegen Diphtherie, Von Dr H. Kossel (*Deutsche Med. Wochenschr.*, XII, 22, 1896).

D'après le travail de Kossel, la moyenne annuelle des entrées pour diphtérie, à la Charité, de Berlin, a été :

De 1886 à 1894. . .	146
Mortalité moyenne. .	78 = 53,42 pour 100.
De 1894 à 1896. . .	285
Mortalité moyenne. .	40 = 14 pour 100.

Tandis que le chiffre des entrées a *doublé,* le chiffre des morts a diminué de *moitié.* Dans les autres hôpitaux de Berlin, le chiffre des entrées s'est accru progressivement depuis 1891. Toutefois, en 1895, la diphtérie a été moins grave, même dans les services où on n'employait pas le sérum : la même chose s'était vue en 1888.

Dans la totalité de la ville de Berlin, à partir de 1894, le nombre des diphtéries *déclarées* a augmenté, et cependant, la mortalité a commencé à diminuer, d'abord lentement, ensuite rapidement depuis 1895.

Dans la totalité de la Prusse, les statistiques des villes de plus de 15,000 habitants ont accusé, de 1891 à 1895, une augmentation notable des cas mortels de diphtérie, comptés par 100,000 habitants.

A partir de 1895, au contraire, on constate une rapide diminution du taux de la mortalité.

Ces chiffres, d'après Kossel, *montrent bien que la diminution de la mortalité doit être rapportée à une modification du traitement, et non à une modification du caractère de la maladie.*

The report of the American Pediatric Society's collective investigation to the use of antitoxin (*New-York med. Record.* July 1896).

La Société américaine de Pédiatrie a fait une enquête sur la valeur de la sérumthérapie dans la pratique civile. Elle a recueilli les rapports de 615 médecins, des régions les plus diverses de l'Amérique ; on a éliminé les cas de guérison dont le diagnostic était douteux, et on y a ajouté les morts.

Le rapport comprend *5.794* malades, dont *713* sont morts = 12,3 pour 100. Si on en exclut 218 moribonds, on arrive à 8,8 pour 100.

Enfants traités les 3 premiers jours 4,120
Morts 303 = 7,03 pour 100
En retranchant 107 moribonds 4,08 pour 100

Enfants traités après le 4e jour, 1,448 :
Morts. . 27 pour 100
Adultes diphtériques. . 359
Morts. . 13 = 3,6 pour 100

Nombre de croups. . 1,256
Non opérés. . 672
Morts. . 128 = 19 pour 100
48 par sténose.

Tous les médecins s'accordent à reconnaître l'influence favorable du sérum sur la laryngite diphtérique.

The American Pediatric Society's report on the collective investigation of the antitoxic treatment (*Boston med. and surgic Journal,* 13 mai 1897).

Un second rapport a été fait sur *1,704* cas de laryngite diphtérique, avec une mortalité de 360 cas = *21,12* pour 100.

Enfants de	1 an.. . .	41,6	pour 100
—	2 ans. . .	26,6	—
—	3 ans. . .	23,7	—
—	4 ans. . .	16,27	—
—	5 à 10 ans..	22,7	—
—	10 à 15 ans. .	17,3	—

Non opérés.	1036	
Mortalité.		17,18 pour 100
Opérés.	668	
Mortalité.		27,24 pour 100
Tubés.	637	
Mortalité.		26 pour 100
Trachéot.	20	
Mortalité.		45 pour 100
Tubés, puis trachéot. . .	11	
Mortalité.		63,6 pour 100

Enquête officielle sur l'efficacité du sérum anti-diphtérique en Belgique (*Presse méd. belge*, XXXIX, 12, 1897).

On a traité, en Belgique, d'après ce rapport, *734* malades, avec une mortalité de 16 pour 100 — *118* morts.

Pharyngite dipht.	343	
Mortalité.		9 pour 100
Pharyngo-laryng.	276	
Mortalité.		19 pour 100
Laryngite dipht. seule. . . .	115	
Mortalité.		33 pour 100

La plupart des malades avaient de 2 à 10 ans.

Dans la	1re année,	mortalité. .	50	pour 100
—	2^e	— . .	40	—
—	3^e	— . .	26	—
—	3e à 5^e	— . .	18	—
—	5e à 10^e	— . .	16	—
Au-dessus de 10 ans.		. . .	5	—

Tous les observateurs s'accordent à reconnaître les bons effets du sérum.

Croups opérés.. . .	43
Morts.	16 = 37,2 p. 100.

Incidents secondaires, 10 pour 100.

Pas d'accidents graves.

Observations on the use of diphtheria antitoxin with special reference to its use in malignant cases, by Alexander Mc Alister (*Univers. med. Mag*, sept. 1897).

Mc Alister, à la suite de sa pratique personnelle, prend énergiquement parti pour l'injection précoce et les doses relativement fortes.

L'auteur a traité une série de malades, tous contrôlés bactériologiquement, sauf 7.

Nombre de cas *260*.

Morts *5* = 2 pour 100.

Die Intubationen und Serumtherapie bei Kehlkopfdiptherie, von Dr Rudolf Meyer (*Münch. med. Wochenschr.*, 1897, *Charité Annalen*).

Depuis octobre 1894 jusqu'en juillet 1896, on a reçu *360 diphtériques*.

Diphtérie laryngée. .	105
Guéris sans opération..	41 = 39 pour 100

Division du croup en degrés, sur ces 41 malades:

Voix enrouée.	8	malades
Toux croupale.. . . .	13	—
Léger tirage.	16	—
Sténose prononcée. . .	4	—

Outre de fortes doses de sérum, on pratiquait des enveloppements humides, et KI à l'intérieur.

Opérés.	64 malades
Opérés précoces. . . .	42 —

Tubages simples, 42, 26 fois immédiatement.

Morts 12 = 29 pour 100.

Sur les malades qui ont reçu d'emblée de fortes doses, on n'est jamais intervenu après 24 heures.

Avec le sérum, le nombre des interventions a diminué.

Plus de la moitié des enfants ont gardé leur tube moins de 48 heures.

Trachéotomies secondaires. .	13 cas
Morts.	9 cas = 69 pour 100

Trachéotomies primitives. . .	9 cas
Morts.	6 cas = 66 pour 100

En totalité, on a opéré 18 pour 100 de malades.

Mortalité = 43 pour 100.

Max Rogers, *Serum Therapy in Diphtheria* (communication à l'*Association médicale de l'État d'Alabama,* États-Unis, les 19-22 avril 1898).

« Pour constater les excellents résultats du sérum, voyons quelques statistiques. »

Le service de santé de New-York *(New York Health Department)* a relevé 9,893 cas de diphtérie avec 1,810 morts (18,3 pour 100): avant l'antitoxine, la mortalité était de 44,3 pour 100.

L'hôpital de la ville de Boston *(Boston city Hospital)* donne 844 cas avec une mortalité de 18,3 pour 100; les cas non injectés ont donné 46 pour 100.

L'un des résultats les plus frappants en faveur de l'injection précoce du sérum, et qui montre bien son pouvoir sur l'abaissement de la mortalité, fut obtenu dans la ville de Chicago au mois d'octobre 1895. A cette époque, l'épidémie de diphtérie avait atteint de telles proportions qu'on agita la question de fermer toutes les écoles. Pendant ce mois d'octobre, le service de santé (Health Department) facilita l'emploi général de l'antitoxine en créant d'urgence *soixante dépôts sanitaires* dans Chicago, où chacun pouvait se la procurer, et un corps de médecins spéciaux fut institué pour visiter les diphtériques. Chaque malade était visité par l'un de ces médecins qui lui injectait de l'antitoxine à moins que la famille ne s'y opposât.

Le nombre des diphtériques injectés s'éleva à. . 1,468
Morts. 94

Soit une proportion de 6,4 pour 100.

A Newark (New-Jersey), en six mois, on constata 939 cas de diphtérie; 606 furent injectés, donnant 85 morts (14 pour 100); 333 ne furent pas injectés, et la mortalité s'éleva à 41.4 pour 100.

Rapport général sur la mortalité dans les hôpitaux d'enfants de langue allemande pour l'année 1896 (1)

Saint-Annen Kinderspital (Vienne).

Cas de diphtérie traités	453
Morts	89
Malades non injectés	46
Morts	18
Malades injectés	407
Morts	71
Tubages	69
Morts	4
Tubages et trachéotomies	43
Morts	21
Trachéotomies (cas graves)	25
Morts	18

Saint-Josefs Kinderspital (Vienne).

Cas de diphtérie traités	310
Morts	93
Tubages	42
Morts	22
Tubages et trachéotomies	10
Morts	9
Trachéotomies	23
Morts	19

(1) *Jahrb. f. kinderheilk,* 8 févr. 1898.

Leopoldstädter Kinderspital (Vienne)

Cas de diphtérie traités	183
Morts	41
Tubages	32
Morts	15
Tubages et trachéotomies	7
Morts	3

Kronprinz Rudolf Kinderspital (Vienne).

Cas de diphtérie traités	160
Morts	28
Tubages	25
Morts	10
Tubages et trachéotomies	5
Morts	2
Trachéotomie.	1
Mort	1

Carolinen Kinderspital (Vienne).

Cas de diphtérie traités	103
Morts	19
Trachéotomies	23
Morts	10

Clinique infantile de l'Université bohémienne (Prague).

Cas de diphtérie	126
Morts	22
Trachéotomies avec ou sans tubages	13
Morts	5
Trachéotomies après tubage	4
Primitives.	1
Tubages	8
Morts	1

Saint-Ludwig Kinderspital (Cracovie).

Cas de diphtérie	217
Morts	44
Tubages	105
Morts	37

Anna-Kinderspital (Graz).

Cas de diphtérie. 239
Morts 30

Olga-Heilanstalt (Stuttgart).

Cas de diphtérie. 198
Morts 29

Kinderspital (Näremberg).

Cas de diphtérie. 92
Morts 16

Kinderspital (Lübeck).

Cas de diphtérie. 26
Morts 4

Kinderspital (Zurich).

Cas de diphtérie. 98
Morts 7

Kinderspital (Bâle).

Cas de diphtérie. 70
Morts 16

Luisenheilanstalt (Heidelberg).

Cas de diphtérie. 140
Morts 18

Hilda-Kinderhospital (Fribourg-i-B).

Cas de diphtérie. 20
Morts 6

Armen Kinderspital (Buda-Pest).

Cas de diphtérie. 225
Morts 84

Kinderheilanstalt (Dresde).

Cas de diphtérie. 179
Morts 26

Hôpital de la Charité (Berlin).

Cas de diphtérie.	214
Morts	35

Kaiser und Kaiserin Friedrich (Berlin).

Cas de diphtérie.	319
Morts	49

Neues Kinderkrankenhaus (Leipzig).

Cas de diphtérie.	547
Morts	88
Tubages.	146
Morts.	57
Tubages et trachéotomies.	16
Morts.	9

Rapport sur les hôpitaux d'enfants pour l'année 1897

par le Dr Eisenschitz, de Vienne

(*Jahrb. für Kinderheil.* — *Mars* 1899 *p.* 341).

Saint-Annen Kinderspital (Vienne).

Diphtéries.	539	Morts.	76	
Injectés.	**484**	—	**66**	(13,6 p. 100)
Non injectés.	55	—	10	
Tubés.	87	—	2	
Tubés et trachéotomies. . .	48	—	17	
Trachéotomies primitives. . .	23	—	21	

Saint-Josef Kinderspital (Vienne).

Diphtériques.	**291**	Morts.	**70**	(25,2 p. 100)
Trachéotomies.	9	—	5	
Tubés.	47	—	21	
Tubés et trachéotomies. . .	8	—	4	

Leopoldstätter Kinderspital (Vienne).

Diphtériques.	**275**	Morts.	**56**
Tubés.	43	—	28
Tubés et trachéotomies. . .	11	—	8

Kronprinz Rudolf Kinderspital (Vienne).

Diphtériques	167	Morts.	26 (15,7 p. 100)
Tubés.	25	—	5
Tubés et trachéotomies. . .	14	—	10
Trachéotomies	2	—	2

Carolinen Kinderspital (Vienne).

Diphtériques.	**145**	Morts.	**16** (11,2 p. 100)
Trachéotomies.	35	—	10

Kaiser Franz-Josef Kinderspital (Prague).

Diphtériques.	**306**	Morts.	**45** (15,1 p. 100)
Tubages.	41	—	23
Tubages et trachéotomies. . .	11	—	

Clinique d'enfants de l'Université bohémienne (Prague).

Diphtéries injectées.	**67**	Morts.	**14** (20,9 p. 100)

Saint Ludwig-Kinderspital (Cracovie).

Diphtéries.	**242**	Morts.	**52** (22 p. 100)

Saint-Anna Kinderspital (Graz).

Diphtériques.	**168**	Morts.	**11** (5 p. 100)

Armen Kinderspital (Buda-Pest).

Diphtériques	**184**	Morts.	**41** (22,3 p. 100)
Tubages.	73	—	30

Kinderheil und Diakonissen-Anstalt (Stettin).

Diphtériques.	64	Morts.	17 (25,4 p. 100)

Kinderheil-Anstalt (Dresde),

Diphtériques.	**188**	Morts.	**22** (11,7 p. 100)
Trachéotomies.	56	—	15
Tubages.	3	—	1

Universitäts Kinderklinik in der Charité (Berlin).
(Du 1er avril 1896 au 31 mars 1897).

Diphtériques.	**113**	Morts.	**18** (16,1 p. 100)

Kaiser-und-Kaiserin-Friedrich Kinderkrankenhaus (Berlin).

Diphtériques.	**384**	Morts.	**53**

Neues Kinderkrankenhaus (Leipzig).

Diphtériques.	**336**	Morts.	**43** (14,1 p. 100)
Tubages.	62	—	19
Trachéotomies secondaires. .	14	—	8

Dr Christ's Kinder Krankenhaus (Francfort-sur-Mein).

Diphtériques.	**158**	Morts.	**11** (7,7 p. 100)
Trachéotomies.	7		

Olga-Heilanstalt (Stuttgart).

Diphtériques.	200	Morts.	19
Opérés.	76	—	14

Kinder-Hospital (Nuremberg).

Diphtériques.	**73**	Morts.	**16** (22,9 p. 100)
Tubages.	34		
Trachéotomie.	4		

Kinder-Hospital (Lübeck).

Diphtériques.	**26**	Morts.	**4**
Tubages.	7	—	1
Trachéotomie primitive. . .	1	—	0

Kinderspital Hottingen (Zürich).

Diphtériques.	**106**	Morts.	**16**
Tubages.	20	—	4
Tubages et trachéotomies. . .	13	—	6

Kinderspital (Bâle).

Diphtériques.	**52**	Morts.	**4**
Croups non opérés.	15	—	0
Tubages.	19	—	4
Tubages et trachéotomies. . .	10	—	1

Luisen-Heilanstalt (Heidelberg).

Diphtériques.	**178**	Morts.	30
Trachéotomies.	53		

Section d'enfants de l'hôpital de la Policlinique générale (Vienne).

Diphtériques.	123	Morts.	20 (13,8 p. 100)
Tubages.	13	—	3
Trachéotomies.	9	—	6

TABLEAU DE LA MORTALITÉ DANS LES HOPITAUX D'ENFANTS (DE LANGUE ALLEMANDE) POUR LES ANNÉES 1896 ET 1897

NOMS DES HOPITAUX	LOCALITÉS	1896		1897	
		CAS	MORTS	CAS	MORTS
Saint-Annen Kinderspital.	Vienne.	435	89	484	66
Saint-Josefs Kinderspital. . . .	—	310	93	291	70
Leopoldstädter Kinderspital. . . .	—	183	41	275	56
Kronprinz Rudolf Kinderspital.. .	—	160	28	167	26
Carolinen Kinderspital.	—	103	19	145	16
Clinique infantile de l'Université bohémienne..	—	126	22	67	14
Saint-Ludwig Kinderspital. . . .	Cracovie.	217	44	242	52
Saint-Anna Kinderspital. . . .	Graz.	239	30	168	11
Olga-Heilanstalt.	Stuttgart.	198	29	200	19
Kinderspital.	Nüremberg.	92	16	73	16
Kinderspital.	Lübeck.	26	4	26	4
Kinderspital.	Zurich.	98	7	106	16
Kinderspital.	Bâle.	70	16	52	4
Luisenheilanstalt.	Heidelberg.	140	18	178	30
Hilda Kinderhospital..	Fribourg en Brisgau.	20	6	?	?
Armen Kinderspital.	Buda-Pest.	225	84	184	41
Kinderheilanstalt.	Dresde.	179	26	188	22
Hopital Charité.	Berlin.	214	35	113	18
Kaiser und Kaiserin Friedrich. . .	—	319	49	304	53
Neues Kinder Krankenhaus . . .	Leipzig.	547	88	336	43
Kaiser Franz Josef Hospital.. . .	Vienne.	»	»	306	45
Kinderheilanstalt.	Stettin.	»	»	64	17
Policlinique	Vienne.	»	»	123	20
Hôpital du docteur Christ. . .	Francfort.	»	»	158	11
Clinique infantile.	Strasbourg.	»	»	533	45
TOTAL.		3,919	744	4,783	720
Pourcentage.		18,29 p. 100		15,05 p. 100	

Compte-rendu annuel sur l'activité du nouvel hôpital d'enfants. (Neues Kinderkankenraus à Leipzig, par le Pr Soltmann, directeur.

Section de médecine. — Maladies infectieuses. Diphtérie.

Année 1898.

Sur 467 enfants malades de diphtérie, 9 sont morts à l'entrée ou immédiatement après, sans qu'on ait eu le temps nécessaire pour pratiquer une injection de sérum.

Il reste **458** enfants diphtériques qni ont tous reçu du sérum caratif de Behring. Les résultats ont été les suivants.

FORME DE LA DIPHTÉRIE	PHARYNGÉE	NASALE et PHARYNGÉE	NASALE, PHARYNGÉE et LARYNGÉE	PHARYNGÉE et LARYNGÉE	LARYNGÉE	TOTAL
Injectés.	127	167	134	19	11	**458**
Morts.	1	27	31	4	1	**84**
Pourcentage. . . .	0,8	16,1	38	21	9,1	18,3
	9,5 pour 100		34,1 pour 100			
Tubés.	»	1	45	44	6	96
Morts.	»	1	19	15	4	39
Pourcentage. . . .	»	»	»	»	»	40,6
Trachéotomies secondaires.	»	1	9	8	2	20
Morts.	»	1	8	8	2	19
Pourcentage. . . .	»	»	»	»	»	95

Sur les 458 enfants atteints de diphtérie, 19 ont succombé pendant les 12 premières heures de leur séjour à l'hôpital; ils étaient moribonds à l'entrée: l'action du sérum a été forcément nulle.

La mortalité a été un peu plus élevée que l'année précédente (1897), ce qui tient au plus grand nombre d'infections secondaires, particulièrement la rougeole, qui ont compliqué la diphtérie.

DIPTHÉRIE AVEC	TOTAL	GUÉRIS	MORTS
Scarlatine.	6	5	1
Rougeole.	29	10	19
Fièvre typhoïde.	2	2	»
Totaux.	37	17	20

Si nous retranchons des cas compliqués, ainsi que les cas d'enfants moribonds, les résultats du traitement par le sérum deviennent beaucoup plus parfaits.

Total 402 ; — morts 45 ; — Pour cent 11,1.

Soltmann injecte les diphtériques sans retard, et, lorsqu'il s'agit des croups, il les place dans la chambre de vapeur; si, alors, le tirage ne cesse pas *rapidement,* il les tube, sans les laisser se fatiguer.

Lorsque les tubes s'obstruent brusquement, ou lorsque le détubage est rendu impossible par des lésions de décubitus. Soltman pratique la trachéotomie).

Clinique infantile de l'Université (Strasbourg).

(Statistique comparative).

ANNÉES	DIPTHÉRIQUES	MORTS	POURCENTAGE
1893.	271	78	28,78
1894.	187	59	29,94
1895.	222	51	22,97
1896.	549	60	10,92
1897.	533	48	8,44

Statistique du Dr Roger

Hôpital de la Porte-d'Aubervilliers (Paris), 1896-1897-1898

Enfants :

De moins de 2 ans.	17 cas	16 morts	= 35,2 0/0
De 2 à 15 ans. . .	14 —	2 —	= 14,2 0/0

Adultes :	119 cas	13 morts	= 10,9 0/0
Total.	150 cas	21 morts	= 14 0/0

La diphtérie en Autriche, dans l'année 1897.

D'après le compte rendu officiel du Conseil supérieur de Santé autrichien (n^{os} du 24 novembre et du 1er décembre 1898), on a déclaré 31784 cas de diphtérie. — La mortalité a été de 9517 cas, ce qui donne un pourcentage général de 29,6 pour 100. Ce chiffre encore assez élevé s'explique par le grand nombre de diphtéries qui n'ont pas été traitées par le sérum.

Nombre des diphtéries injectées. **11,740**
— non injectées.. . . . 20,044
Sur les **11**,740 cas injectés, **1,819** sont morts.
Pourcentage. . . . . 15,5 pour 100
Sur les 20,044 cas non injectés, 7,598 sont morts.
Pourcentage. . . . . 37,9 pour 100

Nous croyons intéressant d'indiquer, selon les provinces d'Autriche, la proportion dans laquelle le sérum a été injecté.

Trieste.	Injections	90	pour 100 des cas.
Istria.	—	75	—
Silésie.	—	66	—
Gorz-Gradisca..	—	58	—
Salzburg.	—	52	—
Dalmatie.	—	50	—
Bukowina.	—	41	—
Vorarlberg..	—	40	—
Mähren	—	39	—
Karnthen.	—	38	—
Galicie.	—	16	—

Le rapport fait remarquer combien il est fâcheux que le traitement antitoxique ne soit pas plus exactement appliqué dans certaines provinces autrichiennes.

LA DIPHTÉRIE DANS L'ARMÉE

AVANT ET DEPUIS LA SÉRUMTHÉRAPIE

Les corps de troupes ne fournissent pas un contingent très important à la diphtérie, et la mortalité n'y était pas très élevée, avant la sérumthérapie ; cependant cette maladie acquérait parfois des caractères d'épidémicité qui rendaient certains cantonnements inhabitables et exposaient de nombreux effectifs à la contagion. (*Garnison de Melun.*)

Toutes proportions gardées, l'action du sérum est aussi importante à étudier dans les milieux militaires que dans la population civile, et les résultats fournis par les Bulletins officiels des armées ne sont pas moins satisfaisants que les autres.

Ce chapitre comprend les comptes rendus officiels de la diphtérie dans l'armée française et dans l'armée allemande : comme on le verra, l'armée française a toujours donné un chiffre de mortalité plus considérable que l'armée allemande, avant comme après la sérumthérapie ; mais, dans l'une et l'autre armée, le sérum a notablement abaissé ce chiffre : dans l'armée française la mortalité est tombée de 11,07 à 5,65 pour 100 : dans l'armée allemande, elle est tombée de 5,59 à 2,9 pour 100 : pour chacune de ces armées, la mortalité par diphtérie a donc diminué de moitié.

ARMÉE FRANÇAISE

Rapport de 1892.

Il a été constaté, en 1892, 463 cas de diphtérie ayant entraîné 57 décès. Ces chiffres correspondent à une mortalité clinique de 12,3 pour 100 (12,4 en 1891).

Les corps d'armée les plus affectés sont : le IXe, sur lequel la maladie s'appesantit depuis plusieurs années, le Ve, le VIe et le Gouvernement militaire de Paris. Les Ier et XVIe corps d'armée n'en présentent aucun cas ; le VIIIe est sans décès.

IIIe corps d'armée. — 8 cas de diphtérie sont fournis. en mai et en juin par le 6e régiment de dragons, à Rouen. En outre, un homme du 24e de ligne, dans la même région, décédé subitement à l'infirmerie, où il était traité pour angine, a été considéré, après autopsie, comme ayant succombé à une diphtérie infectieuse. Enfin, en septembre, au cours des manœuvres, le 39e de ligne, venant de Paris, évacuait sur l'hôpital de Gisors un diphtéritique qui avait vraisemblablement contracté la maladie dans son cantonnement, et qui ne tardait pas à succomber au croup (porté au Gouvernement militaire de Paris).

IVe corps d'armée. — Sur 7 hommes atteints, 5 appartiennent à la garnison du Mans. A Dreux, 2 cas douteux sont constatés en décembre sur 2 hommes habitant des chambres éloignées l'une de l'autre, et n'ayant aucun rapport entre eux.

V^e corps d'armée. — On n'y observe pas moins de 57 cas avec 4 décès, parmi lesquels 48 cas et 3 décès concernent *la garnison de Melun, où la maladie s'acharne depuis plusieurs années* ; elle continue à y sévir avec plus de violence encore au commencement de 1893. Les autres places ne présentent que des cas sporadiques. Les diphtéritiques du quartier Augereau sont surtout fournis comme précédemment par le 2e hussards. qui compte 38 cas (1 officier supérieur, 1 sous-officier, 15 anciens soldats, 21 jeunes soldats), la portion centrale du 31e de ligne présentant 10 cas (1 sous-officier, 8 anciens soldats, 1 jeune soldat). Il s'agit, selon toute évidence, d'une réviviscence sur place des germes anciens, car on n'observe en ville aucun foyer de semblable intensité. *Toutes les mesures de désinfection appliquées dans ce quartier restent sans efficacité* ; en 1892, l'épidémie s'est particulièrement appesantie non pas sur les vieux bâtiments, comme précédemment, mais dans les locaux plus récents avoisinant le nouveau manège, construit, à la vérité, sur l'emplacement d'un ancien cimetière.

VIe corps d'armée. — 89 cas, 13 décès. Les garnisons de Toul, Épinal, Lunéville, sont, par exception, restées indemnes. A Bar-le-Duc, la diphtérie paraît reconnaître comme agent de transmission un réserviste demeuré personnellement à l'abri : 4 cas, dont 1 cas extérieur à l'hôpital, et 3 décès La mort survient dans les 3 cas sans indication de trachéotomie, une fois par syncope, deux fois par l'intensité du processus infectieux.

Au camp de Châlons, l'épidémie signalée en décembre 1891 au 14e dragons persiste dans les premiers mois de 1892 (25 cas, 5 décès) et fait un retour offensif en septembre (2 cas, 1 décès). La maladie gagne d'autres unités de la garnison permanente : 6e section d'infirmiers, 3 cas ; 6e escadron du train, 3 cas et 1 décès ; 161e de ligne, 1 cas. Les troupes stationnant temporairement au camp présentent aussi quelques cas. A Châlons même, dont la population civile est éprouvée par une épidémie de diphtérie, la garnison a 9 angines diphtéritiques sans aucun décès.

Sedan, où la maladie a souvent régné avec gravité, signale 6 cas sans décès ; Mézières, 8 cas, 1 décès. A Givet, où la diphtérie était inconnue depuis de longues années, une épidémie assez sévère affectait la population à partir de mai (20 cas, 6 décès) et, en décembre, la garnison fournissait à son tour 4 cas sans décès. Nancy, 6 cas, sans décès ; Verdun, 3 cas, 2 décès.

VIIe corps d'armée. — 11 cas, 4 décès. Du 16 avril au 6 juin, une petite épidémie observée à Belfort, au 35e de ligne, donne lieu à 6 cas et 2 décès. La victime est le médecin-major de 1re classe Voizard, contagionné par ses malades, et emporté en trois jours par une forme infectieuse. La maladie se localisa au rez-de-chaussée et aux deux premiers étages du bâtiment A de la caserne Friederichs. La diphtérie régnait alors dans la population civile de Belfort.

IXe corps d'armée. — Extrêmement éprouvé l'an dernier, le IXe corps d'armée compte encore 58 cas et 7 décès. A Issoudun, où une très grave épidémie sévissait en 1891 (53 cas, 5 décès), on a encore à signaler 7 cas et 2 décès ; à Tours, 20 cas, 3 décès ; à Saint-Maixent, 13 cas, sans décès. Dans cette dernière garnison, la maladie apparaît dans les mêmes chambres de la caserne Canalaux qu'en 1891, bien qu'elles aient été complètement désinfectées.

XIIe corps d'armée. — 6 cas sans décès, dont 3 dans la garnison de Limoges.

XIVe corps d'armée et Gouvernement militaire de Lyon. — Beaucoup moins éprouvé qu'en 1891, il ne donne à relever que 18 cas et 3 décès.

XVe corps d'armée. — 8 cas, 3 décès ; 5 cas et 3 décès appartiennent à la garnison de Nice ; la trachéotomie avait dû être pratiquée, dans un de ces cas, mais en vain. Les autres cas isolés sont fournis par Nîmes, Aix, Bastia.

XVIIe corps d'armée. — 31 cas, 4 décès. Deux épidémies s'observent à Agen et à Montauban. A Agen, déjà signalé à cet égard en 1891, 16 cas (1 décès) sont fournis par le 9e de ligne, dont le casernement est infecté dans toutes ses parties. A Montauban se produisent 13 cas et 3 décès : ce sont les chiffres mêmes de l'an dernier. Le 10e dragons compte 7 cas ; l'escadron du train, 4 ; les deux régiments d'infanterie chacun un. Au 10e dragons, le premier cas apparaissait le 20 mars, au cours d'une épidémie d'angine fort étendue. La diphtérie régnait alors gravement dans la population civile ; mais en outre la fille d'un cantinier avait été atteinte, le 20 janvier, d'une diphtérie laryngée, qui nécessita la trachéotomie. L'enfant était rétablie en trois semaines, et les locaux furent désinfectés avec le plus grand soin. (Médecin-major de 2e classe Pongis.)

XVIIIe *corps d'armée.* — 39 cas, 6 décès. Des épidémies sont signalées à Mont-de-Marsan et à Tarbes. Mont-de-Marsan avait déjà eu de la diphtérie en 1891 ; la forme est beaucoup plus grave en 1892, 15 cas donnant lieu à 4 décès. La localisation exclusive de la diphtérie au pharynx a été la règle ; une seule fois on a observé de la diphtérie laryngée. La parésie du voile du palais était fréquente et précoce ; celle des membres inférieurs, tardive, a été notée six fois ; dans un cas on a noté simultanément de la parésie des membres supérieurs. L'albuminurie, constante dans les cas graves, durait au maximum huit jours; dans un cas cependant, elle aboutit à une néphrite mortelle. Les autres décès sont dus à une intoxication suraiguë (2) et à la paralysie cardiaque. (Médecin-major de 1re classe Sauveroche.)

A Tarbes s'observent 12 cas et 1 décès ; la diphtérie se déclare six fois à l'hôpital militaire chez des typhoïdiques.

Division d'Alger. — 29 cas, 1 décès. Un léger foyer épidémique est à signaler à Laghouat, comme en 1891. Un seul infirmier a été atteint : c'est le sergent-concierge, qui n'a pas de rapports avec les malades, mais qui est en relations fréquentes avec les colons européens et les indigènes, alors éprouvés par la diphtérie.

Division d'Oran. — 11 cas, 2 décès, sans foyer épidémique proprement dit.

Division de Constantine. — 4 cas sans décès. 3 infirmiers de l'hôpital de Djidjelli ont été contagionnés au contact des malades civils ; forme grave, mais aucun décès.

Tunisie. — 19 cas sans décès. La maladie s'observe, sans série épidémique, pendant tout le cours de l'année.

Rapport de 1893.

Il a été constaté, en 1893, 663 cas de diphtérie, ayant entraîné 64 décès.

Les corps d'armée les plus affectés sont : le IXe, qui depuis plusieurs années déjà, est le principal foyer de la maladie, le Ve, et le Gouvernement militaire de Paris, déjà signalés précédemment au même titre. Aucun corps d'armée n'a été exempt de maladie. Les IIe et IIIe corps d'armée et la division de Constantine n'ont pas de décès.

Le Gouvernement militaire de Paris compte 36 cas et 6 décès. Le mois de février a été seul exempt de la maladie. Mai, juillet, novembre ont eu chacun 6 cas. 19 unités différentes ont été atteintes, avec maximum au 5e régiment du génie à Versailles, 6 cas, et au régiment de sapeurs-pompiers, 4. Les 6 décès ont été fournis par 6 corps distincts.

Le Ve corps d'armée, qui est un des plus atteints par la maladie, présente 103 cas et 7 décès, dont la plupart sont présentés par la garnison de Melun, 89 cas, 6 décès. Les autres garnisons du corps d'armée ne signalent que des cas sporadiques.

La garnison de Melun, et en particulier le quartier Augereau, sont depuis plusieurs années infestés par la diphtérie, qui s'y montre pour ainsi dire irréductible ; on comptait 39 cas en 1890, 19 en 1891, 48 en 1892, et ce dernier chiffre a presque doublé en 1893. Les débuts de l'épidémie du présent exercice remontent en réalité à la fin de 1892 ; après plusieurs mois de silence complet, la maladie avait atteint de nouveau le 2e hussards dans le courant de décembre, et au moment même où l'année s'ouvrait, le régiment comptait encore 11 diphtériques hospitalisés. En janvier 1893, le chiffre des malades s'élève à 23 ; en février, à 20 ; en mars, à 20. Le régiment doit abandonner le quartier dans le commencement d'avril, qui ne compte, grâce à cette mesure, que 2 nouveaux malades ; mais au camp de Châlons, où il a été envoyé, il présente encore 9 atteintes (reportées au VIe corps d'armée), la dernière à la date du 2 août. Rentré à Melun en octobre, le reste de l'année s'écoulait sans autre incident ; mais le mois de janvier 1894 n'était pas achevé que l'intraitable maladie avait fait sa réapparition. Le 2e hussards avait donc présenté, en 1893, 65 cas et 6 décès.

La fraction du 31e de ligne qui habite ce même quartier Augereau était beaucoup moins éprouvée avec un total de 20 cas, de janvier à août. Quelque temps après le départ du 2e hussards, le 31e était allé camper au champ de manœuvres, mais, comme son voisin de casernement, il n'était complètement libéré de la maladie, on le voit, que beaucoup plus tard. La caserne Breton, occupée par le reste du 31e n'était pas restée indemne ; elle a présenté 4 cas, dont 2 provenant des chambrées et 2 de l'infirmerie. Les 24 malades de ce régiment comprennent 3 infirmiers employés à l'hôpital, où une sœur a été également atteinte.

Bien que la population civile ait eu quelques cas de diphtérie, maladie à laquelle échappent complètement très peu d'agglomérations urbaines, on ne saurait chercher en dehors du quartier Augereau l'origine primordiale de l'épidémie. Les rares cas de la caserne Breton s'expliquent suffisamment par la contagion née des relations forcées de deux fractions du même régiment ; la diphtérie n'y a jamais formé foyer, à la différence du quartier Augereau où on la voit renaître depuis quatre années avec une déplorable ténacité, malgré les désinfections radicales qui ne peuvent parvenir à triompher de l'insalubrité invétérée de ce casernement, envahi très inégalement dans toutes ses parties d'une année à l'autre; ainsi, alors qu'en 1892, les plus vieux bâtiments longeant la Seine avaient fourni le plus de malades, ce sont ceux-là qui, en 1893, ont été les moins chargés.

Le VIe corps, qui a compté en tout 56 diphtériques et 3 décès, n'a pas présenté d'épidémie à proprement parler. Les garnisons les plus affectées ont été : Nancy, 6 cas ; Sedan, 5 ; Givet, 3 (terminaison de l'épidémie de 1892) ; Châlons, 3 ; Lunéville, 3. Dans cette garnison, c'est le 12e cuirassiers qui fournit ces 3 malades, les 12, 31 janvier et 15 février ; ces hommes appartenaient à deux unités différentes, occupant toutefois le même bâtiment ; mais ils étaient de classes et de recrutement différents et ne se fréquentaient pas. D'autre part, ils n'étaient pas allés en permission depuis un certain temps.

On a vu que le 2e hussards avait importé la maladie au camp de Châlons ; il paraît l'avoir communiquée aux batteries d'artillerie de Lunéville qui y séjournaient temporairement, et dont les hommes avaient avec ces cavaliers des rapports journaliers, fréquentant la même cantine, etc. ; 6 artilleurs ont en effet été atteints de diphtérie.

Dans le VIIe corps d'armée, on compte 28 cas et 1 décès, dont 23 appartiennent à la garnison de Belfort. La maladie à été observée exclusivement pendant les sept premiers mois de l'année. 8 corps différents ont été atteints, avec maximum au 151e de ligne. 11 cas.

Le VIIIe corps d'armée signale 8 cas et 1 décès, dont 5 observés à Cosne, au 85e de ligne, en mai et en juillet. Chez un sous-officier arrivant du camp d'Avor, la mort ne put être évitée, malgré la trachéotomie.

Le IXe corps d'armée, qui paye un lourd tribut à la diphtérie depuis plusieurs années, n'a pas fourni moins de 175 cas avec 14 décès. Le 68e de ligne, à Issoudun, atteint sans relâche depuis 1891, compte à lui seul 67 cas et 3 décès. La caserne Châteaurenaud en fournit 45, et la vieille caserne 22 ; le maximum est atteint de mars à mai. A Saint-Maixent, également éprouvé depuis quelques années, le 114e fournit 47 cas et 2 décès ; mais en outre, il éprouve 6 autres cas, avec 2 décès, dans la garnison de Parthenay. A Poitiers, le 125e signale 25 cas et 1 décès.

Le XIe corps d'armée, qui n'avait eu qu'un seul cas de diphtérie en 1892, en éprouve 51 avec 5 décès dans le présent exercice. La garnison de Nantes signale 11 cas et 1 décès, tous fournis par le 3e régiment de dragons (quartier Richemont). 2 cas isolés avaient été observés en avril et en juillet, et les deux mois d'octobre et de novembre voyaient se former un petit groupement épidémique de 9 cas. Les atteintes ont été généralement légères, n'ayant entraîné aucun décès ; on observait cependant, en même temps que les localisations pharyngées, de la diphtérite des plaies chez deux malades qui ont en outre présenté diverses paralysies motrices. (Médecin major de 2e classe Hublé.)

La garnison de Fontenay-le-Comte, qui jusqu'ici était restée indemne de la maladie, a été très gravement éprouvée, avec 38 cas de diphtérie primitive et 4 décès, tous fournis par le 137e de ligne (caserne du Chaffault), la compagnie de cavaliers de remonte (quartier Belliard) restant complètement épargnée. Ces cas se sont échelonnés de février à septembre avec un maximum de 15 en juillet. Les 2 cas observés en mars avaient été mortels; mai offrait 1 décès sur 8 cas, et juillet 1 sur 15. Un des décédés présenta la forme croupale d'emblée ; sans fausses membranes apparentes du pharynx, il fut pris de laryngite avec tirage et crises asphyxiques qui nécessitèrent la trachéotomie. Le malade, tout d'abord très soulagé, éprouvait le soir même un nouvel accès de suffocation auquel il succombait. A l'autopsie, on trouvait le larynx tapissé de fausses membranes épaisses et adhérentes, mais qui semblaient permettre encore largement l'accès de l'air, de telle sorte que la mort fut de préférence attribuée par le médecin traitant à la surintoxication primitive.

L'épidémie terminée, la salle des diphtériques et son mobilier furent soumis à une désinfection aussi rigoureuse qu'il était possible à défaut d'étuve : plancher, mur, plafond, literie, subirent les pulvérisations de sublimé, et la paille des paillasses fut incinérée. Quelque temps après, cette salle, devenue nécessaire aux besoins de l'hospice mixte, fut occupée par des malades civils, adultes et enfants atteints d'affections diverses à l'exclusion de la diphtérie, qu'aucun malade d'ailleurs ne contracta pendant son séjour. L'épidémie de fièvre typhoïde, dont la relation a été donnée plus haut, ayant fait restituer cette salle aux malades militaires, un des typhoïdiques, couché dans le lit occupé *neuf mois auparavant* par le diphtérique trachéotomisé, fut pris d'une diphtérie à marche foudroyante et succomba (ce décès, survenu dans ces circonstances ambiguës, a été porté à la fièvre typhoïde). Dès le lendemain et les jours suivants, 4 malades de la même salle et de la même rangée, typhoïdiques entrant en convalescence, étaient à leur tour atteints de diphtérie : ils guérirent heureusement. La mise en service d'une étuve locomobile a permis d'ajouter désormais aux autres mesures de désinfection utilisées jusqu'ici l'épuration de toutes les fournitures de literie des chambrées, de l'infirmerie et de l'hôpital, ayant servi à des malades atteints d'angine simplement suspecte. Le 137e de ligne n'avait pas eu en effet moins de 69 angines d'apparence inflammatoire, à l'époque même où sévissait la diphtérie. (Médecin-major de 1re classe De Villegente.)

Dans la garnison de la Roche-sur-Yon, l'une des recrues du 93e de ligne se présentait en novembre, à la visite d'incorporation, porteur d'une angine diphtérique avancée s'accompagnant d'un mauvais état général. Le malade, immédiatement hospitalisé et isolé, succombait le 4e jour aux progrès de l'intoxication. (Médecin-major de 1re classe Sauzède.)

Le XIIIe corps d'armée signale 24 diphtéries et 6 décès. 19 de ces cas et 5 décès appartiennent à la garnison de Saint-Étienne, où les 16e, 38e de ligne et le 30e dragons ont été atteints, de janvier à août, à peu près proportionnellement à leur effectif. Le dernier cas observé était une récidive chez un homme qui avait présenté une paralysie du pharynx à la suite de la première atteinte. A partir du mois de mai, l'affection perdait de sa gravité ; tous les malades guérissaient. La diphtérie s'observe en permanence dans la ville de Saint-Étienne.

Il a été observé des cas isolés de diphtérie à Clermont, à Riom et à Aurillac. Dans cette dernière ville, le 139e de ligne signalait (comme le 30e dragons à Saint-Étienne) un certain nombre d'angines suspectes.

Le XVIe corps signale 2 diphtéries et 1 décès. Ce décès concerne un infirmier du détachements d'Amélie-les-Bains, qui a succombé le 25 août à une diphtérie de forme toxique. Il a été impossible d'établir d'une façon précise l'origine de ce cas, qui est resté isolé ; aucune atteinte de diphtérie ne s'était montrée à Amélie depuis 18 mois.

Le XVIIe corps accuse 29 cas et 3 décès. Ses deux foyers épidémiques principaux sont, comme l'année précédente, Montauban et Agen. Montauban signale 13 cas observés dans tout le cours de l'année (1 décès) fournis en majorité par les régiments d'infanterie. A l'inverse de 1892, l'escadron du train et les dragons ont été à peine touchés, chacun de ces corps n'ayant eu qu'un malade. Agen accuse 7 cas sans décès.

En dehors d'Agen et de Montauban, on relève 9 cas isolés de diphtérie ; Toulouse 4, et un dans chacune des garnisons d'Auch, Cahors, Mirande, Saint-Gaudens et Marmande.

Dans le XVIIIe corps d'armée, où on signale 23 cas et 2 décès, les garnisons de Tarbes et Mont-de-Marsan sont surtout atteintes. Tarbes compte 8 cas sans décès et Mont-de-Marsan 14 avec 2 décès ; la mort eut lieu dans un de ces cas à la suite d'accidents épileptiformes. Les soldats originaires des Landes paraissent présenter à l'égard de la diphtérie une réceptivité plus grande que les hommes provenant d'autres départements. (Médecin-major de 1re classe Chopinet.)

La diphtérie ne présente rien de particulier à noter en Algérie, où elle a été relativement moins fréquente qu'en France. La division de Constantine ne présente qu'un seul cas, survenu chez un homme en convoi de Constantine à El-Milia ; il a d'ailleurs guéri. En Tunisie, l'élément indigène, dans les corps de troupe, paraît réfractaire à la maladie.

Rapport de 1894.

Il a été constaté, en 1894, 449 cas de diphtérie, correspondant à une morbidité de 8,22 pour 10000 (1892, 8,82 pour 10000; 1893, 12,61 pour 10000), et 48 décès, représentant une mortalité de 0,9 pour 10000 (1892, 1,1 pour 10000; 1893, 1,2 pour 10000). On constate donc une diminution assez importante de la mortalité sur les derniers exercices, et de la morbidité sur l'exercice précédent. La mortalité clinique (10.6 pour 100) est un peu plus élevée qu'en 1893, mais plus basse que dans les deux exercices précédents (1892, 12,3 pour 100; 1893, 9,7 pour 100).

Les corps d'armée les plus affectés sont: le Gouvernement militaire de Paris, les Ve, VIIIe, IXe, XIe, XVIIe corps d'armée. Le Gouvernement militaire de Paris, les Ve et IXe corps d'armée sont depuis plusieurs années signalés à ce titre. Un seul corps d'armée a été complètement exempt de la maladie, le Xe. En outre, les Ier, X^e, XIIe, XIIIe, XVIIIe corps d'armée et la brigade de Tunisie n'ont pas un seul décès.

Les 5 cas observés dans le IIIe corps d'armée appartiennent à la garnison de Rouen: 4 (1 décès) sont fournis par le 74e de ligne, et 1 par le 39e.

Dans le IVe corps d'armée, un homme du 124e de ligne contracte la maladie au Mans, où il faisait étape, sans que l'origine précise de l'infection ait pu être déterminée: on sait seulement qu'il avait couché dans une petite auberge du quartier de Pontlieux où la maladie est endémique. A Alençon, un soldat du 103e de ligne est contagionné dans un village voisin, où plusieurs cas de diphtérie avaient été précédemment observés.

Dans le Ve corps d'armée, une grave épidémie de diphtérie s'observe encore à Melun, où la maladie résiste depuis plusieurs années aux mesures de désinfection les plus radicales. Pendant le séjour du 2e hussards au camp de Châlons, en 1893, tous les anciens badigeons des murs et des plafonds avaient été grattés à fond, les fissures des parquets obturées et calfeutrées, et de copieuses pulvérisations au sublimé et à l'acide phénique avaient partout été pratiquées. En outre, toutes les fournitures de literie de la place avaient été passées à l'étuve Geneste et Herscher. Aucun cas de diphtérie n'ayant été observé pendant les 3 derniers mois de l'année, il semblait que tous ces efforts se trouvaient enfin couronnés de succès. Il n'en était rien: à la fin de janvier la maladie réapparaissait au quartier Augereau, frappant 2 cavaliers, dont l'un mortellement; ces hommes habitaient des chambres où la maladie avait sévi l'an dernier. Le bataillon du 113e de ligne n'observait encore à cette époque que des angines pultacées, assez nombreuses à la vérité. Mais en février, 3 fantassins étaient à leur tour atteints; il est vrai qu'un seul d'entre eux appartenait à la caserne Breton, les deux autres habitant le quartier Augereau où le 2e hussards était de plus en plus affecté, avec 13 cas. En mars, 8 hommes sont encore atteints, dont 7 cavaliers. A cette époque, les angines pultacées se montraient avec une extrême fréquence; 45 cas avaient été observés en février pour toute la garnison, et 49 en mars; l'hôpital s'en trouvait encombré malgré la mise en service d'un pavillon d'isolement. On n'observait alors dans la population ni diphtérie, ni scarlatine; la rougeole commençait à se montrer dans la garnison. Avril resta indemne; mais un cas se manifesta encore dans chacun des mois de mai, juin et juillet. L'épidémie prenait fin alors après avoir donné lieu à 27 cas et 3 décès. De nouvelles mesures de désinfection ont été prescrites et exécutées.

Quelques cas isolés de diphtérie se sont encore montrés à Blois, à Auxerre, à Orléans et à Fontainebleau; dans les hôpitaux de ces deux dernières places, 3 cas d'intensité moyenne ont été traités par la sérothérapie et se sont terminés par guérison.

Dans le VIe corps d'armée, on compte 43 cas et 5 décès. Le camp de Châlons, assez éprouvé pendant les années précédentes, n'a présenté qu'un cas, terminé par guérison.

Châlons, où la maladie est endémique dans la population civile, a eu 10 cas d'angine diphtérique avec 1 décès. Comme d'habitude, elle s'est localisée de préférence aux quartiers Forgeot et Tirlet. Le malade qui a succombé avait subi l'opération de la trachéotomie qui n'a donné aucun résultat, en raison de l'extension du processus diphtéritique aux ramifications bronchiques. Dans 2 cas, la diphtérie a été suivie de paralysie.

A Lunéville, sur 7 diphtéritiques, 3 ont succombé: le 1er à des accidents de myocardite infectieuse, le 2e à des phénomènes d'intoxication suraiguë, et le 3e à une complication de broncho-pneumonie. En novembre, un malade a été traité avec succès par la sérothérapie; il offrait une forme assez anormale de diphtérie, l'étendue des localisations contrastant avec le peu d'intensité des phénomènes généraux. Deux injections de 20 centimètres cubes de sérum avaient été pratiquées à une date où la fièvre était déjà tombée.

A Remiremont, un cas de diphtérie survenu chez un chasseur à pied du 5e bataillon, convalescent de rougeole, a eu une terminaison fatale.

Les autres garnisons où la diphtérie a été signalée sont: Commercy (1 cas), Épinal (2 cas), Givet (1 cas), Mézières (1 cas), Montmédy (1 cas), Neufchâteau (2 cas). Reims (1 cas), Sedan (6 cas), Troyes (2 cas). Verdun (3 cas), Vouziers (1 cas).

Le VIIe corps d'armée compte 16 cas et 4 décès. 14 de ces cas et 2 décès appartiennent à la garnison de Belfort; les deux autres à Bourg et à Chaumont, 3 des cas signalés à Belfort et 1 décès concernent des militaires étrangers à la garnison; en outre, 2 cas ont été notoirement apportés de l'extérieur.

Le VIIIe corps signale 32 cas et 6 décès. Une épidémie sévit à Cosne, au 85e de ligne, déjà éprouvé par la maladie en 1893; le régiment compte dans l'exercice actuel 11 cas et 3 décès, avec maximum en janvier et mars. Les formes ont été très graves. Deux des 3 décédés avaient subi la trachéotomie. L'origine du contage n'a pu être établie et la filiation des cas est restée très obscure.

Chalon compte 9 cas et 1 décès au 56e de ligne. La maladie avait été transmise de Chagny, village à 16 kilomètres de Chalon, où elle régnait avec violence aux environs immédiats, puis à la population civile de cette place, et enfin à la garnison. Un cas était observé en juin, 6 en juillet et 2 en août. Tous furent généralement peu graves; le seul décès qui s'est produit concerne le premier malade hospitalisé, qui mourut subitement après 26 jours d'hospitalisation, alors que, considéré complètement guéri, il allait partir en convalescence.

A Bourges, la diphtérie a été observé en janvier, avril, juillet et août. Elle ne s'est manifestée que par des cas excessivement bénins.

Le IXe corps d'armée, très éprouvé depuis plusieurs années, voit enfin se manifester en ce sens une amélioration marquée de son état sanitaire; il ne compte plus que 37 cas et 2 décès. Près de la moitié de ces cas sont présentés par la garnison de Poitiers où s'observent en même temps un assez grand nombre d'angines. Le cas mortel concerne une diphtérie scarlatineuse.

4 cas, dont un mortel, sont observés dans la petite garnison de Thouars. Le décès s'observe malgré 5 injections successives de sérum.

Le XIe corps d'armée, déjà très éprouvé en 1893, compte encore 46 cas et 2 décès. Ce sont de nouveau la garnison de Nantes et celle de Fontenay-le-Comte surtout qui payent le principal tribut à la maladie. A Nantes, 10 cas s'observent sans décès, répartis entre 3 casernements différents, Bedeau, Cambronne, Richemont. La garnison de Fontenay-le-Comte, déjà très gravement éprouvée l'an dernier, compte 34 cas et 1 décès. La caserne Duchaffeau fournit 32 cas au 137e de ligne, et le quartier Béliard, jusqu'ici préservé, a deux cavaliers de la 2e compagnie de remonte légèrement atteints. La maladie s'observe de février à juin; les angines simples étaient simultanément très fréquentes; deux malades du 137e ont dû rentrer à l'hôpital à leur retour de convalescence, l'un pour récidive d'angine diphtéritique, l'autre pour une paralysie du voile du palais.

Le XIIIe corps d'armée, assez éprouvé en 1893, ne compte plus que 10 cas sans décès, répartis entre les garnisons de Saint-Étienne, Montluçon et Riom.

Aucun des malades n'a été traité par la sérothérapie, tous les cas s'étant manifestés avant l'introduction de cette méthode dans les hôpitaux militaires.

Le XIVe corps d'armée souvent très chargé ne compte en 1894 que 24 cas et 1 décès. Près de la moitié des cas, 11, et le décès unique appartiennent à la garnison de Grenoble, où l'on note 6 cas au 4e régiment du génie, dont un traité et rapidement amendé par la sérothérapie, 3 aux batteries alpines, dont 1 décès (par complications de croup et infection grippale) après trachéotomie, 2 cas au 2e régiment d'artillerie.

Lyon ne signale que 6 cas répartis entre 5 corps de troupe.

Dans le XVIIe corps, où l'on observe 43 cas et 3 décès, la garnison de Montauban compte à elle seule 23 cas et 2 décès. Cette garnison est un foyer invétéré de la maladie. Les seuls mois de janvier, novembre et décembre sont restés indemnes; mars et juin ont présenté le maximum. Tous les corps de troupe ont été atteints, mais le 20e de ligne en particulier.

Cahors compte 14 cas et 1 décès observés de janvier à avril avec prédominance en mars (8). Quelques cas isolés ont encore été observés à Toulouse, Agen et Castelsarrasin. La sérothérapie n'a été employée dans aucun cas.

Le XVIIIe corps signale 19 cas répartis entre Bordeaux, 3; Saint-Martin-de-Ré, 2; Mont-de-Marsan, 8; Pau, 2; Tarbes, 5.

En Algérie-Tunisie, la maladie ne donne à signaler qu'une assez grande fréquence en Tunisie, associée à une rare bénignité. 22 cas sont observés à Tunis, sans décès, répartis entre les différents corps de troupe de la garnison, échelonnés sur tous les mois, à l'exception de mars et décembre.

Rapport 1895.

Il a été constaté, en 1895, 430 cas de diphtérie.

Il s'est produit 24 décès. C'est le chiffre le plus bas qu'on ait observé depuis 1888; il correspond à une mortalité clinique de 5,6 pour 100, c'est-à-dire deux fois moins élevée que la moyenne observée jusqu'ici, résultat qu'il convient de rapporter à l'emploi thérapeutique du sérum antidiphtérique, qui n'a pu cependant être étendu à toutes les garnisons, par la constitution d'approvisionnements suffisants, qu'à partir du mois d'avril.

Les corps d'armée les plus éprouvés sont: le Gouvernement militaire de Paris, les VIIe, IXe, XIe, XVIIIe corps d'armée et la division d'Oran. Le IIIe corps d'armée seul a été exempt de toute morbidité diphtéritique. Les

IIe, IIIe, IVe, VIIIe, Xe, XVe, XVIe corps et les divisions d'Alger et de Tunisie n'ont pas présenté un seul décès.

La diphtérie, qui est représentée dans le Gouvernement militaire de Paris par 35 cas et 1 décès, ne donne lieu à aucun foyer épidémique. 16 corps de troupe différents ont été atteints.

Dans le Ve corps d'armée, la diphtérie a enfin disparu de la garnison de Melun où elle s'acharnait depuis plusieurs années. Un homme en manœuvres aux environs de Montargis a succombé à l'hospice de cette garnison quelques heures après son entrée.

Dans le VIe corps d'armée, la diphtérie s'observe surtout à Nancy, avec 12 cas (1 décès). Le 37e de ligne en revendique 8, dont 4 contractés pendant les manœuvres d'automne. Sur les 32 cas observés dans tout le corps d'armée, 6 cas bénins sont seuls restés en dehors du traitement sérothérapique; parmi les 26 autres, 2 ont succombé : l'un par syncope au moment où les symptômes locaux s'amendaient, l'autre aux suites d'une broncho-pneumonie dont il était atteint au moment où se pratiquèrent, vingt-quatre heures avant la mort, les injections de sérum.

A Lunéville, l'un des malades soumis au traitement sérothérapique a été atteint, pendant sa convalescence, d'une parésie des membres supérieurs et inférieurs qui persistait encore quatre mois après.

Dans le VIIe corps d'armée, la diphtérie sévit surtout, comme en 1894, à Belfort, où on en observe 29 cas, donnant lieu à 3 décès; ils se répartissent sur tous les mois de l'année, de janvier à septembre inclus, avec prédominance en mars et mai (1894, 14 cas, 2 décès).

Les injections de sérum ont donné en général de très bons résultats. Dans un des cas suivis de décès, on avait affaire à une forme foudroyante qui emporta le malade avant qu'on eût reçu le sérum. Le sérum a bien été employé dans les deux autres cas mortels, mais il s'agissait, dans l'un, d'une laryngite diphtéro-syphilitique; et dans l'autre, c'est à une syncope cardiaque qu'a succombé subitement le malade, au cours de la convalescence.

A Chaumont, le 109e de ligne a compté, dans les quatre premiers mois de l'année, 9 cas de diphtérie en général très graves. Les injections de sérum ne sont restées impuissantes que dans un cas à forme hypertoxique, où les accidents généraux ont entraîné rapidement la mort.

Les 3 cas de la garnison de Besançon ont été rapidement guéris par les injections.

Le VIIIe corps d'armée signale 22 cas de diphtérie, dont 11 à Dijon, 10 à Bourges et 1 à Cosne. Aucun décès.

A Dijon, 10 cas sont fournis par le bataillon du 134e de ligne, dont 7 en avril. Le diagnostic a été, pour plusieurs d'entre eux, vérifié par l'examen bactériologique. Des 10 cas de Bourges, 9 appartiennent aux deux régiments d'artillerie et 1 au 95e de ligne.

Le IXe corps d'armée, très gravement atteint depuis plusieurs années, présente encore en 1895, la morbidité et la mortalité maxima avec 97 cas et 6 décès.

Poitiers, qui était déjà l'an dernier la garnison la plus affectée, éprouve un redoublement de la maladie, qui se traduit par 52 cas et 2 décès. La majorité des cas ont été observés de février à août et appartiennent aux deux régiments d'artillerie. Au 33e d'artillerie, on observait simultanément un grand nombre d'angines de toute nature : erythémateuses, phlegmoneuses, herpétiques, exsudatives, dont quelques-unes ont été suivies d'accidents paralytiques. Les derniers cas de la période épidémique se sont manifestés pendant un séjour du régiment au camp de la Braconne ; mais deux autres cas s'observaient encore en novembre, dont l'un d'importation extérieure.

« Les résultats du traitement sérothérapique ont été des plus satisfaisants et la guérison des malades obtenue dans un délai beaucoup plus court qu'avec toute autre médication antérieure, malgré la gravité des cas. »

Angers compte 13 cas et 1 décès, fournis presque exclusivement par le 135e de ligne dans le courant d'octobre et en décembre ; ils ont été généralement traités par le sérum antidiphtérique. Les deux premiers cas s'étaient montrés les plus graves ; l'un des malades, qui avait reçu une injection le 16 octobre, succombait le 27 à l'intoxication générale.

A Issoudun, où elle règne depuis plusieurs années à la caserne Château-Renault, 13 cas s'observent, parmi lesquels 5, particulièrement graves, nécessitent l'injection de 20 centimètres cubes de sérum. Au bout de vingt à quarante-huit heures, les membranes avaient disparu et les malades commençaient à s'alimenter un peu. L'albumine s'est montrée dans 6 cas et a été particulièrement abondante dans l'un d'eux (16 grammes par litre).

Tous les malades ont guéri sauf un seul chez lequel, après la disparition des fausses membranes, s'est déclarée une paralysie du voile du palais et des muscles pharyngiens ; malgré les lavements alimentaires et l'alimentation par la sonde, le malade a succombé dans une syncope. Pendant la convalescence, 2 malades ont été atteints de paralysie, guérie assez promptement par les douches, l'électricité et les toniques.

Tours, 6 cas, 1 décès ; Le Blanc, 4 cas, 1 décès, malgré l'emploi du sérum. Saint-Maixent compte 3 cas ; Niort, 1 ; Châtellerault, 1 ; Cholet, Saumur, Châteauroux, Fontevrault, Parthenay, Thouars restent exempts de maladie.

Dans le XIe corps d'armée, la diphtérie s'observe de nouveau à Fontenay-le-Comte, mais avec moins d'intensité qu'en 1893 et 1894 : 14 cas sans décès ; 7 ont été soumis au traitement sérothérapique. La maladie n'a pas cessé de régner à l'état endémique dans la population civile de Fontenay et des environs.

La garnison de Nantes a fourni 7 cas de diphtérie : ces cas se sont déclarés dans les différents corps de la garnison, à des époques différentes, et sans lien commun. Tous ont été traités par la sérothérapie ; aucun décès.

La Roche-sur-Yon, 7 cas, tous traités par la sérothérapie, 1 décès. Le cas mortel se trouvait compliqué de broncho-pneumonie infectieuse et n'avait pu être soumis que tardivement à une seule injection de sérum.

Dans le XIIe corps d'armée, 10 cas de diphtérie (12e escadron du train, 5; 21e chasseurs, 2 ; 63e de ligne, 2 ; 1 infirmier auxiliaire à l'hôpital), se décomposant en 3 diphtéries pures, 4 associées aux staphylocoques et 3 associées aux streptocoques. Tous ont été traités par les injections de sérum ; 9 cas ont guéri rapidement ; un seul, qui avait nécessité 2 injections, a été mortel à la suite de paraplégie et de néphrite survenues longtemps après la disparition des fausses membranes.

La diphtérie s'observe également à Angoulême et à Tulle. Le diagnostic, douteux cliniquement, a été définitivement établi par l'examen bactériologique des membranes, pratiqué à Limoges, et d'ailleurs confirmé pour quelques cas par des accidents paralytiques consécutifs. Il en résulte néanmoins que la statistique des corps en mentionne sensiblement moins que la statistique des hôpitaux.

Le XIIIe corps signale 11 cas sans décès, dont la majorité appartient à la garnison de Riom.

Le XIVe corps d'armée, déjà en progrès en 1894, ne compte plus en 1895 que 10 cas et 1 décès, dont 5 cas à Lyon et 4 à Grenoble.

Très éprouvé en 1894, le XVe corps ne signale plus que 12 cas et 2 décès.

Agen est la place la plus affectée : 8 cas se répartissent sur 5 mois avec un groupement de 3 cas en juin. Les malades ont été traités avec succès par la sérothérapie. A Saint-Gaudens, 2 cas sont tous deux suivis de décès. malgré l'emploi des injections antidiphtériques ; le premier malade succombait, le 26e jour de l'hospitalisation, dix-huit jours après l'injection, à la suite d'accidents de paralysie médullaire. Le deuxième était emporté par l'infection générale, au 9e jour de l'hospitalisation.

La diphtérie subit, dans le XVIIIe corps, un vif mouvement de recrudescence, par 66 cas et 1 décès. La maladie a été surtout observée à Mont-de-Marsan, à Tarbes et à Pau. A Mont-de-Marsan, 24 cas (y compris un réserviste) ont été observés de mars à septembre. Toutes les compagnies ont été atteintes, sans qu'il ait pu être décelé de foyer particulier. La population, également très éprouvée, a présenté 70 cas de diphtérie, objet d'un diagnostic bactériologique comme ceux de l'armée (culture sur sérum). Les 24 cas militaires traités par la sérothérapie n'ont donné lieu qu'à 1 décès sur un convalescent de pleurésie qui a succombé à une diphtérie pharyngée, des fosses nasales, des yeux et même des conduits auditifs.

Une injection a le plus souvent suffi pour amener la chute des fausses membranes et améliorer l'état général ; un traitement local était en même temps institué (glycérine salicylée à 5 pour 100) ; on n'a observé aucun accident sérieux imputable au sérum. sauf quelques douleurs articulaires avec éruption dissipée généralement au bout de vingt-quatre heures (médecin-major de 1re classe Chopinet).

Les injections ont amené une fois un peu de péritonisme, avec érythème autour des piqûres. Dans un cas de diphtérie scarlatineuse, les fausses membranes ont été d'une telle ténacité qu'il a fallu pratiquer 6 injections successives.

A Tarbes, tous les malades, 27, ont guéri par le sérum ; il en est de même de deux malades profondément atteints, observés à Pau ; mais il n'a pas été fait, dans ces cas, d'examen bactériologique.

En Algérie, une petite épidémie est signalée dans la garnison d'El-Aricha, qui a eu 8 hommes atteints de mai à août sans décès. L'origine du contage est restée obscure. Le dernier cas de diphtérie signalé à El-Aricha remonte à l'année 1893 ; depuis cette époque, aucun autre cas n'avait été signalé dans la population militaire ou civile, pas plus que chez les indigènes des douars environnants. D'autre part, toute origine aviaire doit être éliminée.

La compagnie à laquelle appartenait le premier malade était arrivée à El-Aricha en mars venant de Sebdou ; il y a lieu de noter qu'un cas de diphtérie mortel avait été observé en janvier dans cette dernière garnison, où la maladie n'est pas rare ; mais le premier cas d'El-Aricha ne se déclarait qu'en mai ; 3 autres cas se manifestaient en juillet, dont 2 chez des zouaves camarades de chambrée (ancien camp) et le troisième au nouveau camp. En août, 3 cas s'observaient dans des chambrées nouvelles et distinctes, et un quatrième cas dans une autre qui avait déjà eu des malades.

En même temps que ces diphtéries, confirmées par l'examen bactériologique, s'observaient un grand nombre de manifestations angineuses : en juin, juillet et août, 32 hommes atteints de pharyngite, d'amygdalite et d'angine se présentaient à la visite, quelques-uns même porteurs de productions membraneuses rappelant l'exsudat diphtéritique ; mais 4 examens bactériologiques pratiqués dans les cas douteux n'ont décélé que des staphylocoques et des streptocoques.

Tous ces malades ont été traités avec succès par le sérum antidiphtérique. Des 10 autres malades auxquels le même mode de traitement a été appliqué dans la division d'Oran, un seul, à Mostaganem, a succombé subitement au troisième jour du traitement, après avoir reçu 30 centimètres cubes de sérum et alors que la gorge était complètement détergée.

Aucun accident n'a été signalé à la suite des injections; 10 centimètres cubes ont suffi en général ; on n'a jamais dépassé 30 centimètres cubes.

Dans la division de Constantine, 4 cas donnent lieu à 1 décès. Tous avaient été traités par le sérum ; mais le décédé, en raison des difficultés d'approvisionnement, n'avait pu recevoir la première injection qu'au treizième jour de la maladie.

A Tunis, 5 cas sur 7 ont été traités par le sérum ; aucun décès.

Rapport de 1896.

332 cas de diphtérie.

Décès 19. C'est là le chiffre le plus bas depuis 1880 ; il correspond à une mortalité clinique de 5,7 pour 100, c'est-à-dire deux fois moins élevée que la moyenne observée avant l'emploi thérapeutique du sérum antidiphtérique généralisé aujourd'hui dans l'armée.

Les corps d'armées les plus éprouvés sont : le Gouvernement militaire de Paris, les IXe, XIIIe, XVIIIe corps d'armée et la division d'Alger. Le Xe corps d'armée seul a été exempt de toute morbidité diphtérique.

Les Ier, IIe, IIIe, IVe, XIe, X^e^, XVIe corps et les divisions d'Algérie et de Tunisie n'ont pas présenté un seul décès.

Dans le IIe corps d'armée, un petit foyer de diphtérie se manifeste à Noyon, au 9e cuirassiers, à une époque où la diphtérie sévissait en ville sur les enfants. Sur 6 malades, 3 furent atteints d'angine et 3 de diphtérie cutanée à la suite de plaies de jambe, chez les blessés de l'infirmerie du 9e cuirassiers, où des germes contagieux ont été vraisemblablement apportés par le premier malade atteint d'angine diphtérique, qui avait séjourné pendant 24 heures dans la salle voisine.

De ces 6 malades, 3 ont reçu des injections de sérum antidiphtérique ; le résultat a été particulièrement heureux dans un cas où le bacille de Löffler était associé au streptocoque.

La durée et l'intensité de l'affection ont été considérablement atténuées, malgré une éruption d'érythème survenue au 12e jour après l'injection.

Dans les 2 autres cas (dont 1 de diphtérie cutanée) l'amélioration a été un peu moins appréciable (médecin major de 2e classe Gourny).

Dans le Ve corps d'armée, un des plus atteints, 8 cas s'observent à Auxerre en janvier et février.

Ces différents cas de diphtérie ont évolué au milieu d'angines assez nombreuses, de gravité ou de nature diverses, mais indépendamment de toute épidémie de rougeole et de scarlatine. Sur ces 8 cas traités par le sérum de Roux, 7 ont été suivis de guérison, une mort subite a été observée, probablement par arrêt brusque du cœur au cours d'un état infectieux.

A Montargis, au début de l'année, s'observent 6 cas de diphtérie dont 5 bénins et 1 mortel malgré le traitement par le sérum de Roux, qui avait été appliqué dès le début et d'une façon intensive. La diphtérie avait envahi la trachée et les bronches ; le poumon droit était complètement hépatisé. Il convient d'ajouter que le bacille de Lœffler a été trouvé dans un certain nombre de cas bénins que les seules données cliniques n'auraient pas fait soupçonner.

Dans les 3 cas de diphtérie traités à l'hôpital d'Orléans par les injections de sérum, le diagnostic clinique a été confirmé par l'examen bactériologique direct et par les cultures ; dans les 2 premiers cas, bacille court de Lœffler sans association, dans le 3e, bacilles courts *et moyens associés au streptocoque. Le diagnostic clinique indiquait pourtant un cas bénin, ce que les suites de la maladie ont confirmé.* Au 9e jour, alors que la guérison était assurée, le malade fut pris d'urticaire généralisé avec fièvre et complications gastriques, accident relevant de l'injection de sérum. Chez les deux premiers malades, elle n'avait produit qu'un léger érythème local. Il convient de dire que le sérum utilisé avait plus de six mois, et que, ayant perdu sa limpidité il avait dû être filtré sur ouate.

Le troisième décès, signalé à Fontainebleau, concerne un homme atteint de syphilis pharyngée et laryngée trachéotomisé pour œdème de la glotte et mort subitement 9 heures après l'opération. La gorge présentait bien un aspect diphtéroïde, mais qui ne s'était manifesté tel qu'à la suite de cautérisations au nitrate d'argent et les autres particularités de l'état local éliminaient d'ailleurs l'idée d'une diphtérie. Toutefois l'autopsie faisait découvrir de fausses membranes à la surface de la trachée, et les ensemencements pratiqués avec l'enduit sans caractère spécifique qui recouvrait la surface du larynx uniformément tuméfié donnaient une culture presque pure de bacilles diphtéritiques moyens et longs (médecin principal de 2e classe Rouflay). (Voir *Arch. de méd. de pharm. mil.*, 1896, XVIII, p. 177.)

Comme en 1895, la garnison de Melun, si longtemps visitée par la diphtérie, est restée indemne.

Peu fréquente dans le VIe corps d'armée la diphtérie donne lieu à 14 cas et 2 décès, dont l'un concerne un sous-officier du 150e régiment de ligne tombé malade et décédé au cours d'une permission.

Dans tous les cas, le diagnostic a été confirmé par l'examen bactériologique. Tous les malades, sauf 2 atteints d'une forme bénigne, ont été soumis aux injections de sérum.

Comme unique accident consécutif aux injections, on signale dans un cas observé au camp de Châlons une éruption située autour des piqûres persistant quelques heures, le même malade a présenté une paralysie pharyngée quinze jours plus tard.

Le malade décédé à Remiremont, malgré la sérothérapie, a été emporté par des accidents de broncho-pneumonie.

Dans le VIIe corps d'armée, 3 cas s'observent au 14e chasseurs, à Dôle; traités par la sérothérapie, ils ont cependant fourni 2 décès, décès dus à des lésions rénales que le médecin traitant est porté à imputer au sérum.

Le 4e cas observé dans ce corps d'armée, mortel, est le seul tribut payé en 1896 à la diphtérie par la garnison de Belfort où la diphtérie avait été fréquente en 1894 et 1895. Il s'agit d'un jeune soldat du 9e bataillon d'artillerie à pied, en traitement depuis le 28 décembre à l'infirmerie pour une laryngite en apparence légère, sans angine. L'état général devint subitement mauvais dans la journée du 31 décembre, le malade transporté à l'hôpital dans un état d'asphyxie qui faisait des progrès très rapides fut trachéotomisé immédiatement et mourut d'une syncope pendant l'opération. L'autopsie fit voir que l'arbre aérien depuis l'épiglotte jusqu'aux ramifications des bronches était tapissé d'une fausse membrane épaisse et continue. Aucun autre cas de diphtérie n'a été observé dans la garnison.

Dans le VIIIe corps d'armée, Cosne signale 6 cas sans décès. Un cas observé à Autun est mortel par broncho-pneunomie. A Dijon, un malade entré deux fois à l'hôpital présente une paralysie du voile du palais et de la monoplégie brachiale. Le traitement sérothérapique a été employé dans tous les cas.

Le XIe corps d'armée, qui est le plus atteint depuis plusieurs années, présente encore 59 cas et 2 décès. Angers compte 17 cas sans décès : 3 au 25e dragons observés en septembre, octobre et novembre, cas sporadiques par conséquent contractés en dehors du casernement, et qui n'ont pas essaimé au corps; 4 au 6e génie; 10 au 135e de ligne. Toutes ces angines diphtériques ont été qualifiées telles à la suite d'examen bactériologique; deux seulement furent graves par le fait de l'état général; le traitement sérothérapique a été constamment employé. La paralysie du voile du palais a été observée 2 fois; dans un cas, le 5e jour du traitement, elle disparut en 5 jours; dans un autre assez longtemps après la guérison pendant le congé de convalescence. La durée du traitement n'a dépassé 8 jours que dans 5 cas.

En outre de diphtérie, on eut à observer à l'hospice mixte d'Angers 29 angines à fausses membranes ne s'en différenciant que par l'examen bactériologique. On a pu observer aussi bien dans les unes que dans les autres, l'engorgement ganglionnaire, l'albuminurie, la difficulté de la déglutition. Cependant la paralysie n'a été observée que chez les diphtériques. La gravité au moins apparente de l'état général ne se montre nullement comme fonction exclusive du bacille de Loffler.

Tours, 28 cas, 1 décès; la maladie n'a sévi épidémiquement qu'au 66e de ligne, caserne Baraguy d'Illiers, avec 14 cas.

Poitiers, 7 cas, sans décès, amélioration considérable par rapport à 1895 (52 cas, 2 décès). En dehors de ces cas de diphtérie on a eu à traiter un assez grand nombre d'angines aiguës avec productions pultacées dont la guérison a été obtenue très rapidement. Saint-Maixent, 9 cas sans décès; 7 de ces cas observés dans les trois premiers mois se relient à trois cas survenus dans les derniers jours de décembre.

Issoudun, 4 cas (dont une diphtérie scarlatineuse); Cholet, 3 cas, 1 décès, malgré les injections de sérum; Châtellerault, 1 cas.

XIIe corps d'armée, 6 cas, 2 décès; Limoges, 5 cas dont 4 se succédant au 63e en octobre et novembre et un cas isolé en mai à la section des Commis et Ouvriers. Ce dernier a été suivi de mort par intoxication malgré les injections de sérum et à l'autopsie on a trouvé des fausses membranes dans le larynx, la trachée et les grosses bronches.

Le décès signalé à Brives, par suite de paralysie du voile du palais et des muscles respiratoires, 20 jours environ après le début de l'angine, se rapporte à un malade hospitalisé en 1895.

Le chiffre des angines diphtéritiques signalées par les corps de troupe est en réalité inférieur à la réalité; le laboratoire de Limoges a signalé la présence du bacille de Lœffler dans 3 cas d'angine auxquels la clinique n'avait pas reconnu le caractère spécifique.

XIIIe corps d'armée, 47 cas, 2 décès; 45 de ces cas ont été observés au 16e régiment d'artillerie,, à Clermont, dans le cours d'une épidémie qui a débuté en février par 15 cas et s'est continuée toute l'année par groupes de 2 ou 3 cas; 2 cas intérieurs ont en outre été observés à l'hôpital. Tous ces cas caractérisés par la présence du bacille de Lœffler ont été traités par la sérothérapie qui a donné en général d'excellents résultats. Les 2 décès signalés sont survenus tardivement (2e et 3e mois de la maladie) par suite de paralysie progressive.

Dans le XIVe corps et Gouvernement militaire de Lyon ils observent 22 cas et 2 décès, 10 de ces cas et 1 décès appartiennent au quartier de la Part-Dieu (2e dragons primitivement atteint, 8 cas; 7e cuirassiers, 2 cas), et 6 avec 1 décès (97e de ligne, 3 cas ; 4e dragons, 3).

XVe corps d'armée, 1 cas, 1 décès. Ce cas de diphtérie s'est produit à Avignon en juin chez un sapeur du 7e régiment du génie, au retour de manœuvres de pontage faites sur la Durance. L'origine n'en a pu être découverte. Cette forme n'a été nullement influencée par trois injections de sérum pratiquées successivement à 6 heures d'intervalle. Le malade trachéotomisé a succombé quelques heures après l'opération.

XVIIe corps d'armée, 14 cas, 1 décès, Agen, 7 cas, sont traités par la sérothérapie, 5 malades ont guéri, le 6e malade qui avait à la suite de l'injection de sérum présenté une amélioration immédiate a succombé après un mois de traitement à des accidents urémiques; Saint Gaudens, 1 cas.

XVIIIe corps d'armée, 26 cas sans décès. Le principal foyer est la garnison de Bordeaux, qui présente 13 cas, dont 2 chez des infirmiers contagionnés à l'hôpital; 10 cas s'observent à Tarbes et 3 à Mont-de-Marsan. La diminution considérable de la diphtérie par rapport au précédent exercice (66 cas, 1 décès) fait justice des réserves alors exprimées et donne sa véritable valeur à un mode de traitement qui a permis de supprimer toute mortalité.

En Algérie, Tunisie, s'observent 56 cas de diphtérie, sans un seul décès. Dans la division d'Alger, deux foyers épidémiques sont à signaler: à Orléansville et à Blida. A Orléansville s'observent 14 cas sans décès. Le premier cas est signalé parmi les cavaliers du détachement de chasseurs d'Afrique, le 1er janvier, quatre autres se suivent, les 2, 10, 30 et 31 janvier; 6 cas le 20 février, et en avril, 8 nouveaux cas. Sur les 14 malades, 13 appartiennent au même escadron dans lequel s'observèrent également plusieurs cas d'angine pultacée suspecte que l'examen bactériologique dut faire exclure de la diphtérie.

Les 3 bâtiments occupés par le détachement du 5e chasseurs d'Afrique ont été contaminés; toutefois, c'est dans les locaux du bâtiment ouest qu'ont été observés le plus grand nombre de malades (8), presque toutes les chambres ont été atteintes.

La diphtérie n'avait pas été observée depuis plusieurs années, dans la garnison non plus que dans la population, sous la réserve dans ce dernier milieu, d'un seul cas signalé quelques jours avant l'éclosion de l'épidémie militaire en décembre 1895.

Les premiers malades faisaient partie du contingent algérien et venaient de points contaminés (Tlemcem, Mostaganem), l'importance du germe infectieux est donc probable. Les exacerbations de la maladie ont paru coïncider avec les variations atmosphériques et plus particulièrement avec un temps humide et froid.

Il est difficile de déterminer la part exacte de la contagion dans le développement ultérieur de la maladie, une fois implantée au quartier, les malades frappés simultanément se connaissaient à peine ou n'appartenaient pas au même peloton.

Tous les cas ont évolué d'une façon bénigne; chez un seul malade, les injections de sérum ont provoqué de l'érythème polymorphe avec albuminurie légère.

A Blida, s'observent 20 cas sans décès.

Une première poussée est observée en février, ou du 6 au 18, 7 cavaliers du 1er chasseurs d'Afrique sont atteints; cette épidémie, bénigne, paraissait éteinte quand de nouvelles manifestations sont signalées dans la première quinzaine de mars et se poursuivent dans tous les mois frappant les différents casernements de la garnison.

L'étiologie reste obscure. Les cas de diphtérie notés chez les cavaliers du 1er chasseurs d'Afrique coïncident avec une épidémie de pneumo-entérite infectieuse sévissant parmi les chevaux de ce régiment. Cette circonstance a été signalée dans d'autres épidémies de diphtérie.

TABLEAU COMPARATIF DE LA MORTALITÉ PAR DIPHTÉRIE DANS L'ARMÉE FRANÇAISE, AVANT ET DEPUIS L'EMPLOI DU SÉRUM

ANNÉES		CAS	DÉCÈS	POURCENTAGE
Avant le sérum.	1888.	422	41	9,71
	1889.	441	45	10,20
	1890.	434	54	12,44
	1891.	679	84	12,37
	1892.	463	57	12,31
	1893.	663	64	9,65
	1894.	449	48	10,66
TOTAUX avant le sérum.		3,551	393	11,07
Depuis le sérum.	1895.	430	24	5,06
	1896.	332	19	5,7
TOTAUX depuis le sérum.		**762**	**43**	**5,65**

ARMÉE ALLEMANDE (1)

Voici les chiffres des cas de diphtérie entrés à l'hôpital de 1881 à 1896.

De 1881 à 1886	457	hommes
De 1886 à 1891	381	—
De 1891 à 1896	439	—
Dans l'année 1894-95	528	—
— 1895-96	623	—
Semestre d'été 1896	137	—

(1) *Sanitäts Bericht über die Koniglich Preussiche Armée, das VII und das VIII Armeekorps, von* 1 *april* 1894 *bis* 30 *september* 1896 (Berlin 1898).

RÉSULTATS	ANNÉES		SEMESTRE 1896
	1884-95	1895-96	
Guéris	456	602	155
Morts	16	13	9

Deux hommes sont morts en 1894-1895 sans avoir été soignés par l'autorité militaire.

Ce rapport englobe tous les cas depuis 1894.

La diphtérie s'est étendue sous la forme épidémique dans plusieurs stations militaires.

A Schwerin l'épidémie de l'année précédente a continué jausqu'au mois de juillet 1894, donnant 61 cas de diphtérie. A Wesel, 30 hommes ont été atteints en 1894, et dans la maison des Cadets, à Wohlstadt, 23 Cadets tombèrent malades. L'année suivante, on y a encore relevé 7 cas consécutifs.

A Hagenau, de nombreux cas se sont produits au printemps de 1895, notamment dans le régiment d'infanterie n° 137, et l'épidémie s'est propagée dans tout le régiment, en donnant 50 cas à Hannover; c'est à Oldenbourg que l'épidémie a pris momentanément la plus rapide extension et a donné le plus grand nombre de cas ; de février 1895 jusqu'à l'époque de ce rapport, elle a provoqué 250 entrées. Les cas isolés ou simultanés ont généralement coïncidé avec l'apparition de cas semblables dans la population civile ; dans le rapport sur l'épidémie militaire d'Oldenbourg, on insiste particulièrement sur ce fait qu'il existait, en même temps, une forte épidémie de diphtérie dans la ville et dans les villages ; on a observé, à plusieurs reprises, des cas de contagion d'une personne à une autre ; les soldats avaient été souvent en rapport avec des enfants atteints de diphtérie.

Voici d'autres modes de contagion :

Le médecin d'État-Major Pens Gardelegen cite une succession de cas dus à l'usage en commun des verres à boire dans la cantine. A Burg, 3 hommes eurent la diphtérie ; ils provenaient de chambrées différentes d'une même caserne, et tombèrent malades consécutivement à 12 jours l'un de l'autre. Le médecin major Stolte pense, à ce sujet, que les germes pathogènes répandus sur le sol par les crachats ont dû être transportés dans les autres chambrées par les bottes, avant que la désinfection n'eût été pratiquée ; on finit par désinfecter la caserne tout entière, et aucun cas nouveau ne se produisit.

A Hannover, un aide-major se contamina en 1896, en pratiquant des examens bactériologiques.

Plusieurs rapporteurs font ressortir l'importance de la mesure sanitaire qui prescrit d'isoler les diphtériques jusqu'à ce que l'examen bactériologique ait fait constater la disparition des bacilles.

Le médecin major Stolte-Burg a cherché à activer cette disparition au moyen de gargarismes répétés et des badigeonnages avec la mixture de Lœffler.

Le médecin major Pens-Gardelegen a trouvé des bacilles diphtériques au bout de 4 semaines dans les mucosités du pharynx ; ils ont disparu au bout de 6 semaines.

L'examen bactériologique est devenu réglementaire dans l'armée ; il est pratiqué, en partie, par les médecins du service de santé, ou, plus souvent encore, dans les stations d'examens d'hygiène et de chimie.

Dans plusieurs cas, des diphtéries cliniquement certaines n'ont pas donné de résultats positifs au microscope, même à la suite de cultures. Le médecin major Bassin-Wesel rapporte des cas tout à fait opposés : dans une série de cas, on a obtenu, à la station bactériologique, des cultures de diphtérie provenant de cas sur lesquels on n'avait pu découvrir aucun exsudat.

Dans l'épidémie d'Oldenbourg, on cite 12 cas où la présence des bacilles s'est simplement accompagnée de rougeur du pharynx avec fièvre. Dans plusieurs cas, le microscope a permis d'éliminer des diphtéries streptococciques, et d'autre part, il a expliqué l'évolution grave de certains cas, en décelant des associations microbiennes.

A Leisnig, pendant une épidémie circonscrite de cas particulièrement graves, sur lesquels d'ailleurs le sérum agit parfaitement, on remarqua que le caractère de malignité de la maladie diminuait en même temps que les streptocoques devenaient plus rares au microscope.

Ordinairement, la diphtérie s'est localisée au pharynx, et n'a atteint que rarement le nez et le larynx.

Les paralysies diphtériques ont frappé le plus souvent la musculature du voile palatin, du pharynx et des yeux, et, dans les cas graves, elles se sont manifestées par des troubles de la sensibilité et la motilité des membres, et notamment par de l'ataxie des membres inférieurs. Ces cas qui se sont manifestés, à un degré plus ou moins élevé, de la parésie des muscles du tronc, des palpitations cardiaques et de l'asthénie généralisée, ont été signalés 10 fois.

Dans la plupart des cas, la guérison est survenue sous l'influence du traitement usuel : injections de strychnine, électricité, bains, massages, nourriture reconstituante ; toutefois, un certain nombre de malades ont dû être libérés à cause de la persistance de l'asthénie.

A Minden, un malade a été pris, dans le courant de la 7e semaine, de paralysies oculaires, palatine, glottique et diaphragmatique ; cette dernière, survenue au cours d'un catarrhe pulmonaire, a mis le malade dans l'impossibilité d'expectorer, et il a succombé.

Les rapports ci-dessus, datent de 1894-1895 et ne portent que sur des observations isolées ; plus tard, le nombre des observations a augmenté.

L'année suivante, les rapports ont donné les résultats suivants :

Soldats atteints de diphtérie.	**1,312**
Traités par le sérum.	**576**
Morts.	**16**

Aux tergiversations des débuts, sur l'emploi des doses, a succédé une période où ces doses ont été augmentées. Le médecin major Ohlsen-Oldenburg a obtenu d'excellents résultats en injectant des doses totales de 6,000 unités.

Tous les rapporteurs, sauf de très rares exceptions, vantent l'excellence et l'efficacité de ce remède ; dans plusieurs cas, le sérum a manifestement sauvé les malades d'une mort certaine.

La statistique ci-dessus donne un pourcentage de mortalité de 2,8 pour 100.

Dans les années précédentes, la mortalité par diphtérie a donné les chiffres suivants :

ANNÉES	DIPHTÉRIQUES	MORTS	POURCENTAGE
1890-91.	227	14	4,7
1891-92.	302	13	4,3
1892-93.	342	21	6,1
1893-94.	452	26	5,8
TOTAL.	**1,323**	**74**	**5,59**

Depuis l'emploi de la sérumthérapie, les chiffres ont été les suivants :

MALADES	MORTS	POURCENTAGE
1,312	**38**	2,9

Ces chiffres comparatifs indiquent que la mortalité par diphtérie, dans l'armée allemande, a toujours été peu élevée, *et qu'elle a subi depuis deux ans une diminution considérable* ; l'action du sérum n'est pas absolument frappante, à cause de ces chiffres bas de mortalité.

Bien plus évidente et plus impressionnante que l'abaissement de la mortalité, a été pour les observateurs isolés, l'influence exercée par le sérum sur la maladie.

(*Suivent, dans ce rapport, des remarques détaillées sur l'amélioration rapide de l'état général et du processus local*).

Dans les cas où, par suite de son application le plus souvent tardive, la sérumthérapie n'a pas pu empêcher la mort, une amélioration temporaire évidente s'est toujours manifestée après l'injection. On n'a pas constaté que le sérum eût aucune influence défavorable sur la marche de la maladie, et les incidents secondaires, déjà signalés par divers auteurs, ont été constatés ici, *sans que jamais ils se soient accompagnés d'accidents sérieux.*

Dans 46 cas, on a observé des éruptions, qui se sont limitées parfois au voisinage immédiat de la piqûre ; plus souvent elles se sont étendues sur une surface plus ou moins étendue de la surface du corps ; dans ces cas, les régions articulaires ont paru être des points d'élection ; le plus souvent, il s'est agi d'urticaire plus ou moins prurigineuse : quelques observateurs les comparent à une roséole récente ou à la rougeole. Chez 3 Cadets, le médecin major Schoenfeld (de Wahlstadt) a constaté une éruption vésiculeuse sur les lèvres (?) (1). La même constatation a été faite par le médecin major Zimmermann (de Charlottenburg). Dans 18 cas, on a cité des accidents articulaires, consistant en douleurs, avec ou sans gonflement.

Le médecin major Ohlsen (d'Oldenbourg), relate que l'apparition des arthralgies n'a pas été en rapport avec la quantité d'antitoxine ; elle s'est même plutôt produite après l'injection de doses minimes.

L'examen des urines a donné, dans 39 cas, une teneur en albumine plus ou moins élevée, avec ou sans éléments figurés. Plusieurs observateurs font toutefois remarquer qu'ils avaient constaté de l'albumine avant les injections ; ils restent dans le doute sur le point de savoir si cette albuminurie dépend de l'injection, ou si elle ne dérive pas plutôt de la maladie elle-même, dont l'influence sur le rein est bien connue.

Voici un cas, rapporté par le médecin major Johannes (de Strasbourg), qui est très important au point de vue actuel.

« Le uhlan K..., du Schleswig Holstein Regiment n° 15, fut admis le 2 mars 1896, avec des phénomènes d'amygdalite folliculaire. Au bout de 2 jours, on posa le diagnostic clinique de diphtérie ; toutefois, l'examen bactériologique ne donna que du streptocoque ; ce ne fut que le 4e jour qu'on put constater des bacilles. Le 4e jour et le 6e jour, le malade reçut 1,000 unités de sérum, lequel ne produisit aucun effet. La fièvre, l'asthénie cardiaque, le mauvais état général, persistèrent ; bientôt apparurent des tuméfactions articulaires multiples. Il mourut le 15 avril. Déjà avant la première injection, l'urine contenait de l'albumine. Quatre jours après la seconde injection, l'albumine avait complètement disparu, elle réapparut vers le 14e jour et augmenta rapidement et s'accompagna de la présence d'éléments figurés en abondance.

(1) Ne s'agissait-il pas là d'une angine à forme herpétique ? (R. B.)

A l'autopsie, le médecin d'état-major Pfuhl constata plus tard *de nombreux bacilles diphtériques.*

La néphrite ne peut donc pas, dans ce cas, être imputée au sérum.

Le médecin d'état-major Wende (de Rastadt) a vu apparaître, en même temps que l'éruption, la diazo-réaction, laquelle disparut en même temps que l'éruption pâlit et que la peau desquama. A Oldenbourg, dans quelques cas où on avait injecté de fortes doses d'antitoxine (toujours 2,000 unités et plus), on a vu apparaître du phénol dans l'urine.

Les paralysies diphtériques n'ont pas fait défaut depuis la sérumthérapie. Bien qu'elles se soient le plus souvent limitées à la musculature du voile palatin et du pharynx, on cite des cas dans lesquels on a vu survenir des paralysies plus ou moins complètes des muscles des membres.

Le médecin d'état-major Honsoldt (de Stendal) a observé, chez un malade auquel il avait injecté 1,500 unités le second jour de la maladie, avec succès d'ailleurs, un nasonnement survenu au bout d'un mois, avec paralysie du facial droit, de l'ataxie des jambes, de l'incertitude des mains et des doigts, et de la diminution dans la force d'extension du tronc.

On a cité cinq fois des séries d'injections préventives ; aucun soldat n'a contracté la diphtérie, aucun n'a présenté d'accidents quelconques.

Quant à la question de savoir combien de temps l'immunisation peut garder son efficacité, une observation, prise à Strasbourg, peut donner des indications. D'après cette observation, un homme est tombé malade, atteint de diphtérie légère, mais démontrée bactériologiquement, après avoir reçu, *deux mois* auparavant, une injection préventive de sérum.

L'appréciation générale, sur la valeur de la sérumthérapie, telle qu'elle résulte des rapports pris séparément, peut se résumer par les paroles du rapporteur de la grande épidémie d'Oldenbourg :

« Grâce à l'action parfaite du sérum curatif de Behring, le traitement de la diphtérie est très simple et très efficace. En soignant les malades de bonne heure, on a pu, même dans les cas cliniquement très graves, poser un pronostic bénin. Toutefois, il est nécessaire de ne pas lésiner avec l'antitoxine, mais d'employer toujours de fortes doses, surtout lorsque les phénomènes généraux ne cèdent pas rapidement à la première injection. »

Le médecin major Heyse (de Berlin) recommande instamment l'emploi de fortes doses. Chez les adultes, il conseille d'injecter toujours 3,000 unités, dans les cas graves ; et, dans les cas de gravité moyenne, au moins 2,000 unités ; les cas bénins pourraient guérir avec ou sans les 1,000 unités qu'on emploie usuellement.

Ces rapports ne précisent pas toujours la gravité de l'affection. A Oldenbourg, sur 250 cas, il y a eu 169 cas légers, 60 de gravité moyenne et 21 cas graves. Dans le rapport sanitaire général du Xe corps d'armée, on engage les observateurs à apprécier prudemment les effets de la sérumthérapie, parce qu'un assez grand nombre de cas légers, qui étaient autrefois désignés comme amygdalites, sont, depuis que l'on pratique les examens bactériologiques, considérés comme des cas de diphtérie.

Le médecin major Stolte interprète dans le même sens ce fait remarquable : à Burg, en 1894-1895, il n'y a eu que des amygdalites, tandis qu'en 1895-1896, il y a eu 5 cas de diphtérie ; or, dans cette dernière année, on a examiné tous les entrants bactériologiquement.

Le traitement par le sérum a été impuissant contre les phénomènes de septicémie.

(Suivent quelques remarques sur le traitement local de la diphtérie).

STATISTIQUE UNIVERSELLE DE LA DIPHTÉRIE DEPUIS L'ANNÉE 1894 AVEC LES RÉSULTATS DE LA SÉRUMTHÉRAPIE

(Principales publications connues, 1894-1898).

AUTEURS DES PUBLICATIONS	INDICATIONS ET DATES DES PUBLICATIONS	CAS INJECTÉS	MORTS
Behring	1re publication, avril 1893	80	16
Kossel	Zeitschrift f. Hygiene, 24 mai 1894	233	54
Katz	Société de médecine berlinoise, 27 juin 1894	151	17
Roux	Sur la sérumthérapie de la diphtérie (congrès de Buda-Pest, sept. 1894)	300	78
Aronson	Vienne, 1894	255	31
W. Körte	Berlin, 12 novembre 1894	151	52
Sonnenburg	Deutsch. Med. Woch, nº 50, 1894	107	22
Moizard, Perregaux	Hôpital Trousseau (Paris), 1er octobre à 30 novembre 1894	231	34
Lebreton, Magdeleine	Hôpital Enfants Malades (Paris), 1er octobre à 25 décembre 1894	258	31
Sevestre, Meslay	Hôpital Trousseau (Paris), 1er décembre à 25 décembre 1894	150	15
Sevestre	Hôpital Enfants Malades, 1895 à 1898	2,171	345
Variot	Hôpital Trousseau, 1895 et 1896	2,627	371
Chantemesse	Hôpital du bastion 29, Paris, 1896	107	15
Rauchfuss	Toute la Russie, 1895 à 1897	79,385	12,510
Johannessen	Toute la Norvège, 1895 à 1897	1,131	73
Mya	Florence, 1895	112	22
Berlioz	Grenoble, 1895	256	36
Ministère de la Guerre (France)	Armée française, 1895 à 1897	762	43
Ministère de la Guerre (Allemagne)	Armée allemande, 1895 à 1897	1,312	38
Médecins des épidémies (France)	Rapports au Ministre de l'Intérieur (1895 à 1898)	621	60
Concetti (Rome)	Clinique pédiatrique (novembre 1894 à mai 1896)	77	16
Surintendants anglais	Metropolitan Asylums Board (Londres), 1895	3,648	800
—	—	4,870	906
Goodall	—	5,459	958
Hôpitaux de langue allemande	Jahrb. f. Kinderheilk. (8 février 1898), 1896	3,919	744
—	— (mars 1899), 1897	4,783	720
Institut impérial	Berlin (2 semestres 1895)	4,358	692
Richardière, Barbier	**Hôpital Trousseau (Paris), 1897**	920	144
Engelhardt	**Marseille, 1896-97**	406	80
Hervé	**Hôpital du Mans (France), 1895-1898**	63	5
Richardière	**Hôpital Trousseau, 1898**	342	54
Strohe	Cologne, 1898	1,353	252
Soltmann	Leipzig (Neues Kinderkr.), 1898	458	84
Autriche	Statistique municipale des épidémies, 1897	11,740	1,819
Baginski	Statistique personnelle, 1894	648	167
—	— 1895	532	61
—	— 1896	280	27
—	— 1897	224	18
Monti	Statistique recueillie personnellement	3,388	716
Heubner	Berlin (d'après Biggs et Guérard, Médecine Moderne, janvier 1897)	3,036	625
Crandale	Saint-Louis (d'après Biggs et Guérard, Médecine Moderne, janvier 1897)	2,632	442
Forster	Washington (d'après Biggs et Guérard, Médecine Moderne, janvier 1897)	2,740	509
Welch	Baltimore (d'après Biggs et Guérard, Médecine Moderne, janvier 1897)	7,166	1,239
Loddo	Japon (d'après Biggs et Guérard, Médecine Moderne, janvier 1897)	10,000	1,800
Hilbert	Königsberg (d'après Biggs et Guérard, Médecine Moderne, janvier 1897)	7,663	1,286
Paltauf	Vienne (d'après Biggs et Guérard, Médecine Moderne, janvier 1897)	1,207	138
Roger	Hôpital de la Porte d'Aubervilliers, 1896-1897-1898	150	21
Martinez Vargas	Institut microbiologique de Madrid, 1896-1897	934	160
Bokay	Hôpital Stephanie, Buda-Pest (septembre 1894 à janvier 1898)	1,103	264
TOTAL GÉNÉRAL		**207,257**	**33,577**
Mortalité générale	**16,20** *pour* 100		
La statistique du Ministère de l'Intérieur (France) donne une mortalité, pour 1895, 1896 et 1897 qui s'élève au chiffre certain de		»	4,285
Si l'on calcule la mortalité à 16,2 pour 100, comme pour le reste du monde, en défalquant d'ailleurs les cas des hôpitaux parisiens et de quelques grandes villes françaises, déjà additionnés, on obtient, pour le chiffre des cas injectés dans les petites villes de France, le chiffre global de 25,000 (inférieur à la réalité)		25,000	
Ce qui permet de porter notre statistique générale de morbidité au chiffre global de		232,257	37,862

Soit un total de plus de **deux cent trente mille cas.**

PARTIE OPÉRATOIRE

LE TUBAGE DU LARYNX

HISTORIQUE

« Il y a deux moyens de donner passage à l'air, en cas de « croup : l'un, qui consiste à ouvrir le larynx ou la trachée « pour y placer une canule double dont l'intérieur est facile à « changer : c'est la trachéotomie ; l'autre, qui se borne à placer « dans le larynx un petit tube cylindrique, que l'on porte « directement à l'aide d'une sonde introduite, par la bouche, « comme si l'on voulait faire le cathétérisme laryngé : c'est « ce que j'ai appelé le *tubage du larynx*. Le tubage a été pra- « tiqué sept fois, et par le tube mis dans le larynx, la respira- « tion a pu se faire ; des fausses membranes ont pu être « rejetées au dehors, mais, obstruée par des mucosités, la « respiration s'embarrassait de nouveau et il fallait recourir à « la trachéotomie » (1).

Ces lignes, écrites par Bouchut, *vingt ans* après la création de l'opération qui porte son nom, résument en même temps : l'idée qui l'avait inspirée, les difficultés, les inconvénients qu'elle comportait, et les déboires qui l'accompagnèrent à l'origine.

L'idée directrice, c'était de substituer à la méthode sanglante.

---

(1) Bouchut. Traité pratique des maladies des nouveau-nés, des enfants à la mamelle et de la seconde enfance. 7e édition. Paris, 1878, p. 316.

une méthode de douceur : à l'ouverture des voies aériennes supérieures, un simple cathétérisme du larynx ; les inconvénients, c'étaient l'imperfection de l'évacuation, et aussi les accidents de séjour, que Trousseau avait proclamés, que niait Bouchut ; les déboires, c'étaient : la prohibition de la méthode par l'Académie de médecine en 1858, à la suite du rapport de Trousseau ; l'oubli consécutif dans lequel cette méthode était tombée, puisque, *vingt ans* après la naissance du tubage du larynx, Bouchut n'avait pu la pratiquer que *sept fois*.

Cet aveu de Bouchut équivalait, en 1877, à un abandon de son idée.

On s'est souvent étonné du discrédit dans lequel est si longtemps resté le tubage, qui donne à l'heure actuelle de si beaux résultats ; on a souvent accusé d'aveuglement et de parti pris les Académiciens de 1858 : c'est un tort.

Ce que Trousseau critiqua en 1858, ce qu'il fit repousser par la docte assemblée, ce ne fut pas la méthode elle-même : ce fut l'opération telle qu'elle se présentait alors, au moment même où la question de l'intervention opératoire dans le croup était en pleine discussion, où Bouchut lui-même accusait la trachéotomie d'augmenter la mortalité du croup, ce qui motivait des luttes oratoires ardentes entre Bouvier, Malgaigne, Sée, Blache, Guersant, en pleine Académie (1).

La trachéotomie, pour laquelle Trousseau luttait depuis près de dix ans, était remise en question ; les auteurs n'étaient d'accord, ni sur sa valeur absolue, ni même sur ses indications opératoires ; on accusait, en 1858, les internes de l'hôpital des Enfants d'opérer beaucoup trop tôt ; on reprochait à d'autres opérateurs d'intervenir trop tard. Bouchut vint en pleine lutte scientifique ébranler la trachéotomie : l'Académie prit parti pour cette opération et repoussa le tubage.

---

(1) Discours de Bouvier à l'Académie, 18 janvier 1859.

Disons-le dès maintenant : malgré les perfectionnements qui ont rendu l'instrumentation plus pratique depuis lors, le tubage du larynx n'aurait sans doute jamais détrôné la trachéotomie si la sérothérapie antidiphtérique n'avait permis d'attaquer le croup dans son essence même, et d'en juguler le processus ; ce fut peut-être même le principal tort de Bouchut, de ne pas avoir à sa disposition un remède contre la diphtérie, pour assurer le succès de l'opération qu'il avait créée contre le croup ; découragé, il abandonna lui-même le tubage.

Il est intéressant de connaître par le détail les ardentes polémiques auxquelles le tubage donna lieu : cette reproduction documentaire permettra, pour le moins, de faire voir que Bouchut fut le véritable créateur du tubage, dans son instrumentation, dans sa technique et dans son application, et non pas seulement en théorie. Si un auteur pouvait revendiquer la priorité de l'idée, ce serait Loiseau (de Montmartre), mais la création du tube laryngien, et par conséquent *du tubage,* appartient exclusivement à Bouchut (1).

(1) Consulter sur ce point la *Thèse de doctorat* de Marie Schultz. Paris, 1897.

Bulletin de l'Académie de Médecine.

Séance du 26 août 1857.

RAPPORTS

I. — Procédé simple et facile à l'aide duquel on pénètre dans les voies aériennes pour les cautériser, en extraire les fausses membranes, dilater la glotte, y introduire toutes les substances liquides ou pulvérulentes qui servent au traitement du croup, afin de suppléer à la trachéotomie lorsqu'elle n'est pas acceptée, par *M. Loiseau, médecin à Montmartre.*

(Rapport de MM. Blache et Trousseau, rapporteurs).

Vous nous avez chargés, M. Blache et moi, dans la séance du 17 mars dernier, d'examiner les faits énoncés par M. Loiseau et de vous en rendre compte.

Les nombreux et incontestables succès obtenus dans ces dernières années surtout, par la trachéotomie dans les cas de croup, ont levé la proscription qui longtemps l'avait frappée : elle est aujourd'hui généralement acceptée en France. Toutefois, malgré ces heureux succès, quelques médecins répugnent encore à la pratiquer, soit qu'ils la regardent comme inutile, soit que son utilité ne leur paraisse pas suffisamment démontrée.

C'est parce qu'il s'est trouvé dans cette cruelle situation de voir périr des malades pour lesquels on avait obstinément refusé la trachéotomie que M. Loiseau a imaginé, dès l'année 1840, un procédé simple et facile à l'aide duquel il pourrait, dans quelques cas, suppléer à cette opération.

Le but qu'il se proposait était d'aller porter dans le larynx et jusque dans la trachée les remèdes topiques qui seuls lui paraissent, à bon droit, suivant nous, jouir d'une efficacité incontestable dans le traitement de cette maladie. L'expérience lui disait que les individus affectés uniquement d'angines diphtériques pharyngiennes, et soumis exclusivement aux applications topiques guérissaient presque tous. Il était donc conduit à faire pour le larynx et la trachée, ce que les médecins font aujourd'hui pour le pharynx. Il est bien vrai que lorsque la diphtérie avait envahi le larynx, nous nous efforcions d'y faire pénétrer des agents substituteurs, soit en exprimant sur l'ouverture supérieure du larynx une éponge fortement imbibée d'une solution cathérétique, soit en insufflant dans la gorge une poudre que les inspirations convulsives du malade fissent entrer dans le larynx et dans la trachée artère. Mais cette introduction dépendait trop souvent d'un acte ou spontané ou involontaire du malade et par conséquent le médecin n'y pouvait pas toujours compter.

Le Dr Green, de New-York, avait, depuis plus de vingt ans, proposé de pénétrer dans le larynx à l'aide d'une baleine rigide recourbée et armée d'une éponge assez petite pour s'introduire aisément entre les lèvres des replis arythéno-épiglottiques. Ce praticien faisait cette opération surtout dans les laryngites chroniques, en ayant soin de bien fixer la base de la langue avec un excellent abaisse-langue de son invention.

Cette opération est difficile, même sur le cadavre, je m'en suis assuré ; sur le vivant elle ne se fait qu'avec beaucoup de difficulté, et le plus souvent, le chirurgien qui croit avoir penché dans le larynx, s'est tout simplement enfoncé dans l'œsophage.

Pour ne pas manquer son but, M. Loiseau eut recours à un manuel opératoire d'une merveilleuse simplicité et à l'aide duquel il arrive infailliblement. Le voici tel que M. Loiseau le décrit lui-même :

« Pour opérer avec sécurité, dit-il, deux aides et un tube laryngien « proportionné à l'âge de l'enfant suffisent. Un instrument destiné à main- « tenir la bouche ouverte paraît tout d'abord indispensable, mais l'expérience « m'a démontré qu'il est à peu près impossible de manœuvrer dans la « bouche de l'enfant quand elle contient tout à la fois cet instrument, le « doigt de l'opérateur, et le tube laryngien. Je préfère donc armer la pha- « lange métacarpienne du doigt indicateur de la main gauche d'un anneau « métallique de 2 à 3 centimètres de largeur.

« La première phalange du doigt indicateur de la main gauche ainsi pro- « tégée, l'opérateur fait maintenir l'enfant, assis sur les genoux d'un de ses « aides, tandis que l'autre, placé derrière celui-ci, saisit la tête du malade « et la fixe solidement sur l'épaule du premier.

« La bouche du malade étant ouverte à l'aide d'une cuiller, l'opérateur « plonge rapidement son doigt aussi profondément que possible jusqu'au « fond du pharynx ; puis saisissant le tube laryngien dont nous avons parlé, « en même temps qu'il fait glisser l'extrémité du doigt indicateur sur la « base de la langue jusqu'à ce qu'il rencontre l'épiglotte et qu'il parvienne « à tenir l'épiglotte soulevée, il fait glisser le tube le long du doigt qui le « dirige, de manière à atteindre son extrémité. Là il redresse son instru- « ment, et le fait pénétrer à travers la glotte avec la plus grande facilité.

« L'air s'échappant avec bruit par le tube indique de suite à l'opérateur « qu'il n'a pas fait fausse route.

« Ceci fait, on comprend, continue M. Loiseau, combien il m'est facile de

« faire pénétrer dans le larynx telle quantité de matières liquides ou pulvé-
« rulentes que je trouve convenable, de faire glisser dans l'intérieur du
« tube une baleine ou une sonde de gomme élastique armées de curettes
« chargées de caustiques, d'éponges destinées soit à porter le liquide, soit à
« détacher les fausses membranes qui tapissent le conduit aérien.

« Les instruments dont je me sers, dit-il enfin, sont des tubes laryngiens
« tenant tout à la fois du tube de Chaussier et de la sonde de Belloc. »

Ces instruments que je mets sous les yeux de l'Académie consistent en des tubes de différentes dimensions, pouvant s'adapter aux différents calibres de la glotte, présumés selon l'âge des sujets. Ces tubes, pour mieux dire ces sondes en argent pur, sont, les unes simplement ouvertes à leur extrémité la plus mince qui est recourbée suivant un rayon convenable, les autres sont percées d'un, de deux, de quatre yeux sur les deux faces, légèrement aplaties latéralement, d'autres encore sont munies d'un renflement olivaire percé d'un assez grand nombre de trous. A l'aide des premiers on peut introduire dans la trachée une baleine élastique terminée à une de ses extrémités par des cônes d'argent, séparés l'un de l'autre et unis l'un à l'autre par une tige de même métal sur laquelle on doit fixer l'éponge à l'aide de laquelle on balaiera le larynx ou à l'aide laquelle on portera les liquides caustiques. Les secondes sondes, percées de trous, sont destinées à recevoir une éponge portée à l'aide d'une baleine et qui exprime à travers ses yeux les liquides dont elle est imbibée. Enfin, à l'aide de ces sondes, on pourra insuffler les poudres astringentes.

L'appareil comprend encore le dé métallique dont il a été mention et qui, bien qu'il ne mérite pas une description particulière, n'en est pas mains une des pièces les plus importantes, puisque c'est elle qui doit permettre au doigt indicateur d'aller ouvrir impunément la glotte, et rendre possible l'introduction des sondes et des baleines.

M. Loiseau a joint au mémoire qu'il vous a présenté le dessin de ces appareils, et ces appareils eux-mêmes que je présente à la compagnie, il y a joint également ceux de deux pinces analogues aux pinces à polypes, longues et convenablement recourbées à leur extrémité, au moyen desquelles il va chercher jusque dans le larynx les fausses membranes qui l'obstruent pour faciliter son manuel opératoire, M. Loiseau emploie dans ce cas un dilatateur, qu'il a ajouté aux instruments dont nous parlons.

Comme il le fait observer, on comprend, qu'à l'aide d'un procédé aussi simple et aussi ingénieux on puisse facilement pénétrer dans le larynx, et par conséquent jusque dans la trachée, l'un de nous a été témoin de plusieurs opérations de ce genre faites par M. Loiseau et il a été émerveillé de la promptitude et de la facilité avec laquelle il agissait.

M. Loiseau n'est pas le seul, d'ailleurs qui ait pratiqué cette opération, et bien que de son côte il l'ait imaginé dès l'année 1840, bien que depuis cette époque il l'ait employé grand nombre de fois, nous devons dire que déjà, en 1839, Dieffenbach l'avait également faite. Voici, en effet, une note qui m'a été remise par M. le docteur Duringe, élève du professeur de Berlin, cette note est extraite textuellement de son cahier de cours. Elle date de 1839.

« Une opération remarquable a été faite ce matin, 13 mai 1839, à l'hôpital « de la Charité (de Berlin) par M. Dieffenbach, dans un cas de croup. Il « entoura la phalange métacarpienne de l'index de la main gauche avec un « petit tube en fer-blanc, il introduisit son doigt dans la bouche de l'enfant « et tandis que ce dernier mordait sur le tube, le chirurgien relevait et « maintenait relevée l'épiglotte avec l'extrémité de son doigt. Dans cette « condition, M. Dieffenbach put manœuvrer à son aise, et cautériser sûre- « ment et facilement la cavité laryngienne à l'aide d'une sonde courbe « ouverte à sa petite extrémité, et dans laquelle il fit passer une sonde « armée de nitrate d'argent. »

Lorsque, pour la première fois, il imagina son procédé M. Loiseau n'avait en aucune façon connaissance du fait que j'ai emprunté à Dieffenbach, aujourd'hui encore il l'ignore peut-être; si le mérite de l'invention ne lui en revient pas à lui tout entier, s'il doit le partager avec l'illustre chirurgien allemand, il restera toujours au praticien de Paris le mérite d'avoir vulgarisé ce procédé simple et ingénieux à l'aide duquel on pourra tenter la guérison du croup, avant d'avoir recours à la trachéotomie, du moins à l'aide duquel on pourra chercher à suppléer à cette dernière opération lorsque les circonstances empêcheront le médecin d'y recourir.

Les observations sur lesquelles s'appuie l'auteur du travail soumis à l'appréciation de l'Académie sont assez nombreuses. M. Loiseau donne le résumé de douze cas de guérison sur vingt-six, traités la plupart en présence de confrères et deux tout récemment, en présence de l'un de nous, ainsi que nous avons eu l'honneur de vous le dire plus haut.

Ces douze cas de guérison offrent un chiffre assez raisonnable de succès pour autoriser l'emploi d'une pareille méthode de traitement, et les quatorse cas d'insuccès ne sauraient en rien l'infirmer, car il s'agit surtout de savoir si, à l'aide du procédé de l'auteur, on peut ou non, arriver facilement au but qu'il se propose, à savoir de pénétrer sans grande difficulté et avec certitude dans la trachée, but que les procédés antérieurement employés manquaient presque infailliblement. Or, nous l'avons vu, et en prenant connaissance de la méthode qu'il a décrite, vous pourrez vous convaincre du résultat possible et facile proclamé par M. Loiseau.

Une troisième observation annexée à son travail, sert à démontrer matériellement ce résultat en faisant connaître l'état des fausses membranes, constatées par la trachéotomie, pratiquée après la cautérisation du larynx.

« Ces fausses membranes trachéales étaient, en effet, dit l'auteur, telle- « ment altérées et amincies que très certainement le mal ne devait plus « faire de progrès et qu'il eût suffi de déblayer le larynx pour obtenir une « guérison beaucoup plus prompte et beaucoup moins pénible qu'elle ne le « fût par la trachéotomie. »

Tout en admettant la première conclusion de M. Loiseau nous ne pouvons nous empêcher de penser que les dernières sont tout au moins exagérées. Tout en considérant son procédé comme un heureux et réel progrès fait dans le traitement du croup, nous ne croyons pas que ce procédé amène une guérison plus prompte nous ne croyons pas surtout que cette guérison soit moins pénible qu'elle ne l'est à la suite de la trachéotomie. De nombreux faits ont aujourd'hui suffisamment démontré l'innocuité que porte en elle-même l'opération à laquelle l'ingénieux procédé de M. Loiseau ne peut qu'en partie suppléer. Grâce aux précautions prises après cette opération, grâce aux soins dont le malade est entouré par ceux qui sont au courant de ce qu'ils doivent faire, la trachéotomie ne peut plus être considérée comme une opération dangereuse. Si, trop souvent encore, malheureusement, les malades succombent après l'avoir subie, c'est moins l'opération elle-même que les progrès du mal terrible qu'elle ne saurait à elle seule enrayer, qu'il faut incriminer. En elle-même encore la trachéotomie n'est pas une opération aussi pénible pour le patient qu'elle le paraît de prime abord, six à huit jours suffisent pour que, la canule étant enlevée, la cicatrisation de la plaie de la trachée puisse commencer à s'opérer, et cette cicatrisation est généralement aussi très rapide.

Parmi les douze cas dont M. Loiseau a donné le résumé, il en est cinq dans lesquels il a consigné le nombre de jours qui ont été nécessaires pour arriver à la guérison. Une fois trois *cautérisations* ont suffi, deux fois le traitement a duré huit jours ; une fois dix, une fois encore douze. Or, que l'on rappelle ses souvenirs et l'on verra que généralement la cure est plus prompte après la trachéotomie; que l'on compare les deux opérations et l'on s'imaginera facilement que tout en étant simple et ingénieux, un procédé qui consiste à introduire dans la trachée une sonde pour verser dans les voies respiratoires un liquide, n'en doit pas moins déterminer, quel qu'habile que soit d'ailleurs l'opérateur, quelle que soit la rapidité avec laquelle il agisse, une sensation extrêmement désagréable pour le malade, des accès de suffocation extrêmement pénibles, on comprendra que relativement à ces sensations douloureuses, l'avantage restera tout entier à la trachéotomie, opération qu'avec un peu d'habitude on fait assez rapidement, et après laquelle le malade éprouve généralement un mieux-être sensible, tandis que par le cathétérisme du larynx, ces sensations pénibles doivent se répéter un assez grand nombre de fois, comme il ressort des observations même de M. Loiseau.

Quoi qu'il en soit, ces observations n'en conservent pas moins toute leur valeur, et l'ingénieux et simple procédé de l'auteur doit être pris en considération sinon comme devant remplacer désormais la trachéotomie, du moins comme le dit M. Loiseau lui-même pour suppléer à cette opération lorsqu'elle n'est pas acceptée.

Dans une seconde partie de son travail M. Loiseau préconise l'emploi du tannin dans le traitement de l'angine couenneuse, etc. M. Loiseau s'appuie sur 200 observations, etc.

Nous le répétons, notre expérience personnelle nous fait défaut pour nous permettre de contrôler ces résultats annoncés par M. Loiseau. Toutefois, ces résultats nous paraissent trop merveilleux et pour notre compte nous ne voudrions pas nous fier complètement aux chances de cette médication. Celle-ci d'ailleurs n'est pas nouvelle ; Arétée l'avait déjà conseillée dans le traitement de ce qu'il appelle *aegyptiaca* et *syraca ulcera,* maladie dont la description rappelle en tous points la diphtérite dont il est ici question (dans son chapitre : *De curatione pestilentium in faucibus morborum*).

Nous n'oserions pas abandonner les caustiques plus énergiques, tels que le nitrate d'argent, l'acide chlorhydrique, les solutions saturées de sulfate de cuivre, et nous n'hésitons pas à employer en même temps les insufflations d'alun et de noix de galle ou de tannin.

En dernière analyse, le travail de M. Loiseau est le résultat d'observations sérieuses ; le procédé qu'il nous a fait connaître mérite surtout d'être pris en considération.

M. Loiseau est d'ailleurs un de ces laborieux et persévérants praticiens qui, tout en opérant sur un petit théâtre, n'en font pas moins, par leurs consciencieuses recherches, faire des progrès réels à la science, en consacrant leurs labeurs au service de l'humanité.

Nous vous proposons, en conséquence, de remercier M. Loiseau et de renvoyer son mémoire au comité de publication.

M. Depaul revendique pour lui-même la priorité du procédé de cathétérisme des voies aériennes que M. Trousseau vient de décrire comme appartenant à M. Loiseau. Il fonde sa réclamation sur un texte écrit : ce procédé a été publié par lui et décrit presque textuellement tel qu'on vient de l'entendre dans le *Journal de chirurgie* il y a environ une quinzaine d'années, et il a été reproduit depuis dans le *Manuel de médecine opératoire* de M. Malgaigne. « C'était à cette époque, dit M. Depaul, un moyen à peu près nouveau, bien peu connu du moins et très rarement mis en pratique, lorsque je le signalai l'un des premiers à l'attention des médecins. Je ne vois qu'une chose nouvelle peut-être dans le procédé de M. Loiseau, c'est l'anneau qu'il se met au doigt pour se garantir contre les dents de l'enfant. Mais ce moyen ne me paraît pas utile. On n'en a nul besoin chez les enfants nouveau-nés, et chez les sujets plus âgés on à une foule de moyens connus de tout le monde et qui sont suffisants. Je ne puis en outre, ajoute M. Depaul, laisser passer sans observation ce que vient de dire M. Trousseau concernant la prétendue difficulté qu'il y a à introduire une sonde dans le larynx. Rien n'est plus aisé, au contraire, chez un nouveau-né. Enfin, je ne crois pas que le procédé dont il s'agit puisse remplacer la trachéotomie. »

M. Trousseau. — Je n'ai pas prétendu dire que le procédé de M. Loiseau fût quelque chose de tout à fait nouveau. Son tube est analogue au tube de

Chaussier ou à la sonde de Belloc, que nous avons tous dans nos trousses. Ce qu'il y a de nouveau, c'est l'ensemble des moyens que notre confrère a très heureusement combinés pour atteindre le but qu'il s'est proposé ; c'est surtout cet anneau, cette virole dont il arme son doigt, et qui lui permet d'exécuter avec une grande facilité des manœuvres qui seraient sans cela très difficiles. J'admets avec M. Depaul qu'on arrive très aisément chez des enfants nouveau-nés à relever l'épiglotte et à entr'ouvrir les replis aryténo-épiglottiques pour introduire une sonde dans le larynx ; mais je maintiens que chez les enfants de 4 à 5 ans et au delà, ainsi que chez les adultes, cela est très difficile, et il s'en faut qu'un bouchon mis entre les dents, un morceau de bois ou un mouchoir fasse surmonter ces difficultés aussi bien que le fait la virole de M. Loiseau.

M. Piorry saisit cette occasion pour dire qu'*on a trop exalté la trachéotomie,* qui rend d'ailleurs de si grands services. Dans la plupart des maladies du larynx, le larynx n'est pas seul malade, il ne l'est même souvent que consécutivement ; on néglige trop dans ce cas de tenir compte des autres éléments de diagnostic. D'un autre côté, en se préoccupant de l'état du larynx, il ne faut pas oublier les mucosités de la trachée-artère, qui constituent souvent un danger aussi grand et plus persistant que la lésion même du larynx. Il convient d'ailleurs que dans quelques cas le procédé de M. Loiseau peut être utile, et il peut l'être notamment pour aspirer les mucosités qui encombrent la trachée.

M. Trousseau. — Il n'est question dans le travail de M. Loiseau et dans mon rapport que du croup et non pas de toutes les maladies du larynx. Nous savons tous, depuis les belles recherches de M. Louis, que la phtisie laryngée s'accompagne presque toujours de tuberculisation pulmonaire. Mais la question n'est pas là. Pour ce qui est du croup, il suffit d'avoir ausculté dans ce cas pour savoir qu'il est très rare de trouver de l'écume bronchique.

M. Velpeau. — Il me semble facile ici de mettre tout le monde et la vérité d'accord, ce qui n'est pas commun. M. Loiseau n'a pas grand'chose à revendiquer ici. La sonde appartient à Chaussier, l'anneau à Dieffenbach, et le procédé à M. Depaul, d'où il semblerait résulter qu'il ne reste rien pour M. Loiseau. Tel n'est pas cependant mon avis. M. Loiseau a droit à quelque chose, ce qu'il a fait va ressortir de cette discussion même : il aura prouvé qu'il est possible de guérir le croup sans la trachéotomie et cela par un procédé qui n'est pas de son invention, mais qui était peu connu et presque pas mis en pratique, et qu'il aura eu le mérite de faire connaître et de vulgariser. Voilà ce qui revient à M. Loiseau et pas autre chose.

M. Trousseau. — M. Velpeau est un peu démolisseur, ce n'est pas la première fois qu'il en donne la preuve. Il y a peu de personnes qui connaissent aussi bien que lui la chirurgie et même la médecine, et cependant M. Velpeau ignorait le procédé en question ; il admettra bien que M. Loiseau, modeste praticien de Montmartre, ait pu ignorer aussi qu'il existât quelque chose de semblable à ce qu'il a cru inventer. La situation dans laquelle se trouve M. Loiseau à cet égard est celle de presque tous les inventeurs ; voyez l'histoire des inventions, et dites combien il y en a qui n'aient pas eu quelques précédents analogues à ceux que l'on rappelle ici. M. Bouillaud n'en est-il pas moins l'inventeur de l'endocardite rhumatismale, et Bright l'inventeur de la maladie albuminurique qui prit son nom parce que ces deux faits avaient été entrevus avant eux !

M. Velpeau. — Le démolisseur n'est pas moi mais M. Trousseau lui-même ; il dépouille en effet, le véritable inventeur pour donner son invention à un autre. Il faut cependant bien s'habituer, en matière scientifique, à rapporter toute invention à celui qui a le premier découvert un fait émis, une idée, et non à ceux qui, reprenant plus tard ce fait ou cette idée, s'en emparent et se l'approprient sous le prétexte qu'ils la font mieux connaître et la vulgarisent.

M. Depaul dit encore quelques mots pour appuyer ses prétentions à la priorité de l'invention, mais en ajoutant qu'il n'entend pas du tout infirmer par là les conclusions du rapport de M. Trousseau.

Bulletin de l'Académie de Médecine, 1857-1858.

Séance du 14 septembre 1858.

LECTURES

— *D'une nouvelle méthode de traitement du croup par le tubage du larynx*, par M. E. Bouchut, professeur agrégé de la Faculté de Médecine, médecin de l'Hôpital Sainte-Eugénie.

(Commissaire : M. Trousseau).

Extrait par l'auteur.

M. Bouchut fait connaître à l'Académie quelques faits nouveaux sur lesquels repose *une nouvelle méthode chirurgicale du traitement du croup.*

Chez les enfants affectés de cette maladie, la mort a lieu, soit par *asphyxie*, soit par *empoisonnement diphtéritique*, soit par *pneumonie*.

Les médecins n'ont rien trouvé de mieux à faire jusqu'ici, lorsque l'asphyxie est imminente, que d'ouvrir un passage à l'air au moyen de la trachéotomie.

M. Bouchut a pensé (et il l'a déjà fait deux fois) qu'on pouvait remplacer cette opération difficile et dangereuse qui donne une mortalité de 80 à 90 poûr 100, et quelquefois davantage, par une opération nouvelle, non sanglante, exempte de tout danger, aussi facile à concevoir que facile à accomplir : c'est le *tubage de la glotte.*

Au moyen d'une sonde ordinaire percée à ses deux extrémités, introduite comme conducteur par la bouche à l'intérieur du larynx, il porte dans la glotte une virole de forme particulière, qu'il retient au dehors à l'aide d'une amarre en soie, et qui reste en place de un à trois jours, c'est-à-dire le temps nécessaire à la disparition des phénomènes d'asphyxie.

Cette virole est garnie à son extrémité supérieure de deux bourrelets destinés à la maintenir dans la glotte, sur la corde vocale inférieure, à la façon d'un de ces boutons mobiles en forme de poulie, dont on se sert pour maintenir les plis de poitrine d'une chemise d'homme.

La tolérance de cette virole par la glotte s'établit rapidement. Elle ne gêne pas les fonctions de l'épiglotte, qui s'abaisse sur elle de manière à empêcher les boissons de pénétrer dans les voies aériennes ; elle donne un facile passage à l'air puisqu'elle arrondit, en l'élargissant, l'ouverture longitudinale étroite et contractile que limitent les cordes vocales, et elle permet aisément le passage des grosses fausses membranes qui se détachent de la trachée et des bronches.

Quant au croup accompagné d'empoisonnement diphtéritique ou de pneumonie, M. Bouchut n'a aucune prétention de le guérir en tubant la glotte de manière à produire la dilatation de cette étroite ouverture.

Deux fois déjà, à l'hôpital Sainte-Eugénie, il a pratiqué le tubage avec succès. La première fois c'était sur une fille affectée de diphtérie des oreilles, du bras, du larynx ayant amené l'asphyxie avec cyanose et anesthésie complète. Le tube est resté en place trente-six heures dans la glotte, et le larynx a pu être désobstrué de ses fausses membranes. L'empoisonnement diphtérique et une pneumonie ont fait périr la malade, mais elle était guérie du croup, et la canule l'avait préservée de l'asphyxie et de la trachéotomie.

Dans le second cas, il s'agit d'un garçon de trois ans et demi, affecté de croup avec un commencement d'asphyxie. La virole introduite est restée quarante-deux heures en place sans gêner les fonctions de l'épiglotte, ni amener d'accès de suffocation. Par elle ont pu s'échapper à deux reprises de larges morceaux tubulés de fausses membranes provenant des bronches et l'enfant a d'abord échappé à l'asphyxie ; peu à peu cependant l'obstacle à l'entrée de l'air s'est reproduit, il y a eu menace de suffocation, et la trachéotomie, qui avait pu être reculée de deux jours, est devenue nécessaire.

Ces deux faits, qui ne prouvent rien sur l'importance thérapeutique de la méthode nouvelle que M. Bouchut propose, établissent au moins : 1° que l'on peut *tuber la glotte* en y plaçant une virole à demeure ; 2° que par ce moyen simple et peu dangereux on peut aussi bien que par la trachéotomie donner passage à l'air dans les cas d'asphyxie par le croup ou par toute autre altération du larynx.

Bulletin de l'Académie de Médecine, 1857-1858.

Séance du 28 septembre 1858.

VI. — M. Bouchut *adresse à l'Académie la lettre suivante* :

« Les titres imprimés sont les seuls que la jurisprudence scientifique admettent partout en matière de priorité parmi les savants. Sans cette règle, chacun pourrait toujours réclamer le mérite d'une invention quand elle est bonne. Beaucoup de médecins ont dû avoir et ont eu l'*idée du tubage du larynx*, et cependant moi seul l'ai rendu possible en montrant la méthode à suivre pour le réaliser.

« Il n'y a nulle part l'indication imprimée de cette opération faite sur le vivant. Personne n'a encore établi qu'on pouvait abandonner dans la glotte une canule prenant son point d'appui sur les cordes vocales, pour guérir l'asphyxie du croup, par conséquent, le fait que j'ai fait connaître est nouveau, et mon opération, régulièrement instituée dans son instrumentation comme dans son manuel opératoire, reste une découverte personnelle.

« M. Loiseau réclame et annonce que M. Trousseau a parlé du tubage de la glotte devant l'Académie, dans son rapport de 1857, sur le cathétérisme laryngien. Cela est inexact ; le rapport imprimé au *Bulletin*, tel qu'il a été lu en séance publique, ne renferme pas un mot qui soit relatif à cette méthode opératoire, ni à des instruments destinés à la mettre en pratique ; on n'y trouve ni le mot ni la chose.

« M. Jobert (de Lamballe), en a parlé, dit-on, à l'Hôtel-Dieu, dans une de ses leçons cliniques ; mais qu'en a-t-il dit? C'est ce qu'il faudrait savoir, et pour cela il faudrait lire le compte rendu de cette séance.

« M. Loiseau n'a donc pas fait le tubage du larynx en y abandonnant une canule : il y a laissé, dit-il, une sonde pendant plusieurs heures, ce que Desault, M. Reybard, Green et bien d'autres ont fait avant lui ; mais cela ne constitue pas une opération régulière capable de remplacer la trachéotomie. Enfin, bien que le titre de son mémoire se termine par ces mots : « *Dilater la glotte afin de suppléer autant que possible à la trachéotomie* » chose que l'on fait tous les jours par le cathétérisme du larynx, cela ne constitue pas l'idée du tubage, et ne peut servir de base à une revendication quelconque de priorité.

« Mais comme je l'ai dit dans ma lecture à l'Académie afin de n'être injuste vis-à-vis de personne, ni me glorifier d'un mérite que je n'ai point, les idées s'engendrent les unes les autres, et le tube de Chaussier, celui de M. Depaul et de M. Loiseau, les sondes à demeure de M. Reybard dans les maladies du larynx, ont enfanté ma petite canule.

« On ne fait que bien rarement une invention tout entière, elle a sa raison d'être dans les faits antérieurs directs et collatéraux; c'est parce que Chaussier a imaginé le cathétérisme du larynx, et que la clinique a démontré que des corps étrangers pouvaient rester de trois jours à *trois mois* dans les voies aériennes, que j'ai songé à mettre à demeure un corps étranger creux dans la glotte. De l'induction au fait, il n'y avait qu'une chose à faire, c'était de se procurer des instruments d'un usage facile, moins informes et moins volumineux que ceux qu'on vous a présentés dans la dernière séance. M. Mathieu me les a fournis, et chacun a déjà pu voir qu'ils sont encore les seuls qui soient appropriés à leur destination. »

Cette lettre est renvoyée à la Commission précédemment nommée.

Union médicale, 1858, p. 518.

RAPPORT

POUR LE MÉMOIRE DE M. BOUCHUT, RELATIF AU TUBAGE DE LA GLOTTE

Lu à l'Académie impériale de médecine, dans la séance du 2 *novembre* 1858.

Par M. Trousseau.

Messieurs,

Dans la séance du 14 septembre dernier, M. le Dr Bouchut a eu l'honneur de lire un Mémoire sur une nouvelle méthode de traitement du croup par le tubage de la glotte.

Il cherchait à démontrer qu'il était facile de pratiquer le tubage de la glotte au moyen d'une virole ou canule fixée sur les cordes vocales inférieures, et n'empêchant pas les fonctions de l'épiglotte.

Et la possibilité de remédier à l'asphyxie du croup et des maladies du larynx, par ce moyen, de préférence à la trachéotomie. Vous avez, pour examiner cette question, nommé une commission composée de MM. Blache, Nélaton et moi ; je viens aujourd'hui, comme rapporteur, vous exprimer l'opinion de cette commission sur le travail de M. Bouchut.

Depuis un certain nombre d'années, un grand nombre de médecins ont rivalisé d'efforts pour combattre le croup, l'une des plus terribles maladies de l'enfance.

Médication topique (méthode d'Arétée), Bœrhaave, van Swieten, Bonsergent, Romorantin, Valentin Dauvin, Bretonneau, appliquée au *pharynx*.

Beaucoup de médecins fort recommandables et grands partisans de la médication topique dans la diphtérie pharyngienne, en sont arrivés à ce point, qu'ils ne veulent plus continuer ces moyens, du moment que le larynx est envahi.

M. Girouard, de Chartres, proposait de porter directement à l'aide d'une sonde, des médicaments cathérétiques jusque dans le larynx ; mais il faut convenir qu'à M. Horace Green, de New-York, appartient l'honneur d'avoir méthodiquement et systématiquement traité la diphtérie, quand elle occupait le larynx, par les caustiques introduits à l'aide d'une petite éponge, placée à l'extrémité d'une baleine convenablement recourbée ; un peu plus tard, M. Loiseau, de Montmartre, qui ne connaissait pas les travaux de M. Green, à l'aide d'appareils fort ingénieux, portait dans le larynx et dans la trachée, chez les enfants atteints de croup des solutions de tannin, des solutions caustiques, et ces deux praticiens pouvaient ainsi sauver un certain nombre de malades qui eussent infailliblement péri si l'on n'eût pratiqué cette opération. L'efficacité si incontestable de la trachéotomie pratiquée dans la période extrême du croup, donna à quelques médecins l'idée d'introduire dans le larynx, par la bouche, un instrument qui pût remplacer la canule de la trachéotomie et sauver une opération sanglante.

M. le Dr Reybard est peut-être le premier qui ait mis cette idée à exécution et qui ait placé à demeure dans le larynx et dans la trachée une sonde de gros calibre, qui ressortait par la bouche, et que l'on fixait au dehors ; nous sommes obligés de convenir que si l'idée était bonne, l'exécution en était mauvaise ; aussi l'ingénieux chirurgien, dont je viens de citer le nom, y renonça-t-il probablement lui-même. M. Loiseau avait imaginé des tubes métalliques, dont je vous ai montré moi-même ici plusieurs modèles, lorsque je fus chargé, l'an dernier, de vous faire un rapport sur les travaux de ce médecin ; il les avait fait confectionner chez M. Charrière, dès le mois de juillet 1857, comme les livres de ce fabricant d'instruments en font foi. En vous montrant ces tubes, que M. Loiseau voulait fixer dans le larynx et dans la première portion de la trachée-artère, afin de faciliter l'expulsion des fausses membranes et l'introduction des médicaments, j'exprimai des doutes sur la possibilité et sur l'opportunité de cette introduction ; et je me croyais d'autant plus fondé à le faire que M. Loiseau s'était contenté de faire exécuter les instruments par M. Charrière et par d'autres fabricants, sans les appliquer jamais. Notre collègue, M. Jobert, ne croyait pas non plus que le procédé de M. Loiseau fût applicable ; en effet, il s'exprime en ces termes, dans une leçon clinique, faite à l'Hôtel-Dieu, recueillie par un de ses élèves, M. Barde, et publiée quelque temps après, dans le numéro du 17 juin 1858, de la *Gazette des Hôpitaux*, c'est-à-dire près de deux mois avant que M. Bouchut eût appliqué le tubage du larynx.

« Enfin, dit-il, M. Loiseau a préconisé l'introduction des canules dans le « larynx et la trachée. Il y a longtemps déjà, j'avais cru que ces canules « pourraient rendre de grands services. mais j'ai dû y renoncer. » Il ajoute plus loin : « Je récuse donc encore ce procédé et c'est pour donner exclusi-« vement ma confiance à la trachéotomie. »

Si je suis entré dans tous ces détails, ce n'est pas, Messieurs, pour discuter une stérile question de priorité ; personne, en effet, ne peut révoquer en doute, d'après les faits et les dates que je viens de citer, que l'idée du tubage du larynx et de la trachée n'appartienne à M. Reybard et surtout à M. Loiseau ; mais à M. Bouchut appartient l'honneur d'avoir fait de cette idée une application pratique.

Le premier, il a placé et maintenu dans le larynx d'enfants atteints de croup un tube métallique par lequel l'air a pu être introduit plus aisément et les fausses membranes plus facilement expulsées ; il a rapporté des faits qui, pour n'avoir pas été suivis de guérison, n'en sont pas moins probants.

Au moyen d'une sonde ordinaire percée à ses deux extrémités- introduite comme conducteur par la bouche, à l'intérieur du larynx, il porte dans la glotte une virole de forme particulière......

Elle ne gêne pas les fonctions de l'épiglotte, etc., et elle peut permettre le passage des fausses membranes qui se détachent de la trachée et des bronches.

Nous avons à examiner maintenant, Messieurs :

D'abord, si le procédé est facile ;

Deuxièmement, s'il est dangereux ;

Troisièmement, s'il est utile ;

Quatrièmement, nous avons à le comparer à la cautérisation directe du larynx, et enfin à la trachéotomie.

Premier point : facilité d'exécution. — A l'aide de l'espèce d'armure que M. Loiseau a imaginée pour protéger le doigt indicateur de la main gauche, contre la morsure, le médecin peut, assez facilement, pénétrer jusqu'à l'épiglotte d'un enfant, pourvu qu'il ait plus de deux ans (car au-dessous de cet âge, le doigt de l'opérateur est trop gros, pour ne pas augmenter la suffocation), et la relever de manière à diriger sûrement dans le larynx une sonde convenablement recourbée ; il n'y a donc vraiment rien de très difficile dans cette petite opération qui, d'ailleurs, peut être facilitée par les baillons à écrous mobiles, que l'on trouve chez tous les fabricants d'instruments de chirurgie.

Nous devons dire, toutefois, que d'après les expériences faites à l'hôpital des Enfants, le volume du doigt de l'opérateur, introduit et maintenu quelque temps dans la gorge, est tellement considérable, relativement au calibre de la partie inférieure du pharynx, que le petit malade étouffe, à moins que l'opération ne soit faite avec une rapidité et une dextérité, qu'i n'est pas donné à tout le monde d'atteindre.

Si le cathétérisme est, en général, une chose facile, avec les restrictions que nous venons d'indiquer, il n'en est plus de même du tubage de la glotte A l'hôpital des Enfants, les mêmes internes, qui plusieurs fois avaient fait le cathétérisme du larynx, n'ont pu parvenir à exécuter l'opération du tubage sur le cadavre ; et M. Guersant, chirurgien de l'hôpital, dont tout le monde connaît l'habileté, n'a pu y parvenir, dans une tentative faite auss sur le cadavre ; en se servant des instruments fabriqués par M. Mathieu sur les indications de M. Bouchut ; ce qui ne veut pas dire que nous contestions le moins du monde les résultats obtenus par M. Bouchut lui-même, mais cela prouve tout au moins que le manuel opératoire n'est pas aussi simple que l'auteur veut bien le dire. Nous ajouterons encore, qu'entre les mains de M. Bouchut, si nous en croyons ce qui nous a été rapporté par ses collègues de l'hôpital Sainte-Eugénie, ce tubage a été quelquefois beaucoup plus difficile que ne semble le dire son auteur.

D'un autre côté, nous sommes frappé par quelques détails contenus dans les observations de M. Bouchut, desquelles il résulte ou que M. Bouchut a cru le tube introduit dans les lèvres de la glotte alors qu'il ne l'était pas, ou bien que la physiologie du larynx est tout entière à refaire :

Dans la première observation, « aussitôt le tube introduit dans le larynx « (est-il dit), *l'enfant a pu parler à voix basse et dire qu'il se trouvait* « *beaucoup mieux*, tandis que dans la seconde observation, l'enfant dont, « la voix était complètement abolie et qui ne parlait que des lèvres avec un « bruit guttural à peine appréciable, a pu *immédiatement parler d'une* « *voix plus forte*, gutturale, il est vrai, mais assez claire, assez nettement « articulée pour qu'on l'entendît dire : *ôtez-moi cela*. En même temps, la « toux éteinte fut remplacée par une toux plus forte, plus chantante. »

En présence de ces faits observés et racontés par un homme de la valeur de M. Bouchut, nous nous demandons si ces observations ne renversent pas toutes les idées généralement reçues sur le mécanisme de la voix et la toux ; nous nous demandons comment une voix claire et nette, comment une toux éclatante peuvent se produire lorsque le jeu des cordes vocales est complètement aboli, lorsque celles-ci même n'existent plus, le tube laryngé occupant leur place.

Nous laissons à nos collègues de la section de physique et de physiologie le soin de discuter et d'apprécier ce fait.

Deuxième point: Innocuité du tubage du larynx. — Il n'est pas probable que l'application, pendant un ou deux jours, d'un tube laryngé, puisse être suivie de grands inconvénients; il en résultera, sans doute, une irritation inévitable des points en contact avec l'instrument ; mais les ulcérations des cordes vocales, les nécroses des cartilages, ne pourraient guère survenir, que si le tube restait plusieurs jours dans le larynx ; or, toutes les fois que la guérison pourrait avoir lieu dans un espace de temps très court, qui ne dépassât pas trois ou quatre jours, on ne devait pas craindre des accidents résultant de l'emploi de ce moyen nouveau.

Si, au contraire, la persistance de la diphtérie impose la nécessité de laisser le tube, huit, dix, quinze jours entre les lèvres de la glotte, nous sommes convaincus qu'après la guérison du croup, il resterait, du côté du larynx, de très graves désordres qui pourraient amener une altération irrémédiable de la voix, et peut-être, ultérieurement, des accidents plus graves encore.

Que si le tubage de la glotte était au contraire mis en pratique pour les maladies chroniques du larynx, comme dans ce cas, il n'existe pas souvent des nécroses et des ulcérations, les inconvénients du moyen ne seraient plus les mêmes, et l'on pourrait, sans augmenter les désordres locaux. tenir les voies aériennes ouvertes assez longtemps et retarder ainsi la suffocation et la trachéotomie.

Et si, comme cela s'observe quelquefois, la suffocation était le résultat d'une affection syphilitique, l'introduction d'un tube pendant quelques jours, pourrait donner au médecin le temps d'employer les remèdes héroïques, qui, luttant contre la cause de la lésion, la modifieraient assez profondément pour faire cesser, en partie, le gonflement de la membrane muqueuse et permettre d'enlever le tube sans danger.

D'un autre côté, les observations de M. Bouchut ont démontré que l'on n'avait pas lieu de redouter un accident que, au premier abord, on devait croire inévitable ; je veux parler de l'introduction des boissons dans les voies aériennes. Les faits rapportés par l'auteur du mémoire font voir que, nonobstant la dilatation permanente de la glotte, à l'aide d'un tube métallique, la déglutition s'est opérée avec une parfaite facilité.

Troisième point : Utilité du traitement. — M. Loiseau, en proposant, M. Bouchut, en exécutant le premier le tubage du larynx, et avant eux M. Reybard, en introduisant une sonde à demeure dans les voies aériennes, avaient eu l'idée de remplacer et par conséquent d'éviter la trachéotomie. Je ne discuterai pas ici la méthode de M. Reybard, il est trop évident qu'elle est inadmissible. La très grosse et très longue canule, dont le modèle a été présenté l'an dernier par M. Loiseau, ne pourrait guère demeurer entre les cordes vocales, et je doute fort qu'elle pût y être introduite sans produire des déchirures ou d'autres désordres sérieux ; je dois à la vérité de dire que ces tubes de M. Loiseau ne devraient pas, d'après les idées de l'auteur lui-même, rester plusieurs jours dans le larynx, mais qu'ils devaient y faire un séjour momentané, afin de permettre au médecin d'introduire plus facilement dans la trachée et dans les bronches de petites sondes porte-caustiques et des curettes très ingénieusement imaginées par M. Loiseau. C'est donc le tube de M. Bouchut qui, seul, doit être examiné ici.

A priori, et jusqu'à plus ample informé, il me paraît qu'un tube de ce genre, placé entre les cordes vocales doit retarder et peut-être empêcher complètement l'asphyxie croupale, toutes les fois que la fausse membrane ne dépasse pas la glotte ; mais s'il ne s'agit que d'une laryngite aiguë, sans production des fausses membranes (et la mort par asphyxie, bien que très rarement, est produite par cette phlegmasie), on comprend que le tubage du larynx puisse et doive empècher la mort et par conséquent suppléer parfaitement à la trachéotomie.

A plus forte raison, comprendrons-nous son utilité, dans le traitement de ce que l'on appelle improprement l'œdème de la glotte, et quoique notre collègue M. Jobert, dans la leçon clinique dont j'ai parlé plus haut, ait repoussé le tubage du larynx. proposé par M. Loiseau. dans l'œdème de la glotte, je suis obligé de ne pas adopter ici entièrement l'opinion du chirurgien éminent de l'Hôtel-Dieu.

Il est bien clair que, dans l'œdème aigu non symptomatique de la glotte chez l'adulte, qui est en définitive la même maladie que le pseudo-croup de l'enfant, le tubage pourrait être une ressource puissante et radicale ; mais si l'on considère que l'œdème de la glotte est ordinairement le symptôme de la nécrose du squelette, du larynx ou de toute autre lésion très grave, on comprendra que le tubage qui, dans ce cas, devrait être permanent, pour être tout à fait utile, ne peut, en aucune façon, remplacer la trachéotomie, qui occasionne une gêne beaucoup moindre ; mais revenons au croup.

Le tube laryngé de M. Bouchut n'a pas, que je sache, d'influence curative au point de vue de la phlegmasie diphtérique ; ce n'est qu'un moyen mécanique propre à retarder l'asphyxie ; il n'empêchera donc pas la fausse membrane de persister dans le larynx et de se propager un peu plus bas, et dans la première portion de la trachée *à moins que l'on n'enlève le tube laryngien de temps en temps*, ou qu'on ne s'en serve pour introduire des agents substituteurs ou astringents, par la méthode de MM. Green et Loiseau.

Mais si la fausse membrane tapisse la trachée-artère, le tubage n'offrira qu'une ressource bien limitée.

J'ose à peine exprimer ici une opinion qui a germé depuis longtemps dans mon esprit, parce que je ne la crois pas encore environnée de preuves suffisantes. Tous les médecins ont pu être frappés de l'extrême gravité du croup chez l'adulte, si bien qu'il existe peu de cas authentiques de guérison lorsque la fausse membrane existait évidemment dans le larynx, et. chose remarquable, bien que la trachéotomie ait été assez souvent faite dans le cas de croup d'adulte (et moi-même j'ai fait plusieurs fois l'opération), je ne crois pas qu'il existe dans la science un seul fait de guérison après la trachéotomie. Je me suis souvent demandé si cela ne tenait pas à ce que le larynx étant beaucoup plus large, l'asphyxie était moins prompte que chez l'enfant, et alors les fausses membranes avaient le temps de se propager dans la trachée et dans les bronches avant que la suffocation devint imminente, et obligeât le chirurgien à pratiquer la trachéotomie.

Le tubage du larynx n'agirait-il pas dans le même sens, et ne serait-ce pas au tubage lui-même que, indistinctement, il est vrai, il faudrait attribuer la mort des enfants traités par M. Bouchut, car tous ceux qu'il a traités seraient morts; 2, toutefois, ont survécu, mais après avoir subi la trachéotomie pratiquée *in extremis* ? Si, comme M. Bouchut le dit lui-même, le tubage était un moyen de retarder la trachéotomie, qui plus tard sera inévitable, ne serait-ce pas la condamnation de ce procédé ? Car nous verrons plus loin, lorsque nous défendrons la trachéotomie contre les attaques de M. Bouchut, que suivant les relevés de MM. Roger et Sée, tous deux médecins de l'hôpital des Enfants, la proportion des guérisons par la trachéotomie est d'autant plus grande, que l'opération a été faite à une époque moins voisine de la mort probable ?

Quatrième point. — Il nous reste maintenant à le comparer aux procédés à l'aide desquels on essaie d'enlever, du larynx lui-même, les fausses membranes qui l'obstruent. Il est un point préalable qu'il faut établir, c'est le suivant : en général, et même dans la presque universalité des cas, les malades atteints de croup meurent par l'occlusion du larynx. La preuve de cette proposition, c'est que, immédiatement après la trachéotomie, les malades, à très peu d'exceptions près, éprouvent un soulagement immense, lequel dure aussi longtemps que les parties situées au-dessous de la canule, ne sont pas profondément envahies ; on acquiert ainsi la démonstration de la proposition que j'avais établie, savoir que, avant la trachéotomie, la mort vient par l'occlusion du larynx.

On se demande maintenant si l'éponge à l'aide de laquelle M. Green enlève les fausses membranes qui tapissent la glotte, si la sonde conductrice laryngée qu'emploie M. Loiseau pour porter les agents médicamenteux dans le larynx et pour y faire cheminer une espèce de curette ne suffisent pas pour désobstruer le larynx et pour produire, par conséquent, un effet analogue à celui que produit le tubage ? La difficulté pour introduire les instruments de MM. Green et Loiseau est infiniment moindre que pour le tubage de M. Bouchut. Le procédé des deux premiers aurait cela d'avantageux, qu'il ne serait pas seulement un moyen mécanique, mais un acte véritablement curatif.

Maintenant, nous comparerons le tubage du larynx à la trachéotomie.

Les attaques dont ce procédé opératoire a été l'objet de la part de M. Bouchut nous font un devoir d'y insister tout particulièrement.

...Trachéotomie... Historique... Interprétation de la statistique du croup par Bouchut...

...Accusation mal fondée que la trachéotomie aurait augmenté la mortalité du croup...

...Période du croup où il fallait opérer...

...Signe de Bouchut; l'anesthésie déjà signalée par M. Faure dans les cas d'asphyxie en général, étant un signe infidèle et trop tardif :.

Je m'écartai donc de la règle que m'avait tracée mon maître et que je m'étais moi-même tracée; je pensai qu'il serait plus utile de faire la trachéotomie, avant que la mort fût imminente, mais lorsque pourtant toute chance de guérison par les moyens ordinaires paraissait enlevée, et l'on a vu, d'après les statistiques de MM. Roger et Sée, combien sont plus nombreux les succès lorsque l'on suit cette règle...

Il est bien vrai que, dans quelques cas, malheureusement trop rares, un enfant rejette une fausse membrane, et que tout à coup il semble renaître à la vie ; mais nous savons que le plus ordinairement, la fausse membrane se reforme, et *qu'elle pénètre encore plus profondément dans les voies aériennes, de sorte que l'expérience prouve que les chances de la trachéotomie, et par conséquent de la guérison définitive, sont moins nombreuses chez les enfants qui ont rendu des fausses membranes que chez ceux qui n'en ont pas rendu.* Il est bien entendu, pourtant, que *cette loi si fatale souffre quelques exceptions, car tous nous avons vu des enfants guérir du croup après avoir rendu une et plusieurs fausses membranes.*

J'en veux arriver à ce point que de toutes les maladies de l'enfance, le croup est certes, celle dont le pronostic est ordinairement le plus facile; si bien que quand un ou plusieurs médecins, appelés pour un cas de ce genre, jugent que la mort est inévitable, on peut affirmer qu'ils se trompent très rarement, et que, par conséquent, le pire résultat que puisse amener la trachéotomie, c'est de ne faire aucun bien.

Sur la gravité de la trachéotomie.

Conditions de séjour des enfants à l'hôpital...

État dans lequel ils arrivent...

Conditions plus favorables en ville...

J'arrive maintenant à un autre point qui n'est pas moins important, je veux parler du traitement topique, auquel M. Bouchut semble vouloir faire partager les méfaits qu'il impute à la trachéotomie.

Pour tout médecin qui lira sans prévention le *Traité de la diphtérie* de Bretonneau, il résultera cette conviction, que le traitement topique, sous toutes ses formes, a une puissance immense. Pour bien juger cette question, il faut voir les allures de l'angine diphtérique abandonnée à elle-même ou traitée par une médication générale.

J'engage ceux qui imputent la mortalité à l'emploi des moyens caustiques, cathérétiques ou astringents, à lire la thèse de M. le Dr Ferrand, qui se trouve dans la collection de notre Faculté; il exerçait à la Chapelle-Véronge, en qualité d'officier de santé, avant de prendre le grade de docteur; une épidémie d'angine diphtérique se déclara : les médications indirectes les plus variées furent mises en œuvre ; jamais de topiques ne furent appliqués sur les amygdales; *sur 60 malades il en mourut juste 60.* C'est le médecin traitant, lui-même, qui en a fait l'aveu avec une franchise qui l'honore.

Je crois que bien quand le mal est propagé dans les narines ou dans le larynx, la médication topique est le plus ordinairement impuissante; je sais encore que lorsque le mal semble borné aux amygdales, et que la diphtérie prend la forme maligne dont j'ai parlé plus haut, les topiques ne réussissent pas plus que les médications indirectes.

Je sais que lorsque certains médecins chargent imprudemment une grosse éponge d'une grande quantité d'acide chlorhydrique ou de solution de nitrate d'argent, ils vont brûler l'intérieur de la bouche, la langue, le pharynx et causent des accidents inflammatoires, qui souvent ne sont pas sans un très grand danger; mais je sais encore mieux que si les cautérisations sont faites avec énergie, mais seulement sur le point malade, si des insufflations d'alun ou de tannin, qui sont toujours innocentes, sont pratiquées à plusieurs reprises, si l'on s'abstient d'appliquer des sangsues ou des vésicatoires, si l'on ne donne pas de vomitifs ou si l'on n'en donne que très peu, si l'on alimente convenablement les enfants, on sauve le plus grand nombre de malades, et ceux chez lesquels la fausse membrane vient à se développer dans le larynx et à causer la suffocation, se trouvent placés dans les conditions les plus favorables à la réussite de la trachéotomie, employée comme ressource extrême.

Aussi, est-ce avec un vif sentiment de chagrin, que je vois se perdre les excellentes traditions des médecins du siècle passé et celles de M. Bretonneau; aussi, est-ce avec une profonde douleur, que je vois des médecins recommandables, découragés par des insuccès inévitables se croiser en quelque sorte les bras devant la plus terrible des maladies de l'enfance, et se résigner à une inaction que je crois coupable.

Je viens d'exposer à la compagnie, en quelque sorte, le bilan de la trachéotomie; exposons maintenant celui du tubage laryngé.

M. Bouchut vous a lu deux observations; il a fait parvenir à la commission le résumé de 5 autres cas. Nous en donnons ici le compte rendu très succinct:

Obs. I. — La première fois que le tubage est pratiqué, c'est sur une fille affectée de diphtérie des oreilles, du bras, du larynx, ayant amené l'asphyxie avec cyanose et anesthésie complète. Le tube est resté 36 heures en place dans la glotte et le larynx a pu être désobstrué de ses fausses membranes; l'empoisonnement diphtérique et une pneumonie ont fait périr la malade, mais elle était guérie du croup et la canule l'avait préservée de l'asphyxie et de la trachéotomie.

Obs. II. — Dans le second cas, il s'agit d'un garçon de 3 ans et demi, affecté du croup, avec un commencement d'asphyxie. La virole introduite est restée quarante-deux heures en place, sans gêner les fonctions de l'épiglotte ni amener d'accès de suffocations par elle, ont pu s'échapper à deux reprises, de larges morceaux tubulés de fausses membranes provenant des bronches, et l'enfant a d'abord échappé à l'asphyxie. Peu à peu cependant, l'obstacle à l'entrée de l'air s'est reproduit; il y a eu menace de suffocation, la mort a paru inévitable et la trachéotomie, qui avait pu être reculée de deux jours, est devenue nécessaire. L'enfant a guéri.

Obs. III. — Fille de 4 ans, angine couenneuse et laryngée; cautérisation des amygdales par le fer rouge, soulagement momentané, suffocation ultérieure; tubage pendant une heure, pas de soulagement, trachéotomie, continuation de l'asphyxie, mort au bout de douze jours.

Obs. IV. — Le petit-fils de M. Laroze, affecté d'angine couenneuse et de croup à la troisième période, avec anesthésie, enfant de 4 ans. Tubage, retour de la sensibilité, un bout de douze heures, asphyxie nouvelle et anesthésie, mort. — Le tube de 11 millimètres de diamètre, retiré par le docteur Laroze, était libre de tout obstacle; l'enfant avait pu rejeter des fausses membranes, cracher et vomir sous l'influence de l'émétique, sans rejeter le tube glottique.

Obs. V. — Garçon de 5 ans et demi, affecté d'angine couenneuse et de croup anesthésique, c'est-à-dire à la 3e période. Tubage avec un tube de 11 millimètres, pendant dix-neuf heures, sans suffocation; en le retirant, on amène des fausses membranes et l'enfant respire bien; au bout de trois heures suffocation, nouveau tubage, la suffocation continue sans anesthésie et on fait la trachéotomie. Il ne sort pas de fausses membranes et l'enfant meurt peu après; l'autopsie a démontré qu'il n'y avait plus de fausse membrane dans le larynx, qui était complètement libre; ce fut une trachéotomie inutile.

Obs. VI. — Garçon de 6 ans, affecté d'angine couenneuse et de croup, avec cyanose et anesthésie complète; tubage, sortie d'un morceau de fausse membrane et disparition de l'anesthésie. Au bout de huit heures, asphyxie nouvelle, mort imminente, et, peu après, trachéotomie qui amène un soulagement immédiat. Cet enfant a été pris, dans sa convalescence, d'une pleurésie et d'une anasarque. Toutefois, il a guéri.

Obs. VII. — Fille de 13 ans et demi, affectée d'angine couenneuse et de croup, avec cyanose et demi-anesthésie. Tubage, disparition de la cyanose et sortie d'un fragment de fausse membrane; au bout d'une heure, retour de l'asphyxie avec cyanose et anesthésie complète. Trachéotomie, persistance des phénomènes d'asphyxie et mort. Les ramifications bronchiques étaient envahies jusque dans leurs dernières extrémités, par les fausses membranes.

Le tubage a donc été pratiqué sept fois, sept fois la mort n'a pu être conjurée, les deux seuls qui ont guéri ont subi la trachéotomie pratiquée *in extremis*. Certes, de pareils résultats ne sont point encourageants, et M. Bouchut, qui accusait si facilement la trachéotomie, n'aurait pas le droit de trouver sévères ceux qui voudraient jeter quelque blâme sur le tubage.

Nous devons, toutefois, à l'impartialité de dire que nous ne croyons pas le tubage cause de la mort chez ces sept enfants, pas plus que nous n'accusons la trachéotomie de la mort de ceux chez lesquels elle est pratiquée.

Le tubage du larynx n'a tué aucun enfant. Il paraît, chez plusieurs, avoir retardé la mort et nous avons la certitude qu'il ne l'a accélérée chez aucun. Dans notre opinion, mieux eût valu pratiquer la trachéotomie dès que toutes les ressources médicales semblaient épuisées.

Nous devons à O'Dwyer la renaissance de cette opération, discréditée en France où elle avait été inventée. O'Dwyer créa en 1885 une instrumentation beaucoup plus parfaite et, ce qui est le propre de tout véritable savant, il poursuivit sans défaillance, pendant plusieurs années, la réalisation de son application jusqu'à ce qu'il eût obtenu de réels succès ; l'Amérique ne lui marchanda pas ses encouragements : il réussit.

Avant la sérumthérapie, on pouvait déjà compter des succès indéniables dans divers pays d'Europe. En France, malgré les efforts de MM. Jacques, d'Astros et Bonain, l'opération de Bouchut ne parvint à rentrer en faveur qu'après le Congrès de Buda-Pest.

Alors, M. Roux s'en fit le défenseur et l'Institut Pasteur de Paris fit venir de New-York les instruments de O'Dwyer qui furent d'abord employés par M. Chaillou, aux Enfants-Malades. Successivement, les chefs des Services d'enfants reprirent en mains le tubage et lui donnèrent la consécration de leur haute approbation.

Aujourd'hui, on ne discute plus son importance.

LE TUBE COURT ET L'ÉNUCLÉATION

En 1890, O'Dwyer avait proposé un nouvel appareil à large évacuation, composé d'une série de tubes moins longs et plus gros, *tubes courts cylindriques;* ces tubes se rapprochaient beaucoup des tubes originaux de Bouchut; ils ont été généralement abandonnés.

Très différents de ces tubes sont *les tubes courts* qui s'emploient à Paris depuis quatre ans: ils n'ont avec le dernier appareil de O'Dwyer qu'une similitude de nom : ils dérivent, au contraire, des tubes primitifs de O'Dwyer, *tubes longs*; ce sont ces derniers tubes courts que construit Collin depuis 1895.

En quoi consiste exactement le *tube court ventriculaire*, et quelles peuvent être les raisons qui l'ont fait préférer aux tubes américains par les maîtres des services d'hôpitaux d'enfants de Paris et par beaucoup de médecins de France et de l'étranger ?

Ce tube court consiste en un tube long de O'Dwyer auquel on a retranché *une certaine partie* de la portion sous-ventriculaire (et *non pas toute* la portion sous-ventriculaire, comme certains auteurs l'ont écrit).

Il ressemble donc beaucoup au tube américain : comme ce dernier, il présente une tête ellipsoïde, échancrée en avant: une bague dilatatrice à section ovoïde; un renflement olivaire de maintien: et même une portion sous-ventriculaire.

Mais cette dernière portion, au lieu de former un cylindre très long, descendant jusque près de la bifurcation des bronches, forme dans notre tube *un cône à petite base inférieure* qui n'atteint, sur le sujet, que le troisième anneau de la trachée. C'est donc uniquement la portion sous-ventriculaire du tube de O'Dwyer sur laquelle ont porté nos remaniements. J'espère montrer que cette modification de longueur et de profil porte en elle-même une conséquence utile.

Et d'abord, un mot d'historique sur cette question de la genèse du tube court, et des perfectionnements successifs dont le tube lui-même a été l'objet en France.

Dans son retentissant mémoire du Congrès de Buda-Pest, en 1894, M. Roux proclamait que les conséquences de l'emploi du sérum antidiphtérique devraient s'étendre, pour la généralité des cas, jusque dans le domaine de l'action chirurgicale, en cas de diphtérie laryngée : l'inefficacité des traitements antérieurs contre l'élément *diphtérie*, l'incertitude qui régnait sur la durée de la phase aiguë de la maladie et sur la persistance des membranes, l'inconstance des résultats obtenus en France par les divers essais jusqu'alors tentés, devaient faire place à plus de sécurité et à une ère nouvelle de renaissance pour le tubage du larynx.

Les prévisions de M. Roux se sont justifiées; et le tubage, repris en octobre 1894, n'a cessé depuis lors d'être appliqué avec succès en France.

Mise en œuvre simultanément : aux Enfants-Malades, par M. Chaillou, puis par MM. Lebreton et Magdeleine; à Trousseau, par MM. Moizard et Perregaux; puis, quelque temps après, à Trousseau, par M. Variot; et aux Enfants, par M. Sevestre, dont j'avais alors l'honneur d'être l'interne, la diversité des expériences a conduit à un résultat général identique : la supériorité du tubage sur la trachéotomie dans le plus grand nombre des cas.

Les premières opérations de tubage furent effectuées avec l'appareil américain de O'Dwyer que l'Institut Pasteur avait fait venir de New-York.

Au commencement de l'année 1895, en présence des difficultés de l'extraction de ces tubes longs, rendue urgente par suite de plusieurs cas d'obstruction brutale, l'étude des améliorations à apporter aux tubes s'imposa, comme s'était imposée l'amélioration de l'appareil d'introduction.

Lorsque l'emploi momentané de *tubes longs* très légers, construits en aluminium, par Collin, nous eut démontré, à M. Sevestre et à moi, que la stabilité de ces tubes n'était nullement fonction de leur poids, je proposai de supprimer toute la partie sous-ventriculaire du tube américain, en conservant simplement, de cette partie, ce qui était nécessaire pour permettre l'introduction, c'est-à-dire la portion sous-olivaire conique (1). « *Ainsi*, dit Sevestre, *se trouva constitué le* tube court, *qui, tout de suite, fut expérimenté et d'emblée fut reconnu au moins égal, sinon supérieur, au tube long.* » L'introduction, en effet, en était plus aisée, la stabilité aussi grande, et résultat essentiel, l'extraction en était praticable sans aucun instrument.

« Nous persistons à penser, ajoute Sevestre, que le tube « court présente sur le tube long une supériorité incontestable : « il est certainement plus facile à introduire que le tube long, « qui souvent manœuvre avec assez de peine dans la bouche. « D'autre part le tube court a une stabilité aussi grande que « le tube long, et nous avons vu plusieurs fois des enfants qui « avaient rejeté le tube long à plusieurs reprises, garder un « tube court; il ne nous paraît pas non plus que l'obstruction « soit plus commune qu'avec le tube long (2) ».

Ce premier tube court que j'avais établi en avril 1895 et étudié dans les numéros de la *Médecine moderne* des 25 mai et 8 juin 1895, a encore été rendu plus parfait dans la suite. Employé en 1895 à l'hôpital Trousseau dans le service de diphtérie de M. Variot, et aux Enfants-Malades dans le service de

(1) Voir le *Traité des maladies de l'enfance* de GRANCHER, COMBY et MARFAN, article *Diphtérie*, de SEVESTRE et MARTIN, t. I, p. 680.
(2) SEVESTRE et MARTIN. *Loc. citato*. p. 684.

M. Sevestre, il fut encore, cette année-là, perfectionné dans cette portion sous-olivaire.

Voici ce que j'écrivais le 14 novembre 1895 dans le *Journal de clinique et de thérapeutique infantiles* (1). « Nos premiers « tubes courts nous ont donné quelques insuccès *d'introduction*; « un premier cas se présenta à notre collègue Chabry, alors « moniteur de diphtérie, au mois de mai dernier. Nous avons « nous-même constaté des échecs dans quelques tentatives « d'introduction de nos tubes courts, là où les tubes longs pou- « vaient pénétrer ; il en a été de même entre les mains de nos « collègues de l'hôpital Trousseau.

« Remarque intéressante : presque tous les tubes courts « récalcitrants étaient des tubes de 3-4 ans : les tubes d'âges « supérieurs ou d'âges inférieurs, entraient facilement.

« Nous trouvions, d'ailleurs, *des cas limites* où le tube de « 3-4 ans pénétrait, mais avec un léger frottement, un ressaut « très appréciable aux doigts de la main introductrice.

« Devant la fréquence de ces cas, nous avons cherché quelle « en était la cause, pour modifier l'instrumentation en consé- « quence.

« L'expérience cadavérique nous montra que cette difficulté « à la mise en place résultait du choc de l'extrémité inférieure « du tube contre les cordes vocales inférieures, lesquelles sur « le vivant, se trouvent tendues et accolées par le spasme « croupal ; le renflement du tube court de 3-4 ans nous parut « trop arrondi dans sa partie terminale inférieure : il présentait « au larynx *un trop gros morceau à avaler d'emblée*.

« Trois modifications pouvaient nous aider à triompher de « cette difficulté :

« 1° L'aplanissement de la paroi sous-ventriculaire latérale « du tube ;

(1) R. Bayeux. *Note sur un perfectionnement des tubes courts*. 14 nov. 1895.

« 2° L'adoucissement de la déclivité de cette paroi, par
« allongement de sa hauteur ;

« 3° L'augmentation de la proéminence du mandrin au-
« dessous du tube.

« Toute la série des tubes de la trousse ont subi les deux
« premières modifications.

« Quant aux mandrins, ils ont été allongés suivant une règle
« que nous décrirons plus loin ; nous avons supprimé les
« mandrins rigides, qui se retirent parfois du tube avec quelque
« peine.

« En somme, notre *tube court perfectionné* diffère du tube
« court primitif sur deux points :

« 1° La forme de la portion sous-ventriculaire :

« 2° Sa longueur.

« La ligne ventriculaire est un point de repère commode
« pour comprendre les modifications de longueurs successives
« des tubes.

« Une ligne qui passe par le plan de section de notre tube
« primitif montre le léger allongement subi par notre tube
« actuel.

« Cet allongement est de deux millimètres.

« Comme on peut le constater, la portion sous-ventriculaire
« de ce tube représente un *cône* à sommet inférieur tronqué :
« le diamètre de section inférieur représente le diamètre de la
« garniture métallique intérieure du tube ; le revêtement ayant
« été réduit à sa plus simple expression en cet endroit.

« Dans notre tube primitif, la forme de cette partie sous-
« ventriculaire était celle d'un *ellipsoïde*, s'adaptant mal à la
« fente glottique.

« L'allongement du cône inférieur nous a permis d'obtenir
« une déclivité extrêmement douce, beaucoup plus douce
« qu'avec les anciennes dimensions ».

Comme on le voit par cette description, le tube classique de O'Dwyer fut transformé par moi, et successivement, en un premier tube plus court à extrémité sous-olivaire globuleuse, puis, en un second tube court analogue, à extrémité sous-olivaire *conique* plus effilée, plus allongée, lequel, dès lors, n'a cessé, depuis plus de trois ans, de se montrer parfait au point de vue de l'introduction.

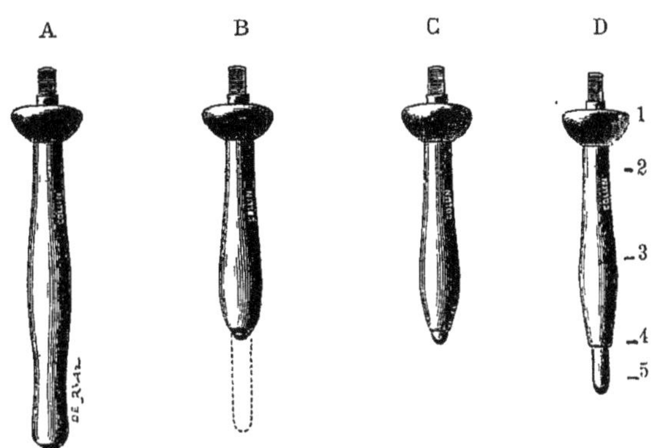

Fig. 7. — Tube américain et Tubes français.

A. Tube américain (long) de O'Dwyer (1885). — B. Premier tube court (Bayeux), avril 1895. — C. Tube court à mandrin court (Sevestre). — D. Tube court allongé, à mandrin protecteur (Bayeux).

Détails du tube (D). — 1. Tête du tube (identique à celle du tube américain,. — 2. Bague dilatatrice de la glotte.. — 3. Ventricule de maintien (sous-cricoïdien). — 4. Extrémité inférieure, mousse. — 5. Proéminence du mandrin protecteur (massif et arrondi).

Un coup d'œil jeté ci-contre sur la figure 7, montre clairement en quoi différait mon premier tube (fig. 7, B) du tube de O'Dwyer (fig. 7, A) ; et en quoi mon nouveau tube de novembre 1895 est différent (fig. 7. D), du tube court primitif. J'insiste de nouveau sur ce fait particulier que le dernier tube court est plus long que le premier de deux millimètres ; l'expérience m'a montré que cet allongement a rendu son introduction et son énucléation infaillibles.

Des préoccupations de même ordre amenèrent. presque au même moment, M. Sevestre à effiler la portion sous-ventriculaire de mon premier tube, en conservant la longueur primitive de ce dernier. Décrit pour la première fois par M. Louis Martin, le 6 décembre 1895, dans un article du *Bulletin Médical*, enfin par MM. Sevestre et Martin dans le *Traité des maladies de l'Enfance* de Grancher, ce tube court (fig. 7, C) est employé à l'heure actuelle par cet auteur, spécialement pour les enfants d'âges inférieurs ; « pour les grands enfants, ajoute M. Sevestre, « il peut être nécessaire d'employer le tube de Bayeux » (1).

On comprendra bien les différences légères, quoique non sans importance, qui existent entre les tubes courts en comparant les clichés B, C et D de la figure 7.

Au milieu de ces transformations il est resté un tube de forme générale typique : le tube court ventriculaire qui possède cette particularité avantageuse de s'extraire sans aucun instrument.

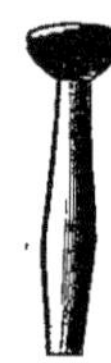

Fig. 8. — Forme typique du tube court énucléable.

Résumons-nous : Jusqu'au mois de mars 1895, les tubages pratiqués en France avaient été effectués avec l'appareil américain de O'Dwyer, fabriqué par Ermold (de New-York). A cette époque, j'indiquai à Collin une transformation à faire : le raccourcissement de la portion sous-olivaire du tube américain. L'idée qui me guidait était multiple : allègement du tube, suppression d'une partie inutile de ce tube, amélioration *possible* des conditions de l'extraction, etc...

C'est ainsi que, du milieu des tâtonnements que j'effectuais dans la voie du tubage, se dégagea cette conséquence heureuse : l'extraction digitale des tubes.

Quelques modifications qu'ait subies depuis lors le tube court,

(1) Sevestre et Martin. *Traité* de Grancher, Comby et Marfan, p. 681.

ou simplement son mandrin, le profil général du *tube court ventriculaire* que construisit Collin, en mars 1895, sur mes indications, est resté entier, et les retouches secondaires n'ont rien ajouté à cette notion qu'il contenait en puissance : l'*énucléation*.

Mais d'abord, y avait-il un réel intérêt à supprimer l'emploi de l'extracteur pour enlever les tubes des larynx ?

Je ne rappellerai pas ici les observations multiples des alertes causées par les obstructions brusques des tubes laryngés au cours du croup ; — elles sont, à l'heure qu'il est, de notion courante : nous les déplorions presque chaque jour en 1894-1895. — Tous les auteurs ont continué à s'en inquiéter, à tel point qu'un des maîtres les plus autorisés en matière de tubage, le Pr Bokay, de Buda-Pest, qui n'a pas encore mis en pratique l'extraction digitale par *énucléation*, se voit forcé, souvent, d'attacher aux barres de leur lit les mains des enfants tubés ; cet auteur, en effet, comprenant les difficultés pratiques de l'extraction instrumentale, conserve le fil des tubes, ce qui le force à maintenir le ligotage de ses petits opérés.

Les inconvénients du fil de sûreté ont, du reste, été reconnus par de nombreux auteurs, l'emploi du *tube court* permet de supprimer ce fil, car ce tube est aussi aisé à extraire par l'énucléation que par traction sur un fil.

J'ai rapporté ailleurs (1) nos ennuis d'alors : l'énucléation digitale a heureusement simplifié et atténué ces préoccupations. Qu'il me suffise de dire ici que, tandis que l'interne de garde des hôpitaux d'enfants était continuellement sur le qui-vive — en crainte d'une extraction d'urgence, voire même d'une trachéotomie à pratiquer par suite d'une obstruction d'un tube, en 1894 — à l'heure actuelle, il dort tranquille : si un tube s'obstrue,

(1) R. Bayeux. Fréquence et gravité de l'obstruction des tubes laryngés dans le croup. *Médecine moderne*, mai-juin 1895.

la suppléante de nuit, l'infirmière de service la moins exercée l'enlèvera instantanément, quitte à prévenir l'interne si le tirage reprend.

L'emploi systématique du *tube court,* qui fut fait à partir du mois de mai 1895, à l'hôpital Trousseau, dans le Service de diphtérie, dirigé par M. Variot, se heurta d'abord aux quelques difficultés d'introduction dont j'ai parlé. Mais, les résultats généraux furent dès cette époque, assez satisfaisants pour supporter la comparaison avec le *tube long,* comme le montre le tableau suivant, que j'ai dressé d'après les notes du cahier de service rédigées sous la direction de M. Variot.

Incidents divers observés à l'Hopital Trousseau, en 1895, pendant la période [de] transition entre l'emploi des tubes longs de O'Dwyer et des tubes courts de Bayeux (de mai 1895 à février 1896.)

ATES	NUMÉROS DU CAHIER	AGE	TUBAGES	TUBES DE	RÉSULTATS	INCIDENTS
1895.	761	6 a.	I	Bayeux.	»	
	766	3 a.	I	B.	»	
	813	18 m.	I	B.	»	
	820	4 a.	I	B.	»	
	823	3 a.	I	B.	»	
	824	2 a. 1/2	II	B.	»	
	868	2 a.	I	B.	»	
	877	2 a.	I	B.	»	Enucléation d'urgence.
	884	13 m.	I	B.	»	
	903	3 a. 1/2	I	B.	»	
	911	3 a.	IV	Bayeux et O'Dwyer	» »	2 rejets tube Bayeux. 2 rejets tube O'Dwyer.
	973	3 a.	I	B.	»	
	1093	3 a. 1/2	I	B.	»	Rejet.
	1094	2 a.	II	B.	»	1er tube retiré par le fil avec l'ouvre-bouche.
	1140	3 a.	II	B.	»	2 tentatives. Guéri sans tubage permanent.
	1164	3 a. 1/2	II	B.	»	
	1177	19 m.	I	B.	»	
	1178	3 a.	I	B.	»	
	1180	5 a.	II	B. et O'D.	»	
	1181	28 m.	I	B.	»	Rejet.
	1209	5 a.	II	B. et O'D.	»	2 rejets du tube O'Dwyer. 1er tubage (tube Bayeux), énucléé d'urgence (membrane). 2e tubage (tube Bayeux). Guérison.
	1253	23 m.	I	B.	»	
	1277	23 m.	I	B.	»	
	1320	21 m.	I		»	
	1335	4 a.	II	B.	»	1er tube énucléé d'urgence.
	1361	9 m.	II	B. et O'D.	»	Le tube de Bayeux est rejeté, alors on essaie, à deux reprises, le tube de O'Dwyer qui ne tient pas non plus. *Trachéotomie.*
	1362	3 a. 1/2	VI	B. et O'D.	»	3 rejets du tube Bayeux. 3 rejets du tube O'Dwyer, le dernier est dégluti.

DATES	NUMÉROS DU CAHIER	AGE	TUBAGES	TUBES DE	RÉSULTATS	INCIDENTS
Oct. 1895.	1366	1 a.	II	B. et O'D.	»	1er *tubage*, tube Bayeux, obstruction bru énucléation (rejet de membranes). 2e *tubage*, tube O'Dwyer. Le larynx ayan nettoyé par le tubage précédent, ce nou tube reste libre pendant trois heures. *obstruction brusque*, extraction d'urg *Trachéotomie*.
	1371	2 a.	I	B.	»	Trachéotomie consécutive deux heures après broncho-pneumonie avec beaucoup de pu
	1386	9 m.	I	B.	»	
	1391	18 m.	III	B.	»	
	1394	3 a.	VII	4 B. 3 O'D.	»	
	1395	5 a. 1/2	II	1 B. 1 O'D.	»	Tube court (ancien modèle) n'entrant pas tube avec un tube long.
	1406	21 m.	I	B.	»	
	1407	4 a.	I	B.	»	
	1414	20 m.	I	B.	»	
	1427	17 m.	I	O D.	1 Mort.	Le tube court Bayeux (ancien modèle) n'a pas pu être introduit. On avait tubé avec un tube long de O'Dwye Le lendemain, à 5 heures du matin, l'enfant nosa subitement — On fit inutilement la piration artificielle. — Alors, introduisan doigt dans la bouche de l'enfant, on tr le tube aux 3/4 sorti ; son extrémité supéri derrière le voile du palais — On retira tube, mais l'enfant était asphyxié et on put le ranimer, même en faisant une trach tomie immédiate.
	1430	8 a. 1/2	I	B.	»	
	1433	3 a.	I	B.	»	
	1437	3 a. 1/2	I	O'D.	»	
	1446	22 m.	II	B. et O'D.	Mort.	1er tubage avec tube court Bayeux Obstructi énucléation au bout de quelques instants Pensant que le tube long de O'Dwyer au moins de chances de s'obstruer, on fait le tubage avec un tube long. — La nuit s vante, *obstruction du tube long*. — Asphyx — Trachéotomie inutile — Mort.
	1451	3 a. 1/2		O'D.	Guéri.	
	1453	4 a.	I	O'D.	—	
	1454	2 a. 1/2	II	B.	Mort.	1er tubage : 16 heures Trachéotomie 6 heu 2e — : 2 jours 1/2 après le 2e détubag
	1459	4 a. 1/2	II	B.	Guéri.	
	1467	5 a. 1/2	I	B.	—	

ES	NUMÉROS DU CAHIER	AGE	TUBAGES	TUBES DE	RÉSULTATS	INCIDENTS
1895.	1468	19 m.	II	B.	Guéri.	
	1469	5 a. 1/2	III	O'D.	Mort.	Broncho-pneumonie.
	1470	9 m.	I	?	—	—
	1471	19 m.	I	B.	—	
	1472	3 a.	I	B.	Guéri.	
	1480	16 m.	IV	B.	Mort.	7 jours de spasme. — Rejet le 8ᵉ jour. — Trachéotomie. Bronchite capillaire.
	1481	5 a.	I	B.	Mort.	Croup post-rubéolique. Est mort *quelques heures* après le tubage. — Trachéotomie sans résultat.
	1482	3 a.	V	B.	Guéri.	Plusieurs obstructions. 1 déglutition.
1895.	1502	2 a.	II	B.	Mort.	Refoulement de membranes. Trachéotomie. — Mort sur la table d'opération.
	1506	5 a. 1/2	I	B.	Guéri.	
	1507	4 a.	I	B.	Guéri.	
	1509	2 a.	I	B.	Mort.	1 rejet du tube. — Broncho-pneumonie. — Paralysies. — Mort.
	1510	2 a.	I	B.	—	Bronchite purulente.
	1518	16 m.	I	B.	—	Broncho-pneumonie.
	1527	3 a.	I	B.	Guéri.	
	1528	5 a.	II	B.	Mort.	1ᵉʳ tube en place, rejet d'un flot de pus et de membranes. — 20 minutes après : *énucléation ;* 2ᵉ tubage : 10 minutes, gêne respiratoire. — Trachéotomie. — Mort. — *Diphtérie bronchique.*
	1529	3 a. 1/2	I	B.	Guéri.	
	1536	3 a.	III	B.	?	Sort le 7ᵉ jour.
	1537	3 a.	I	B.	Mort.	Diphtérie bronchique. — Emphysème. — Atélectasie. Congestion pulmonaire.
	1543	13 m.	II	B.	Guéri.	
	1547	22 m.	III	B.	Mort.	1ᵉʳ tubage efficace. Plusieurs jours après, broncho-pneumonie avec spasme laryngé, mort de broncho-pneumonie.
	1548	28 m.	I	B.	Guéri.	
	1549	3 a. 1/2	I	B.	—	
	1563	3 a.	I	B.	Morte.	Morte 3 semaines après, croup post-rubéolique.
	1570	3 a. 1/2	II	B.	Guérie.	
	1571	2 a.	I	B.	Guéri.	
	1577	2 a.	III	B.	Guéri.	2 rejets.
	1580	4 a.	I	B.	Guéri.	
	1581	4 a. 1/2	V	B.	Mort.	Rejet du tube au 8ᵉ jour — Emphysème aigu généralisé. — Bronchite purulente.

DATES	NUMÉROS DU CAHIER	AGE	TUBAGES	TUBES DE	RÉSULTATS	INCIDENTS
Nov. 1895.	1592	3 a. 1/2	I	B.	Mort.	Trachéotomie secondaire sans résultat, 8 h[eures] après tubage.
	1596	4 a.	II	B.	—	Tubée 4 jours. Trachéotomie, broncho-p[neu]monie.
	1597	3 a.	I	B.	Guéric.	Diphtérie et coqueluche.
	1603	7 a.	I	B.	—	
	1616	20 m.	I	B.	Morte.	Tubée au bout de 3 jours de tirage.
	1627	19 m.	II	B.	Guérie.	1 rejet au 4e jour du tubage.
Déc. 1895.	1633	13 m.	II	B.	Guéri.	1 rejet.
	1636	5 a. 1/2	I	B.	—	
	1638	5 a.	I	B.	—	Tubée sans soulagement. — Trachéotomie.
	1639	2 a.	II	B.	—	
	1641	14 m.	I	B.	Mort.	Broncho-pneumonie.
	1646	3 a. 1/2	III	B.	Guéri.	Deux énucléations d'urgence pour obstruction
	1649	4 a. 1/2	I	B.	—	Détubé avec extracteur.
	1671	2 a. 1/2	IV	B.	—	Spasme prolongé. — 1er tube énucléé d'urge[nce] était enfilé par une membrane.
	1672	7 a.	I	B.	—	Rend des membranes par son tube.
	1673	15 m.	I	B.	Mort.	Tubé quelques instants. Trachéotomie Cr[oup] post-rubéolique.
	1674	4 a. 1/2	I	B.	Guéri.	Rejet au bout de 15 heures.
	1675	18 m.	I	B.	Guéri.	
	1676	3 a. 1/2	III	B.	—	
	1683	27 m.	III	B.	Mort.	Deux écouvillonnages au début — 9 he[ures] après, suffocation; 3e tubage. 14 heures ap[rès] Trachéotomie. Bronchite purulente.
	1684	4 a.	II	B.	—	1er tubage, rejet d'une forte membrane So[ula]gement ; *énucléation.* 12 heures après, 2e [tu]bage. Broncho-pneumonie.
	1685	4 a.	IV	B.	—	Congestion pulmonaire.
	1690	3 a.	I	B.	Guéri.	Enucléation pour obstruction, au bout de [...] heures.
	1700	2 a. 1/2	I	B.	—	Tubé quelques heures; rejet d'une membra[ne] puis du tube.
	1701	7 a.	I	B.	Guérie.	Tube de 7 ans rejeté. — Tube de 8 ans r[este] bien en place.
	1702	?	I	B.	—	
	1706	3 a.	I	B.	Mort.	Broncho-pneumonie.
	1720	2 a.	I	B.	—	Diphtérie laryngo-bronchique.
	1721	6 a.	I	B.	Guérie.	

ES	NUMÉROS DU CAHIER	AGE	TUBAGES	TUBES DE	RÉSULTATS	INCIDENTS
895.	1730	7 a.	I	B.	—	
	1740	14 a. 1/2	I	B.	Mort.	Pas de soulagement. — Trachéotomie — Diphtérie laryngo-bronchique — Emphysème pulmonaire.
	1751	3 a.	III	B.	—	Pas de soulagement. Trachéotomie. Broncho-pneumonie double.
	1757	2 a. 1/2	I	B.	—	Tubage facile. 1 minute après, bruit de clapet tubulaire. Enucléation. Soulagement parfait, meurt sans tube plusieurs heures après. Bronchite membraneuse généralisée des voies aériennes.
	1760	3 a. 1/2	I	B.	Guérie.	
	1773	5 a.	I	B.	Mort.	Broncho-pneumonie avec tirage.
	1777	3 a. 1/2	I	B.	—	—
	1778	18 m.	I	B.	—	—
	1794	13 m.	I	B.	—	—
	1790	11 m.	I	B.	Guéri.	
1896	4	4 a.	I	B.	Guéri.	Rejet du tube le 4e jour.
	7	3 a.	III	B.	Mort.	
	8	2 a.	I	B.	—	
	11	3 a.	II	B.	Guéri.	2 rejets.
	12	1 a.	I	B.	Mort.	Broncho-pneumonie
	14	6 a. 1/2	I	B.	—	Diphtérie toxique.
	18	4 a.	I	B.	Guéri.	
	24	19 m.	II	B.	Mort.	Broncho- pneumonie.
	25	5 a. 1/2	I	B.	Guéri.	
	27	5 a. 1/2	I	B.	—	
	44	16 m.	I	B.	Mort.	Broncho-pneumonie.
	47	15 m.	I	B.	—	—
	63	2 a.	I	B.	Guéri.	
	64	19 m.	I	B.	Mort.	Diphtérie toxique.
	84	4 a.	IV	B.	—	1 rejet. — Broncho pneumonie
	85	26 m.	III	B.	—	— —
	94	4 a. 1/2	IV	B.	Guéri.	
	98	3 a.	I	B.	—	
	103	6 a.	I	B.	—	
	104	3 a.	I	B.	—	
	109	11 m.	I	B.	Mort.	

DATES	NUMÉROS DU CAHIER	AGE	TUBAGES	TUBES DE	RÉSULTATS	INCIDENTS
Janv. 1896	110	4 a. 1/2	I	B.	Guéri.	
	117	22 m.	I	B.	—	
	118	3 a.	IV	B.	Mort.	Mort le 13e jour. — Broncho-pneumonie
	121	7 a. 1/2	I	B.	Guéri.	
	122	2 a.	II	B.	—	2 rejets.
	123	6 a. 1/2	I	B.	—	1 rejet.
	130	2 a. 1/2	II	B.	—	
	134	18 m.	I	B.	Morte.	Diphtérie toxique. — Mort en 22 heu
	139	18 m.	II	B.	—	Broncho-pneumonie.
	144	3 a. 1/2	II	B.	—	— 1 rejet.
	150	7 a. 1/2	I	B.	Guéri.	
	155	7 a.	I	B.	—	
	160	2 a.	I	B.	—	
	162	17 m.	II	B.	—	
	165	21 m.	II	B.	Mort.	Broncho-pneumonie.
	168	4 a.	I	B.	Guéri.	
	172	2 a.	I	B.	—	
	179	4 a. 1/2	II	B.	—	
	180	6 a.	V	B.	—	4 rejets.
	182	7 a. 1/2	I	B.	—	
	187	4 a.	II	B.	—	
	188	5 a. 1/2	I	B.	—	
	193	4 a. 1/2	I	B.	—	
	194	2 a.	II	B.	Mort.	Broncho-pneumonie.

Comme on le voit d'après les tableaux ci-dessus, les tubes courts n'ont pas présenté plus d'inconvénients que les tubes américains et ils ont toujours présenté une réelle supériorité d'extraction.

Depuis le mois d'octobre 1895, ils ont définitivement remplacé les tubes longs à l'hôpital Trousseau sous la direction successive de MM. Variot, Queyrat, Richardière et Barbier ; à l'hôpital des Enfants, M. Sevestre les a également employés d'une façon régulière. D'après les relevés statistiques que j'ai pu colliger, *deux mille* tubages ont déjà été pratiqués avec ces tubes courts, soit à Paris, soit en France, soit même à l'étranger.

THÉORIE MÉCANIQUE DE L'ÉNUCLÉATION

L'énucléation, dont nous allons maintenant nous occuper, comporte une partie mécanique dont la théorie me paraît à sa place ici, maintenant que nous connaissons bien le tube sur lequel nous allons agir.

Nous savons comment se trouve placé un tube long, de O'Dwyer, en position correcte, dans un larynx : la *tête* de ce tube remplit le vestibule laryngé, sa partie proéminente surplombant, en arrière, la sangle aryténo épiglottique, de façon que l'épiglotte puisse se rabattre librement sur cette tête, sans s'ulcérer ; la *bague dilatatrice*, sous-céphalique (fig. 7-2), écarte les cordes vocales ; le *renflement olivaire* (fig. 7-3) est descendu en pleine trachée, au niveau du premier anneau, le *cylindre sous-olivaire* plonge profondément dans la trachée, proche de la bifurcation des bronches, c'est-à-dire, bien au-dessous de la fourchette sternale, échappant ainsi à une action manuelle pétrachéale extérieure.

Le seul moyen d'enlever ce tube, c'est de saisir sa tête en introduisant, jusqu'au niveau du vestibule laryngé, un instrument : l'extracteur ordinaire, par exemple, ou la pince de Ferroud : il faut alors, en supposant que cet instrument soit infaillible, faire évoluer ce tube *barre rectiligne*, au bout de cet instrument, *levier courbe*, hors du larynx et au milieu de la cavité pharyngo-buccale. Ceci n'est pas aisé ; trop souvent, les extracteurs dérapent, le tube reste en route, il faut le reprendre, une ou plusieurs fois. Ceux qui ont beaucoup tubé connaissent les angoisses de cette extraction et de ses surprises.

Lors même que le tube a été solidement saisi et fixé sur les mors de l'extracteur, l'évolution pharyngo-buccale est pénible : la longueur moyenne des branches verticales de l'extracteur est trop considérable, ou trop minime, selon l'âge de l'enfant : sur un enfant un peu grand (6 à 9 ans par exemple), on doit employer un extracteur à branches verticales un peu longues sous peine de ne pouvoir atteindre le tube dans le larynx ; alors, l'évolution bucco-pharyngée est très délicate ; sur un enfant plus petit (6 mois à 3 ans), il faut un extracteur à branches plus courtes, sinon cette évolution est impossible, l'introducteur buttant en haut contre la voûte palatine. — Il faudrait donc *deux extracteurs*. — Et, il faut encore s'astreindre à de longs exercices, inaccessibles à la plupart des élèves ou des médecins, pour manier ces instruments avec sécurité. Tous les auteurs le reconnaissent : l'extraction instrumentale est la grosse difficulté, la pierre d'achoppement de cette belle méthode du tubage.

« Pour beaucoup de médecins, a écrit M. Roux, c'est l'ex-
« traction du tube qui est le temps le plus difficile de l'opé-
« ration.

« Aujourd'hui, il est devenu le plus simple, il se fait sans
« instrument dans la plupart des cas » (1).

*
* *

Voici la théorie mécanique de l'extraction digitale des tubes courts :

Considérons, dans une trachée ouverte par derrière, la portion du *tube court* qui plonge dans cette trachée. C'est une partie globuleuse, ou conique, peu importe.

La chose essentielle, c'est que cette portion intra-trachéale du tube ne descend pas au-dessous du troisième anneau trachéal, et que, par conséquent, elle est tout entière accessible au toucher, sur le vivant ou sur le cadavre.

---

(1) Roux. Préface de la seconde édition de la thèse de Chaillou, p. 7.
Chaillou. *La sérumthérapie et le tubage du larynx dans les croups diphtériques.* Paris, 1896, Rueff, éditeur.

Or, les anneaux trachéaux, chez l'enfant, sont flexibles et dépressibles, à l'encontre du cricoïde qui, ainsi que l'avait bien montré Chassaignac, dans ses belles *Leçons sur le Trachéotomie* en 1855, forme un anneau complet et rigide.

On conçoit dès maintenant que le doigt puisse atteindre, au-dessus du sternum, entre les sterno-mastoïdiens, l'extrémité inférieure du tube court, chose impossible avec un tube long, ainsi que je viens de l'indiquer plus haut: on conçoit de plus que la flexibilité des anneaux trachéaux permette de comprimer cette portion du tube entre un doigt et la colonne vertébrale, mur rigide sur lequel s'appliquera le tube.

Si nous accomplissions une telle pression inter-digito-vertébrale sur un tube long, il resterait naturellement en place, car sa portion intra-trachéale est cylindrique, renflée même à son extrémité inférieure fig. 7, *A*); si, au contraire, cette pression est effectuée sur une trachée remplie par un tube court, le résultat est tout autre: en effet, la portion trachéale d'un tel tube est conique et totalement accessible (fig. 7, *B*, *C*, *D*) Comme elle est *accessible*, si on presse avec le pouce sur la trachée, toute la portion trachéale du tube sera refoulée par ce pouce contre la colonne; et comme elle est *conique*, les deux forces antagonistes, *pouce* et *colonne*, agissant sur ce cône, auront pour résultante une force ascensionnelle verticale, dirigée de la petite base vers la grande base du cône tubulaire, et le tube montera dans le larynx.

Tel est, en quelques mots, le mécanisme de l'*énucléation digitale* des tubes laryngiens, que j'ai proposée le premier en mai-juin 1895, et qui s'est toujours montrée fidèle.

En d'autres termes, le problème consiste à faire passer la portion inférieure du tube, de la trachée dans le larynx : il faut, et il suffit, pour obtenir ce résultat, d'effectuer, avec le pouce, au-dessous du cricoïde, sur les trois premiers anneaux de la trachée, et, par conséquent, sur le cône tubulaire inférieur, une pression antéro-postérieure contre la colonne vertébrale.

Avant cette pression le cône tubulaire était en pleine trachée, et, en même temps, la tête du tube reposait sur le vestibule laryngé.

La pression une fois effectuée, le cône tubulaire s'est placé en position intra-laryngée, la tête du tube a remonté jusqu'au niveau de la pointe de l'épiglotte qui s'est relevée; la moitié supérieure du tube est hors du larynx — ce tube ne demande qu'à en sortir totalement, et, de fait, il va en sortir spontanément.

En effet, aussitôt que le cône sous-olivaire est venu, chassé par le pouce, prendre sa position intra-laryngée, il se trouve en rapport avec un cône tronqué dont la petite base inférieure correspond à l'anneau cricoïdien, et dont la grande base est formée par l'anneau que déterminent : en arrière, le cercle supérieur du chaton cricoïdien ; en avant et sur les côtés, la partie correspondante du cartilage thyroïde, élastique et déformable : le cône enveloppant, crico-thyroïdien, presse sur le cône enveloppé, tubulaire inférieur, et détermine le mouvement ascentionnel terminal du tube, lequel vient enfin émerger hors du larynx en presque totalité.

Supposons que nous ayons effectué l'extraction digitale sur un simple larynx disséqué et cloué sur une planchette, il suffira pour que le tube sorte totalement du larynx, de pencher ce larynx dans n'importe quel sens, particulièrement en arrière, ou en avant (1).

S'agit-il d'un sujet entier? Une mise en position verticale de la bouche de ce sujet fera passer le tube, du larynx dans le pharynx, et du pharynx dans la bouche.

Il est loisible à tout le monde de répéter l'expérience que je viens de décrire ; la succession de ces divers temps montre de

---

(1) La fig. 7 provient de clichés qui m'ont été aimablement fournis par M. Collin, que je suis heureux de remercier ici.

toute évidence qu'elle n'est, dans son essence, qu'un *phénomène mécanique*, sans qu'il faille faire intervenir, pour l'expliquer, aucune action physiologique ; elle réussit toujours sur le cadavre ; elle réussit même sur un larynx préparé comme je viens de l'indiquer.

Je crois donc après l'avoir longuement expérimentée, depuis plus de quatre ans, qu'il est inutile, comme on l'a fait, d'invoquer pour expliquer l'énucléation digitale des tubes : soit un raccourcissement du larynx, difficile à admettre, soit des actions physiologiques adjuvantes : toux, régurgitations, vomissements, etc. Les très nombreuses énucléations que j'ai pratiquées (plus de mille) m'ont démontré que cette manœuvre réussit d'autant mieux que l'enfant est plus calme, plus inerte. Bien au contraire, la toux, les vomissements, les mouvements d'expulsion aussi bien que des manœuvres brusques, précipitées, hâtives, de la part de l'opérateur apportent, le plus souvent, des entraves sérieuses à sa réussite.

L'énucléation pratiquée méthodiquement, correctement, avec calme et douceur, *réussit toujours*, et je crois pouvoir affirmer, par contre, que l'extraction instrumentale, entre les mains les plus habiles, est souvent infidèle.

MANUEL OPÉRATOIRE DE L'ÉNUCLÉATION (1)

Est-il besoin de décrire ici des *préliminaires*, des *préparatifs à l'opération* ? Nullement ; elle peut se faire. et s'est faite déjà plusieurs fois, sans le concours d'aucun aide, sans dispositions préalables, les enfants étant dans leur lit, satisfaisant ainsi au desideratum essentiel de l'extraction urgente, rapide, par une seule personne.

(1) Je reproduis ici textuellement ma description primitive du 25 mai 1895 ; on n'y a rien changé ni ajouté depuis quatre ans.

Mais pour que le succès soit absolu (et, en pratique, il sera toujours possible de se mettre dans les conditions que nous allons exposer), voici comment il faudra, autant que possible, procéder :

1° L'*enfant* à détuber est débarrassé de tout ce qui recouvre son cou et le haut de sa poitrine.

Il est placé sur les genoux d'un aide, lequel a pour unique rôle de lui maintenir le bas du tronc et les mains.

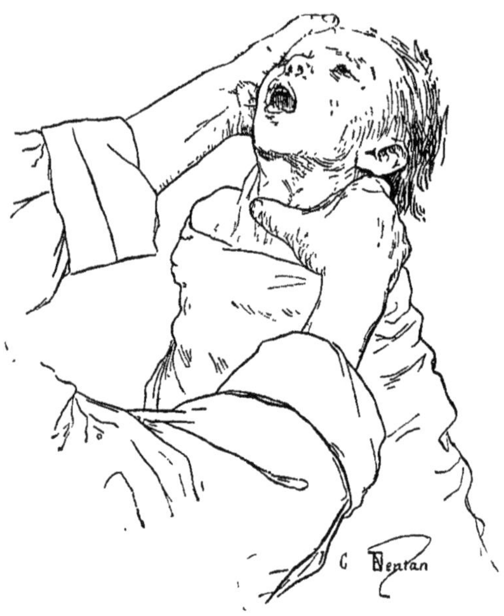

Fig. 9. — Premier temps de l'énucléation (1).
La tête de l'enfant est relevée par la main gauche de l'opérateur. Le pouce droit est mis en place.

Pour cela, l'*aide* prend, de chaque main, un des poignets de l'enfant, et les applique sur les côtés du bassin, en ayant soin de *les attirer en bas*, pour que les épaules de l'enfant soient effacées le plus possible.

De cette façon, le tronc et la tête sont libres de se mouvoir et de basculer.

---

(1) Les fig. 9 et 10 ont été dessinées par M. Dentan et m'ont été procurées par M. le Dr E. Périer auquel j'adresse tous mes remerciements.

Comme on le voit, il n'est plus question ici de ligottage, de préparation d'instruments, de la réunion de deux ou même de trois aides, comme cela était nécessaire lorsqu'il s'agissait de l'extraction classique ; à la rigueur même, je le répète, l'aide n'est pas indispensable : on peut *énucléer un tube court,* sans aide, comme sans instruments : l'ouvre-bouche même est complètement inutile.

L'*opérateur* se place, comme pour l'intubation, assis sur une chaise, en face de l'enfant ; il peut même très bien rester debout.

L'énucléation comprend deux temps :

1er *temps* : Relèvement de la tête et mise en position du pouce (fig. 9).

2e *temps* : Action du pouce et abaissement de la tête (fig. 10),

Premier temps. — La main gauche de l'opérateur saisit la tête de l'enfant, les doigts en arrière, sur l'occiput ; le pouce en avant, sur le front.

La main droite est placée à plat sur l'épaule gauche de l'enfant qu'elle abaisse autant que possible, les doigts entourant la nuque, le pouce sur la trachée, au niveau même du bord inférieur du cricoïde : c'est la *pulpe* du pouce qui doit agir ; le point d'action se trouve avec la plus grande facilité en promenant légèrement une ou deux fois le pouce sur le devant du cou.

Alors, l'opérateur amène ses deux mains vers lui, jusqu'à ce que le tronc de l'enfant soit incliné de 45° environ ; puis il lui relève fortement la tête : le larynx monte légèrement : surtout il proémine et le pouce sent alors très nettement le ventricule du tube à travers la trachée (fig. 9).

Deuxième temps (fig. 10). — Ce temps comprend deux actions simultanées : action du pouce droit, action de la main gauche.

Le pouce droit appuie d'une façon modérée, mais persistante, sur la trachée, jusqu'à ce qu'il ait sensation de la *fuite du tube,* ce qui est très facile et très net.

La main gauche *aussitôt*, abaisse rapidement la tête de l'enfant, jusqu'à ce que celui-ci regarde le sol.

Les deux actions sont, en réalité, simultanées et de sens contraire : le pouce droit pressant d'avant en arrière tandis que la main gauche tire d'arrière en avant.

Il est bien entendu que chacun peut, à son gré, intervertir

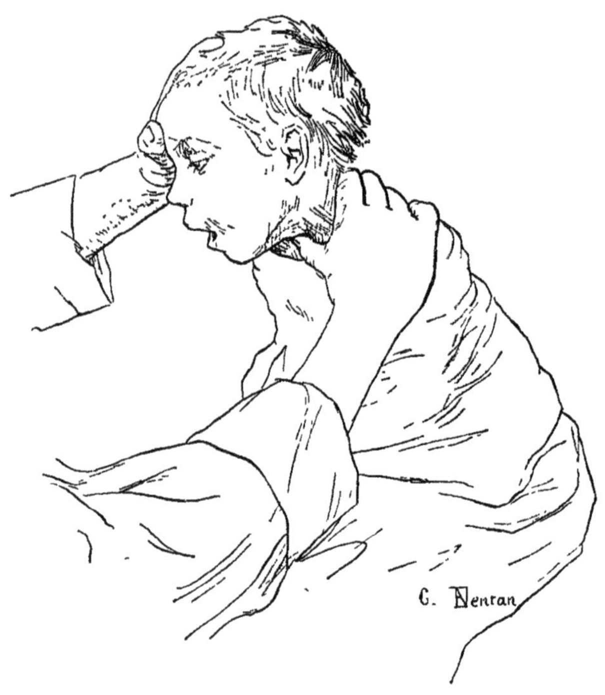

Fig. 10. — Deuxième temps de l'énucléation.

Le pouce droit a énucléé le tube. — La tête de l'enfant est rapidement abaissée. — Le tube est rejeté.

l'action des mains, selon sa commodité ou ses préférences : énucléer du pouce gauche en abaissant la tête avec la main droite : ceci n'a aucune importance ; nous avons toujours assez bien réussi avec l'un ou l'autre pouce : il semble, cependant, que le pouce droit doive être préféré, car il est le plus exercé et c'est lui qui pratique l'opération à proprement parler, tout le reste étant constitué par des manœuvres accessoires ou adjuvantes à son action.

Telle est, dans toute sa simplicité, l'opération de l'énucléation des tubes courts : ce n'est pas même vraiment une opération, car elle ne demande aucune instrumentation, pas plus qu'une connaissance quelconque de l'intubation.

Au mois d'août 1897, j'eus l'honneur d'exposer la méthode de l'*énucléation digitale* devant les Membres du XIIe Congrès international, à Moscou, et il me fut facile d'établir qu'aucune publication n'avait été faite sur ce procédé, avant la communication qu'en avait faite M. Sevestre, en mon nom, à la Société médicale des Hôpitaux, en avril 1895. Toutefois, une question de priorité s'étant élevée au nom de M. Trumpp, j'ai recherché la publication de ce savant, dont je donne ici la traduction (1).

TRUMPP. — *Note sur la technique de l'Intubation.*
Münchener Medicinische Wochenschrift. **28 avril 1897.**

Les auteurs ne se sont pas encore accordés sur le procédé à employer pour pratiquer l'extubation : faut-il la pratiquer au moyen du fil qu'on laisse en place pendant le séjour du tube et qu'on fixe à la joue de l'enfant ou bien au moyen de l'extracteur ?

L'une et l'autre de ces deux méthodes expose à des incidents fâcheux : en effet, si on laisse le fil à demeure, on est obligé surtout chez les enfants remuants de les immobiliser au moyen d'un ligottage, car ils font tous leurs efforts pour arracher ce corps étranger qui les gêne et les irrite. De plus, le fil produit souvent des ulcérations du coin de la bouche, et inconvénient encore plus grave, le plus grave même probablement. Comme l'a déjà démontré Wiederhoffer à la 66e réunion de la Société des naturalistes et médecins allemands, le fil entrave plus ou moins les mouvements du tube placé dans le larynx et peut, ainsi, contribuer à provoquer une irritation laryngée et des lésions de décubitus.

En raison de ces considérations on en est revenu aujourd'hui dans beau-

(1) J'adresse mes respectueux remerciements à M. le Professeur Escherich, qui a eu la bonté de me procurer la communication de M. Trumpp.

coup de cliniques d'Autriche et d'Allemagne à l'extubation au moyen de l'extracteur. Mais, ce procédé exige la surveillance continuelle d'un médecin, car les malades sont en danger de mort s'il se produit une obstruction du tube par les membranes ; on ne pourrait donc la mettre en pratique dans la clientèle privée et particulièrement dans la clientèle rurale. De plus l'extubation au moyen de l'extracteur demande une habileté personnelle plus grande encore que l'introduction même du tube ; elle suppose un grand calme et une grande sûreté de main, car si on l'exécute maladroitement on peut déterminer avec les branches pointues de l'extracteur des blessures laryngées graves.

Le médecin le plus habile peut même se trouver embarrassé pour extraire un tube au moyen de l'instrument : si le tube est de faible calibre on peut le faire pénétrer profondément dans le larynx jusqu'au niveau même des cordes vocales inférieures. Dans ces conditions, il devient très difficile d'introduire l'extracteur dans le tube et il est à craindre que l'on ne fasse pénétrer le tube dans l'intérieur du larynx.

C'est à l'un de ces cas malheureux que notre nouvelle méthode d'extubation doit sa découverte. Dans le cours d'une extubation que nous pratiquions *au commencement de cette année*, on trouva le tube à une profondeur absolument normale dans le larynx ; pour comble de malheur l'extracteur fonctionnait mal et, plus on faisait d'effort pour extraire le tube plus celui-ci s'enfonçait en même temps qu'il tournait sur son axe, de sorte que nous pensâmes que nous serions obligés d'avoir recours à la trachéotomie.

Dans cette situation critique je me rappelai cette parole de mon maître le Pr Escherich « qu'il croyait l'extubation possible au moyen d'une simple pression de la main sur le larynx ». Je suivis immédiatement le conseil de mon maître, et je fis une légère pression à la partie inférieure du tube ; l'enfant toussa et mes collègues eurent l'étonnement et la joie de me voir au même moment retirer le tube d'entre les dents de l'enfant.

Pour nous convaincre de la valeur de notre nouvelle méthode nous avons fait à dater de cette époque toutes les extubations par le procédé de l'expression et nous n'avons jamais eu d'insuccès.

Cette opération se fait de la façon suivante : le médecin se place devant l'enfant qui est tenu droit sur les genoux de l'infirmière (l'expression est plus difficile si on se place derrière l'enfant), on place un pouce, ou les deux pouces, sur la trachée pendant que les autres doigts prennent un point d'appui sur le cou. On sent souvent l'extrémité du tube à travers la trachée ; on opère alors une pression moyenne d'avant en arrière ; il se produit en conséquence des mouvements de strangulation et des efforts de vomissement qui font remonter le tube dans la cavité buccale où l'enfant effrayé le retient avec sa langue ou ses dents.

Si l'excitation est particulièrement forte le tube peut être expulsé hors de la bouche.

Cette méthode de l'expression n'a encore jamais eu d'inconvénients, et nous ne pouvons pas imaginer quels seraient ces inconvénients du moment qu'on la pratique d'une façon rationnelle et douce. Les avantages de cette méthode comparée aux autres sautent aux yeux et nous n'insistons pas pour la recommander à nos collègues.

M. Trumpp a donc reconnu, en 1897, l'importance de l'extraction digitale des tubes, comme je l'avais fait le premier en 1895 ; encore son procédé ne dispense-t-il pas absolument d'aides et d'ouvre-bouche ; il rappelle ce qu'on a appelé parfois, l'*expression* des tubes, d'origine américaine, opération qui n'a jamais été mise en pratique, puisque O'Dwyer n'en a jamais parlé.

PARTIE SÉMÉIOLOGIQUE

LE SIGNE DU STERNO-MASTOIDIEN (1)

A quel moment faut-il opérer un croup, et quels sont les signes cliniques qui permettent de fixer le moment opportun d'une intervention, soit un tubage ou une trachéotomie ?

La réponse à cette question semble de prime abord simple et facile : « Il faut opérer un croup, lorsque malgré une application régulière de la sérothérapie, l'asphyxie laryngée fait de rapides progrès et peut faire craindre une issue fatale ».

Voilà une doctrine générale qui se comprend et dont l'application semble des plus nettes. En est-il de même en pratique ? Ce moment où l'asphyxie va devenir mortelle se jugera-t-il sans peine ? Le diagnostic de la sténose laryngée pure, justiciable de l'intervention chirurgicale peut-il se faire de par des signes cliniques précis, évidents, bien établis, constants, dans la généralité des cas ?

Même si nous supposons qu'il soit aisé de faire la part stricte à la sténose laryngée dans un cas de croup quelconque, possédons-nous un ensemble de notions cliniques suffisantes pour nous permettre d'évaluer l'intensité réelle de l'obstruction laryngée, et pour déterminer l'action ou l'abstention.

Bien plus, en supposant même que ce diagnostic différentiel

---

(1) R. Bayeux. *Sur un nouveau signe clinique permettant de prévoir l'urgence prochaine de l'intervention chirurgicale dans le croup.* Communication au Congrès nternational de Moscou, le 21 août 1897.

et positif s'impose, n'y a-t-il pas lieu de pousser plus loin l'investigation clinique et de chercher à prévoir si, l'action moyenne du sérum antidiphtérique étant bien connue quant au nombre d'heures de son action locale et totale, tel ou tel croup pourra guérir de par le sérum seul ou nécessitera une intervention mécanique surajoutée, que cette intervention soit d'ailleurs une trachéotomie ou un tubage ?

Enfin, en admettant même que la clinique nous fournisse, à l'heure actuelle, des données suffisantes pour répondre à ces diverses questions connexes, n'y a-t-il pas lieu de s'inquiéter un peu des conditions particulièrement délicates et complexes dans lesquelles se trouvent la grande majorité des praticiens, en face de leur clientèle civile, et de rechercher dans quelles limites les règles que fixent les classiques, d'après des observations d'hôpital, sont applicables à la médecine courante journalière, de façon à faire cesser les doutes, les tergiversations et les angoisses qui assiègent les praticiens dans un grand nombre de cas de croup, lorsqu'il s'agit de savoir si la sécurité est permise en face d'un croup injecté, ou s'il faut, au contraire, se tenir prêt à surajouter à l'injection un tubage ou même une trachéotomie ?

Parmi les discussions que provoqua l'application de la trachéotomie en France soutenue pendant plus de 26 ans, par la grande autorité de Trousseau, une des plus émouvantes fut celle que suscitèrent, à la fin de l'année 1858, deux communications de Malgaigne et de Bouchut au sujet de cette question.

Bouchut avait dressé une statistique tendant à démontrer que la mortalité du croup avait augmenté depuis quelques années en proportion du nombre des trachéotomies pratiquées. Malgaigne prenant la question par un autre côté avait déclaré à l'Académie de Médecine que les heureux résultats de cette opération étaient illusoires, en ce sens, que nombre d'enfants étaient opérés sans nécessité absolue, ou, tout au moins, sans que l'asphyxie fût imminente.

Bouvier, médecin de l'hôpital des Enfants, protesta hautement dans la séance de l'Académie de Médecine du 18 janvier 1859, en son nom, au nom de ses collègues de cet hôpital, et surtout au nom des internes en médecine, contre l'assertion de Malgaigne. Il vint lire à l'Académie quatorze lettres qui lui avaient été adressées par les médecins et les internes de l'hôpital en réponse à cette question : « Dans quelles conditions ils avaient l'habitude d'opérer les croups, et quel était l'enseignement de M. Trousseau à cet égard ? »

Voici le compte rendu de cette séance célèbre : elle montre quel degré d'acuité avaient atteint les controverses sur le croup, à cette époque, qui date de quarante ans.

DE LA TRACHÉOTOMIE DANS LE CROUP

Par M. Bouvier, Médecin de l'Hôpital des Enfants.

Messieurs,

Il y a, dans le dernier discours de mon honorable collègue M. Malgaigne, des parties auxquelles pour toute réponse j'appliquerai ces paroles de l'orateur romain : « Est hominibus facetis et dicacibus difficillimum habere hominum rationen et temporum, et ea quae occurrant, quum salsissimè dici possint, tenere. » « Il est bien difficile aux esprits naturellement plaisants et railleurs d'avoir égard aux personnes et aux circonstances et de retenir un trait facétieux, lorsqu'il se présente à eux. »

J'entre en matière :

Je suis heureux d'abord de constater que, sur un point, le chiffre brut de notre statistique de l'hôpital, le différend est à peu près terminé. M. Malgaigne nous accorde 112 guérisons, juste le chiffre de M. Guersant ; je dirai seulement que j'ai revu les registres de M. Guersant et que j'y ai retrouvé 4 guérisons omises dans son relevé ; cela fait donc 116. M. Malgaigne a expliqué lui-même pourquoi les registres de l'administration donnent 133 ; c'est qu'il ne distingue pas assez exactement les guérisons des sorties. MM. Roger et Sée ont adopté le chiffre de 126 ; ce n'est pas comme moyen terme et sans aucune critique, ainsi que M. Malgaigne l'a prétendu, c'est après un examen approfondi, c'est en mettant à profit un moyen de contrôle qui leur était fourni par les observations des thèses, que MM. Roger et Sée ont été conduits à ce chiffre. Ils ont dix guérisons de plus que M. Guersant. Pourquoi cela ? Parce qu'ils ont cru devoir porter des cas d'opérés guéris du croup et morts d'autres affections, plus un cas de seconde opération chez un enfant sauvé deux mois auparavant par une première trachéotomie.

Écartons ces dix cas, soit ; il restera toujours 116 guérisons, c'est-à-dire 24 à 25 sur 100 malades au lieu de 26 à 27, proportion indiquée par MM. Roger et Sée. Je dirai, avec M. Malgaigne, que cette différence importe assez peu.

Mais M. Malgaigne fait à notre statistique un autre reproche. Suivant lui, ce sont des cas de croup opérés sans nécessité qui grossissent le chiffre de nos guérisons : on n'a pas les mêmes succès en ville, parce qu'on n'a pas ses coudées franches, parce qu'on n'y est pas libre d'opérer des croups qui n'en ont pas besoin. Ceci est grave, mais poursuivons. Si nous avons à l'hôpital des Enfants plus de guérisons depuis 1850, cela ne dépend pas, suivant M. Malgaigne, des perfectionnements consécutifs : c'est parce que M. Trousseau nous a apporté une idée, l'idée d'opérer, sans aucun traitement préalable, dès que l'existence du croup est constatée. M. Trousseau en dépit des autres chefs de service, qui ne partageaient pas son idée, aurait amené les internes à la mettre en pratique. Ceci est une petite découverte faite par M. Malgaigne dans les loisirs de l'indisposition, grâce à Dieu passagère, qui l'a, un moment, éloigné de nous.

Ce n'est pas tout : M. Trousseau a quitté notre hôpital à la fin de 1852 et justement nous avons eu moins de guérisons en 1853 : voyez, dit M. Malgaigne, c'est que l'idée avait quitté l'hôpital des Enfants : cependant elle ne l'avait pas complètement quitté : notre collègue en convient : c'est pour cela apparemment que nous avons eu les mêmes guérisons en 1854 et 1855 qu'en 1852, que nous en avons eu autant en 1856 qu'en 1850. M. Malgaigne admet même que l'idée se trouvait encore à notre hôpital en 1858, puisqu'il nous apprend qu'il l'en a bannie dans les derniers mois de l'année, sans doute à jamais ! Oui, Messieurs, vous ne vous en seriez pas douté, l'idée de M. Trousseau venue avec lui à l'hôpital des Enfants, partie avec lui en 1852, vient de nouveau d'être chassée par les paroles de M. Malgaigne : c'est une révolution, nous a-t-il dit, et il s'en applaudit. « Le drapeau de M. Trousseau est déchiré, il traîne dans la poussière ».

Est-ce que tout cela est sérieux ? est-ce donc ainsi qu'on écrit l'histoire ? Les beaux travaux de M. Malgaigne sur les temps hippocratiques, sur le siècle d'A. Paré, nous avaient habitués à lui voir comprendre d'une toute autre façon l'histoire de la chirurgie.

Faut-il répéter ce qui a été dit des statistiques de la ville ? Faut-il remettre sous vos yeux les documents produits par M. Trousseau ? Non assurément. Vous êtes aujourd'hui convaincus aussi bien que moi, que toutes conditions égales d'ailleurs, la trachéotomie dans le croup, réussit encore mieux en ville qu'à l'hôpital. Que faisait-on à l'hôpital des Enfants dans le cas de croup en 1850, 1851, 1852, dans ces années qu'a signalées le triomphe de l'idée de M. Trousseau, de cette idée, vous savez, d'opérer tout croup dûment constaté ? Ce qu'on y faisait, vous allez l'apprendre des chefs de service, des internes d'alors, comme vous avez appris des internes, des chefs de service d'hier ce qu'on y faisait en 1858.

Voici un nouveau faisceau : ce sont quatorze lettres en réponse aux questions que j'ai adressées à leurs auteurs. Je ne les lirai pas toutes intégralement, je me bornerai pour la plupart à en extraire les passages les plus essentiels.

Lettre de M. Guersant

« J'ai lu avec surprise dans le discours de M. Malgaigne que, lorsque nous avions l'avantage d'avoir pour collègue à l'hôpital des Enfants M. le Pr Trousseau, les succès dans la trachéotomie n'étaient dus qu'à ce que M. Trousseau enseignait d'opérer dès que le croup était constaté et avant l'emploi de tout traitement médical. Je n'ai jamais entendu M. Trousseau tenir ce langage : jamais je ne l'ai vu pratiquer une opération sans avoir épuisé les moyens médicaux : jamais, ni lui, ni aucun de nos collègues de l'hôpital, ni moi, n'avons eu d'opinion différente à ce sujet. M. Trousseau a toujours conseillé et comme lui j'ai toujours enseigné aux internes de ne pratiquer l'opération que lorsque l'étouffement était continu, et autant que possible avant l'asphyxie. Malheureusement vous le savez comme moi on amène rarement les enfants au début du croup : c'est presque toujours lorsqu'on a épuisé tous les moyens médicaux en ville qu'ils sont adressés à l'hôpital et ils sont presque tous tellement affaiblis et tellement près de succomber que, dans la plupart des cas, il n'y a plus autre chose à faire qu'à les opérer de suite.

« J'ajouterai que c'est depuis que nous n'écouvillons plus la trachée-artère et que nous ne portons plus de solutions caustiques dans l'appareil respiratoire que nous avons plus de succès. Enfin je dois dire que les soins consécutifs minutieux, conseillés par Trousseau, contribuent, comme cela a lieu d'ailleurs dans toutes les opérations, aux bons résultats que nous obtenons.

« M. Malgaigne a prétendu que j'étais en opposition avec vous relativement au moment où il convient d'opérer : comme vous je suis convaincu qu'il y a opportunité de pratiquer l'opération (toutes les fois qu'on le peut) avant que l'asphyxie ne soit avancée : je n'ai pas voulu dire autre chose dans le rapport que j'ai fait dernièrement à la Société de Chirurgie. »

Lettre de M. Blache

« J'ai écrit à M. Malgaigne, à propos de la question engagée actuellement à l'Académie, que depuis treize ans que je suis médecin de l'hôpital des Enfants, jamais je n'ai permis de faire la trachéotomie qu'alors que le traitement médical ayant été en quelque sorte épuisé, les accès de suffocation se répétaient assez pour faire craindre l'asphyxie et la mort prochaine. »

C'est là-dessus que M. Malgaigne a jugé M. Blache entièrement opposé aux indications établies par M. Trousseau.

Lettre de M. Bouley

« Ayant été chargé pendant plusieurs années consécutives du service de M. Baudelocque, à l'hôpital des Enfants, je puis vous certifier que durant cet intervalle de temps je n'ai jamais vu ou fait pratiquer l'opération de la trachéotomie que dans les cas de croup confirmé quand la marche et les symptômes de la maladie annonçaient un danger prochain pour la vie. Ces opérations, pour la plupart, ont été faites par M. Guersant et lorsque, par exception et vu l'urgence, elles l'ont été par les internes de service, ç'a été dans les mêmes circonstances. Enfin et quel qu'ait été le résultat, je ne me rappelle pas un seul cas où nous ayons eu à regretter d'avoir eu recours à cette dernière ressource. »

Lettre de M. le Dr Labric, interne de 1850

« D'après l'enseignement qui nous fut donné en 1850, à l'hôpital des Enfants Malades, voici quelle était la règle établie :

« A l'arrivée d'un croup, un traitement médical était tout d'abord institué, fondé sur les vomitifs, puis sur le traitement de Miquel (alun et calomel), quand ce traitement n'amenait point d'amélioration et qu'il y avait des signes d'asphyxie non équivoques, alors seulement on avait recours à l'opération. »

Lettre de M. le Dr Beauvais, interne de 1850

« ... La visite de M. Bouley, qui finissait tard, ne m'a pas permis de suivre l'enseignement de M. Trousseau. Cependant... je ne crois pas que M. Trousseau fît une règle de trachéotomiser les croups dès que l'existence des fausses membranes dans le larynx était constatée : mais il conseillait d'opérer de bonne heure, de ne pas attendre la période asphyxique, sous peine de compromettre le succès de l'opération...

Les internes, mes collègues de 1850, et moi, n'avons jamais opéré que dans le cas d'asphyxie imminente, jamais qu'à la dernière extrémité, lorsque le malade ne nous paraissait plus avoir une demi-heure à vivre.

« Le traitement opposé au croup était. vomitifs, sangsues, dans certains cas, appliquées loin du cou, purgatifs, onguent mercuriel, cautérisation, à l'aide du nitrate d'argent, des fausses membranes accessibles, alun et calo mel 0,10, alternativement toutes les deux heures (Miquel)... »

Lettre de M. le Dr Sainet, interne de 1850

« ...L'impression que j'ai gardée de quelques opérations que M. Trous seau a faites pendant mon internat à l'hôpital des Enfants, est qu'il agissait dès qu'il était sûr de son diagnostic, sans attendre que la maladie arrivât à une période très avancée...

« Quant à nous, nous n'avons jamais suivi cette règle. Nous avions recours d'abord aux vomitifs répétés, aux révulsifs, aux cautérisations, etc., et ce n'était que quand nous ne pouvions rien espérer de tous ces moyens, quand l'asphyxie était imminente, que nous nous décidions à l'opération... »

Lettre de M. le Dr Gondoin, interne de 1850

« ... 1° M. Trousseau n'enseignait pas qu'on devait pratiquer la trachéotomie aussitôt l'existence du croup constatée ;

2° On opérait le plus tard possible, c'est-à-dire après constatation évidente de l'inutilité des moyens médicaux et en présence de l'asphyxie menaçante... »

Lettre de M. le Dr Dufour, interne de 1851

« ...Jamais, je puis l'assurer, je n'ai entendu dire à M. Trousseau que la trachéotomie devait être pratiquée aussitôt les signes certains du croup, les fausses membranes constatées. Il nous exhortait seulement à ne pas abandonner cette dernière chance de salut quand toute autre avait disparu et à ne pas trop différer si tout autre moyen était reconnu impuissant à dissiper l'asphyxie imminente...

« Les malades étaient soumis à une médication et à une expectation d'une à plusieurs heures, selon les cas, pour juger par nous-mêmes de l'intensité et de l'aggravation des symptômes.

« L'indication principale de la trachéotomie se tirait de la fréquence des accès de suffocation, de leur forme, qui trahit une impuissance absolue de faire pénétrer l'air dans la poitrine : l'inspiration est aphone, le creux épigastrique se creuse profondément à chaque inspiration et le murmure vésiculaire fait défaut à l'auscultation. Voilà des signes qui nous paraissent suffisants quand ils avaient été précédés de médications restées jusque-là sans succès, du moins durable.

« Enfin, pour corroborer ma réponse, permettez-moi de vous citer deux faits qui me sont personnels sur ce sujet. Le peu d'expérience que j'ai pu acquérir sur cette maladie, je le tiens de mon année d'internat de 1851, et vous verrez par les faits suivants que j'avais appris à attendre avant de porter le couteau sur la trachée... » (Suivent deux observations de croups graves guéris sans opération.)

Lettre de M. le Dr Becquet, interne de 1851

« ...Mes collègues et moi, nous nous conformions de notre mieux aux préceptes que, bien souvent, M. Trousseau avait développés à sa clinique.

« Nous tenions compte surtout de deux indications principales : n'opérer que dans les cas de croups confirmés ; opérer quand existaient des phénomènes manifestes d'asphyxie...

« Lorsque ces deux indications étaient établies, nous n'attendions plus et nous opérions aussitôt. Voici les raisons qui nous engageaient à opérer sans retard : Nous avions appris de nos maîtres et nous savions par la pratique désastreuse de l'hôpital pendant les années antérieures à 1849, qu'on ne doit avoir qu'une foi médiocre dans le traitement médical du croup.

« En pratiquant la trachéotomie nous nous proposions d'augmenter les chances qu'avait l'enfant de vivre jusqu'à ce que la maladie eût atteint son terme : et en la pratiquant de bonne heure de lui épargner cette lutte contre l'asphyxie, dans laquelle il épuise ses forces... Je vous ai dit, Monsieur, que nous opérions sans retard quand le croup était confirmé et que l'asphyxie commençait ; mais nous nous abstenions aussi longtemps que possible, lorsque les signes confirmatifs manquaient. J'ai encore le souvenir d'un enfant qui devait être âgé de deux à cinq ans... qui me tint toute une journée hésitant entre la crainte de le laisser mourir asphyxié ou de faire une opération condamnable : le soir les accidents se calmèrent ; le lendemain il avait une éruption de rougeole. Je puis affirmer qu'aucun de nous n'a commis la faute que j'aurais pu commettre par trop de précipitation. »

Lettre de M. le Dr Caillault, interne de 1851

« Pendant les trois années que j'ai été attaché à l'hôpital des Enfants, c'est-à-dire en 1847, 1849 et 1851, la manière d'envisager la trachéotomie a singulièrement varié. Ainsi, en 1847, l'intervention chirurgicale était sévèrement proscrite dans le croup : il était alors reçu dans les traditions de l'hôpital que, depuis une vingtaine d'années, la trachéotomie n'avait pas donné un seul résultat heureux.

« Néanmoins à cette époque, j'avais assisté, pendant mon internat à l'hôpital de Tours, à des opérations de trachéotomies dont l'une, pratiquée par les docteurs Thomas et Charcellay dans un cas de croup, avait été suivi de succès.

« En 1849, mon chef de service, M. Bouley, sachant que M. le Pr Trousseau, nouvellement installé à l'hôpital des Enfants, avait obtenu une guérison, me recommanda d'étudier attentivement les procédés opératoires et les soins consécutifs, afin de pouvoir les imiter soigneusement. Or dans le cours de cette année 1849, huit trachéotomie furent faites dans le service de M. Bouley. Un seul cas fut suivi de guérison... La principale indication de la trachéotomie était alors une asphyxie très avancée. Aussi les huit opérations furent-elles pratiquées *in extremis*.

« En 1851 les choses étaient un peu changées. M. le Pr Trousseau conseillait de ne pas laisser prolonger aussi longtemps l'asphyxie pour se décider à l'opération... Même à cette dernière époque nous avions pour règle, mes collègues et moi, de n'opérer qu'après que la dipthtérite laryngée avait été dûment confirmée et quand la mort nous paraissait imminente par un commencement d'asphyxie... »

Lettre de M. le Dr Archambault, interne de 1852

« En 1852, M. Trousseau enseignait qu'il fallait recourir à la trachéotomie quand, chez un enfant qui avait eu ou avait encore l'angine couenneuse, on constatait les symptômes suivants : toux et voix éteintes, accompagnées d'une dyspnée très considérable, constante, et d'accès violents de suffocation intermittents. Dans ce cas seulement, M. Trousseau enseignait d'opérer dès que le croup était constaté... Ce moment où le croup est définitivement constaté répond précisément à ce qu'on désigne, sans pouvoir bien la limiter, sous le nom de deuxième période ou période moyenne du croup.

« Les internes de l'hôpital des Enfants, en 1852, suivaient le précepte de M. Trousseau ainsi compris, et n'opéraient que quand les symptômes précédents avaient été suffisamment observés, c'est-à-dire quand ils avaient été observés à plusieurs intervalles, ce qui plaçait l'opération juste en pleine période asphyxique. Mais avant de recourir au bistouri, ils soumettaient les enfants à des médications qui pouvaient varier un peu, mais qui se résumaient généralement dans un traitement local contre l'angine et l'administration des vomitifs... Je n'ai pas vu opérer un enfant qui n'eût été traité souvent trop et toujours assez pour montrer l'inefficacité des remèdes... »

M. Archambault a suivi depuis son internat ces errements de l'hôpital des Enfants : il m'a dit avoir pratiqué actuellement la trachéotomie 24 fois en ville, et avoir guéri 10 malades.

Lettre de M. le Dr Axenfeld, interne de 1852

« 1° En 1852, dans une série de leçons que j'ai présentes à la mémoire, comme si je les avais recueillies hier, M. Trousseau enseignait que la trachéotomie était la ressource suprême dans le traitement du croup, qu'elle était indiquée non par cela seul que l'on a constaté l'existence de cette maladie, mais en raison de tels accidents déterminés par les fausses membranes laryngiennes : que toutefois il ne fallait pas attendre pour opérer, que l'hématose eût été troublée au point de ne pouvoir plus être rétablie...

« 2° Quant à la deuxième question (j'hésite presque à y répondre tant je m'étonne qu'elle ait pu être soulevée), j'affirme qu'aucun des internes de 1852 n'a opéré un croup parce que c'était un croup, et que ce n'est pas dans le nom de la maladie, mais dans la nature des accidents observés, que nous puisions constamment l'indication de la trachéotomie.

« 3° Dans bien des cas, cette indication était de celles qui ne se discutent pas : lorsque les enfants étaient apportés mourants, l'interne de garde ou celui de la salle se faisant aider par la religieuse et sans même attendre quelquefois ses collègues, se hâtait d'ouvrir la trachée pour n'avoir pas à opérer quelques instants plus tard sur un cadavre.

« Dans tous les autres cas, nous attendions, pour procéder à la trachéotomie, que l'opération fût devenue urgente, c'est-à-dire qu'en dépit du traitement mis en usage, la dyspnée eût acquis ce degré de violence et de continuité qui est le commencement de la suffocation. »

Lettre de M. le Dr Duchaussoy, interne de 1852

« En 1852, loin d'enseigner que l'existence seule du croup indiquait la trachéotomie, MM. Trousseau et Guersant recommandaient de n'user de cette opération que pour combattre l'un des accidents du croup, l'asphyxie. Les enfants n'étaient opérés que quand il était démontré que les médications internes étaient infructueuses et que la période d'asphyxie avait bien commencé...

« A quel signe reconnaissait-on qu'il était urgent de livrer passage à l'air? Voici la réponse extraite des observations que j'ai recueillies alors :

« L'enfant a la face pâle, la respiration fréquente, suspirieuse : chaque inspiration est accompagnée d'un sifflement laryngé et d'une dépression manifeste à la région épigastrique : aphonie complète... La percussion dénote dans toute la poitrine une sonorité normale, mais l'auscultation fait constater presque partout l'absence du murmure vésiculaire : pouls très fréquent et très faible, difficile à compter, etc...

« On faisait un traitement avant l'opération et, plusieurs fois même, il est arrivé que le traitement a suffi pour la guérison... »

Lettre de M. le Dr Moynier, interne de 1852

« M. Trousseau nous enseignait ceci : Toutes les fois que le mal ayant commencé par le pharynx et de là s'étant étendu au larynx, l'on est certain de l'existence d'un vrai croup et de fausses membranes dans le larynx, il faut opérer lorsque l'on trouve les signes suivants : toux très rare, ordinairement éteinte, respiration sifflante, oppression constante, orthopnée revenant par accès.

« Mais avant la trachéotomie, lorsque les malades n'arrivaient pas à l'hôpital dans le dernier degré de l'asphyxie et juste à temps pour être opérés, nous avions recours aux vomitifs, aux insufflations d'alun, aux cautérisations au nitrate d'argent, etc... »

Ces témoignages, vous le voyez, sont unanimes : tous déposent contre les assertions de mon honorable collègue M. Malgaigne. Tous montrent que la trachéotomie était pratiquée à l'hôpital des Enfants en 1850, 1851, 1852, dans les mêmes circonstances et sur les mêmes indications qu'en 1858. Ces indications sont posées de la même manière et presque dans les mêmes termes, par ces lettres individuelles et par la lettre collective des internes de 1858.

Maintenant, qu'importe que M. Trousseau ait imprimé en 1834 qu'il faut opérer le plus tôt possible, qu'il faut opérer dès que le croup membraneux est constaté ! D'abord, ce n'est pas sur ces deux mots qu'il faudrait juger de la pensée de M. Trousseau : il faudrait citer tout ce qui précède, il faudrait voir l'enchaînement d'idées qui l'a amené à formuler cette conclusion dans un mémoire ayant pour titre : De la Trachéotomie dans la période extrême du croup. Puis M. Malgaigne est-il donc si sûr qu'en 1849, à 15 ans de date, les idées de son collègue de la Faculté ne s'étaient pas modifiées ? M. Hayault, élève à l'hôpital des Enfants en 1849, dit dans sa thèse ceci : « Quand faut-il opérer ? Autrefois M. Trousseau disait : le plus tôt possible... Aujourd'hui M. le Pr Trousseau est revenu à l'avis de ceux qu'il combattait en 1834... Ce praticien continue d'être très heureux dans ses opérations, même depuis l'époque où il opère aussi, lui, *le plus tard possible*... depuis qu'il conseille d'opérer *le plus tard possible*... »

A la vérité Letixerant, en 1852, dit que M. Trousseau pensait alors comme en 1834, mais on a vu tout à l'heure les collègues de Letixerant s'exprimer un peu différemment.

Ainsi, l'idée dont M. Malgaigne vous a parlé n'existait, à l'hôpital des Enfants, ni dans la personne de M. Trousseau ni dans l'esprit des internes ; elle existait uniquement dans la pensée de l'un d'entre eux ; encore n'y était-elle qu'à l'état de théorie sans application pratique. Letixerant en effet ne fit en 1850 que trois trachéotomies.

Dans l'une il y avait asphyxie avancée ; une seconde fut prescrite par M. Guersant et pratiquée sous ses yeux ; dans la troisième que Letixerant rapporte à la deuxième période, les lèvres étaient violacées et la suffocation si violente que la religieuse se hâta de tout préparer pour l'opération en attendant l'arrivée de l'interne. En 1851, Letixerant n'était plus à l'hôpital des Enfants : les observations de cette année qu'il a publiées lui ont été communiquées par ses collègues.

Ne croyez pas d'ailleurs qu'il fût alors aussi facile, que M. Malgaigne veut bien le dire, de pratiquer à notre hôpital les trachéotomies prématurées.

L'administration prévoyante, en permettant aux internes de faire l'opération, avait pris de sages mesures pour en prévenir l'abus. Il était prescrit au Directeur d'envoyer chercher M. Guersant toutes les fois que le cas n'était pas urgent.

M. Chaumont, directeur à cette époque, se rendait le plus souvent auprès du malade et ne donnait l'autorisation d'opérer immédiatement que lorsque les internes présents déclaraient qu'il y aurait danger pour l'enfant à attendre le chirurgien de l'hôpital.

Les familles elles-mêmes étaient consultées toutes les fois que cela se pouvait.

Mais les observations de Letixerant, dit M. Malgaigne ! M. Sée n'est-il pas convenu lui-même qu'il y en a jusqu'à quatre où l'indication d'opérer n'est pas clairement démontrée ? N'en trouve-t-on pas seize dans lesquelles il y avait peu ou pas d'asphyxie, à peine une légère dyspnée ?

A peine une légère dyspnée ! Si je n'avais écrit ces mots au moment où mon honorable collègue les prononçait, je n'y croirais pas.

M. Malgaigne. — Je n'ai pas dit cela.

M. Bouvier. — Je repète que j'ai recueilli ces paroles de M. Malgaigne au moment même où elles sortaient de sa bouche, mais puisqu'il les récuse, je n'insiste pas. Voyons du moins si l'état de la respiration, chez ces seize malades, prouve qu'ils avaient peu ou qu'ils n'avaient pas d'asphyxie.

Observation n° I. — Accès de suffocation qui se renouvellent d'un instant à l'autre : M. Guersant opère.

N° IV. — Le jour où MM. Bouley et Guersant se décident à opérer, respiration évidemment plus pénible, la moindre émotion cause une anxiété considérable.

N° XVII. — Oppression croissante, accès de suffocation, anxiété de plus en plus grande : M. Guersant fait opérer sous ses yeux.

N° XVIII. — Respiration anxieuse, deux violents accès de suffocation coup sur coup.

N° XXII. — Accès de suffocation, commencement d'asphyxie. MM. Trousseau et Guersant sont d'avis d'opérer.

N° XXIV. — Dyspnée extrême.

N° XXV. — Plusieurs accès de suffocation, respiration fréquente et trachéale. Il s'agit d'un pauvre enfant de 17 mois.

N° XXVI. — L'état de la respiration n'est pas indiqué. M. Malgaigne pourra en conclure qu'il n'y avait qu'une légère dyspnée : moi j'en conclus que l'observation est incomplète, que par conséquent elle ne prouve rien.

N° XXX. — Dyspnée intense.

N° XXXVII. — Pas de détails, mais M. Rombeau, interne, ayant opéré dans la crainte que l'asphyxie ne se prononçât d'avantage, cela doit faire supposer qu'il y avait au moins commencement d'asphyxie.

N° XXXVIII. — La suffocation ne permettait plus d'attendre.

N° XLI. — Dyspnée, asphyxie commençante.

N° XLIII. — Accès de suffocation.

N° XLVII. — Dyspnée croissante, quelques accès de suffocation.

N° XV. — J'ai réservé ce n° parce qu'il constitue une erreur matérielle dans la thèse de Letixerant. Ses souvenirs l'ont trompé. M. Labric qui a opéré l'enfant et qui, seul, a recueilli l'opération, m'en a remis un extrait. On y voit qu'il s'agit d'un croup en pleine asphyxie. Combien y a-t-il ic de cas sans suffocation ... sans asphyxie aucune?

On trouve, vous a dit notre collègue, dans les observations de Letixerant, et aussi dans celles de M. Millard, des trachéotomies faites sans indication suffisante. Il faudrait dire sans indication suffisamment détaillée. Les auteurs, en effet, ne s'attendaient guère à ce qui arrive et ne croyaient nullement avoir besoin de justifier les opérateurs. M. Millard a fourni ailleurs ses suppléments de lumière qu'on lui reprochait de n'avoir pas donnés. Letixerant, lui, n'est plus là pour répondre, mais ses chefs et ses collègues, qui ont opéré les sujets de ses opérations, vous ont parlé pour lui, vous les croirez plutôt que des interprètes qui n'ont point vu les faits.

Je n'ai examiné tout à l'heure que 15 observations : la seizième, le n° 11 de Letixerant a joué un grand rôle dans l'argumentation de M. Malgaigne : il l'a appelée le coup d'éclat de M. Trousseau ; il a converti les internes à l'idée de l'opération prématurée.

Avant d'être publiée par Letixerant, cette observation l'avait été par M. Trousseau lui-même dans un long mémoire que M. Malgaigne a lu... peut-être, et qui a paru dans l'*Union Médicale* en 1851. Or, ni dans l'exposé du fait particulier dont il s'agit, ni dans tout le reste du travail, M. Trousseau ne fait la moindre allusion à l'idée que M. Malgaigne lui prête, et c'était en 1851 ! Ce mémoire contient 18 observations de trachéotomie, dont 16 pratiquées en ville, 3 opérations seulement ont été faites dans la période d'asphyxie commençante, tous les autres enfants ont été opérés dans un état d'asphyxie avancée. Dans les trois cas où il a opéré plus tôt, M. Trousseau explique sa conduite, la justifie, l'excuse pour ainsi dire, sans chercher le moins du monde à l'ériger en principe. On lit en particulier, dans l'observation citée par M. Malgaigne.

« M. Trousseau ne se dissimule pas que l'on ne puisse attendre quelques heures. Cependant redoutant les lenteurs qui pourront suivre l'appel du chirurgien de l'hôpital pendant la journée, il prend la résolution d'opérer. » Y a-t-il là rien qui ressemble à une doctrine préconçue, à du prosélytisme?

Ce que M. Trousseau a prêché, ce qu'il a fini par persuader non seulement aux internes, mais encore aux chefs de service, c'est de ne pas trop attendre, c'est quand on le peut d'opérer avant une asphyxie trop avancée, d'opérer aussitôt que, les ressources médicales étant épuisées, ou n'ayant plus aucune chance de succès, les symptômes font juger la trachéotomie indispensable. Voilà où il y a eu quelquefois lutte, voilà où il y a eu des conversions.

La dernière de ces conversions n'est pas la moins glorieuse, c'est celle de M. Malgaigne lui-même : « Dès qu'il y a des fausses membranes dans le larynx, tenter d'abord les autres moyens de traitement et quand ils sont reconnus impuissants, alors, mais seulement alors, opérer le plus tôt possible. » Telle est la règle retracée dans la lettre adressée à l'Académie par notre honorable collègue, le 7 décembre 1858. Nous commençons à nous entendre : car, de notre côté, nous n'avons jamais dit autre chose : il faut seulement ajouter avec Letixerant, qui cette fois est dans le vrai : « Évitez qu'une trop grande confiance dans les moyens médicaux ne fasse perdre un temps précieux pour la trachéotomie. »

M. Bretonneau, que M. Trousseau, et d'après lui M. Malgaigne. ont cru partisan de l'opération tardive, a au contraire parfaitement senti les avantages de la trachéotomie, non prématurée mais hâtive, mais opportune, suivant la juste expression de M. Barth. Déjà en 1839, notre éminent collègue, M. Velpeau, imbu des principes de l'école de Tours, a dit dans sa médecine opératoire, qu'on se décidait trop tard à l'opération, et qu'il fallait trop de soins consécutifs, pour qu'elle réussît à tout le monde comme à MM. Bretonneau et Trousseau. Aujourd'hui tout le monde peut y réussir.

Mais laissez-moi vous citer les propres paroles de M. Bretonneau, paroles trop oubliées peut-être.

« L'enfant, dit-il dans une de ses observations, offrait des symptômes positifs de la propagation de l'inflammation pelliculaire dans les canaux de la respiration... A en juger par la progression croissante de la dyspnée, par la propension à l'assoupissement, on ne pouvait espérer que la vie se prolongeât au delà de 24 heures... Je ne vis plus d'espoir que dans la trachéotomie, elle ne pouvait être pratiquée sous des auspices plus favorables... Le malade était presque exempt de fièvre, et quelle que fût la gêne de la respiration il paraissait à peine en souffrir : l'opération ne devait-elle pas être faite immédiatement ? »

Est-ce là un partisan de la temporisation ? M. Malgaigne en proscrivant l'opération à la 2e période, conseillée par M. Trousseau, croira-t-il encore « se rattacher à la doctrine de M. Bretonneau, son maître ? » Dans l'observation de la page 14, on voit encore M. Bretonneau « avancer le moment de l'opération », pour prévenir, dit-il, le danger de la suffocation.

Permettez-moi de vous lire une courte réponse de M. Sée aux objections de notre honorable collègue. Cette réponse sera en même temps la mienne, et elle me dispensera aussi de repousser plus directement une accusation d'un autre genre contenue dans le discours de M. Malgaigne.

LETTRE DE M. SÉE

« M. Malgaigne a cru devoir, dans l'intérêt de sa critique, rapporter à l'Académie la première partie d'une conversation que je l'ai autorisé à reproduire tout entière.

« Les doutes de l'honorable professeur se sont traduits par autant de blâmes contre la valeur de notre statistique générale des trachéotomies, contre les opérations dites prématurées et le triage des croups à opérer... (Je passe ce qui se rapporte à la statistique générale qui n'est plus en cause).

« Un autre reproche pèse sur le résultat partiel des trachéotomies pratiquées avant l'asphyxie prononcée. Il n'existe que deux monographies qui jugent cette question d'opportunité : il n'y a que 39 observations connues dans la science qui se rapportent à ces opérations hâtives. L'amputation de la cuisse pour causes traumatiques, qu'on a mise en parallèle avec la bronchotomie, n'a été appréciée, dans ses funestes résultats, que par 44 cas recueillis dans les registres des bureaux, et l'influence spéciale du jeune âge n'a été jugée que par 4 exemples : c'est là la base du mémoire sur les amputations publié par M. Malgaigne : c'est la statistique qu'on propose comme modèle.

« Après l'analyse minutieuse de nos 39 cas, analyse qu'on peut du moins vérifier dans les mémoires originaux, si j'ai moi-même, dans l'intérêt de la vérité, récusé 6 et même 8 cas dont les détails paraissaient insuffisants pour démontrer l'imminence de l'asphyxie ou pour entraîner une conviction, que M. Malgaigne veuille bien à son tour révéler les 31 cas restants qui portent tous l'indication précise des signes de l'asphyxie commençante et par conséquent la justification de l'opérateur. Sur ces 31 cas, 17 ont guéri, ce qui établit une proportion de 6 sur 10, c'est-à-dire exactement la même que celle que nous avions annoncée primitivement. Voilà le corollaire qui avait été oublié par l'éminent orateur.

« Ce résultat décisif ne doit cependant pas faire perdre de vue le sort des malades qui ont subi les effets d'une intervention soi-disant intempestive : sur les 8,5 ont guéri malgré et peut-être par l'abus qu'on dénonce : les 3 autres qui ont succombé étaient des enfants de 17, 24 et 28 mois. Si quelqu'un était en droit de reprocher aux médecins ces derniers insuccès, ce ne serait certes pas le professeur de médecine opératoire, qui vient de recommander aux internes d'opérer dans ces conditions d'âge si universellement reconnues comme fâcheuses.

« Il reste une troisième et dernière question à résoudre et que nous nous garderons bien d'étouffer dans le silence. Après avoir incriminé les opérations des croups trop bénins, on nous accuse maintenant d'éviter ce qu'on appelle les mauvais cas. Il semble qu'à l'hôpital des Enfants, on n'ait souci que d'établir le meilleur bilan de la trachéotomie, en ne considérant la vie de l'enfant que comme l'enjeu de la science. Heureusement les chiffres vont répondre encore d'une manière péremptoire.

« Outre les 466 enfants opérés, on en compte 96 qui n'ont subi que le traitement médical. Si l'on s'est abstenu de l'opération dans ces cas, c'est qu'on les a jugés ou trop bénins ou trop compromis par l'infection générale pour légitimer l'opération que contre-indiquait d'ailleurs l'absence de l'asphyxie.

« L'événement a justifié nos prévisions dans la moitié des cas : car, sur 96, on constate 49 guérisons.

Quant aux 47 croups devenus mortels,, leur mort ne saurait être attribuée, la plupart du temps, qu'à l'intoxication diphtérique,-ainsi que j'ai pu depuis deux ans le vérifier 13 fois par l'autopsie. Il reste donc 34 cas douteux. En supposant ce qui est désormais inadmissible, qu'ici l'extrême gravité du mal ait été le motif secret du refus d'intervenir, on serait amené à conclure que, sur un total de 562 croups et pendant l'espace de 9 ans il ne s'est rencontré à l'hôpital que 34 croups de nature grave.

« L'absurdité d'une pareille hypothèse permet d'affirmer que l'opération a été instituée en réalité dans toutes les catégories de croups asphyxiants, quel qu'ait été leur degré de gravité et tous se trouvent compris dans cette statistique générale, à laquelle on ne pardonne pas d'enregistrer une guérison sur quatre cas. « Ainsi sans avoir refusé aux malades, même *in extremis,* les bénéfices de l'opération, sans leur avoir infligé une épreuve inutile ou préventive, nous avons pu réaliser le vœu de l'éminent professeur, c'est-à-dire sauvegarder à la fois les intérêts de l'humanité et ceux de la science. »

A l'appui des considérations qui terminent la lettre de mon collègue M. Sée, je placerai sous les yeux de l'Académie un relevé dressé par mon interne M. Collin, des cas de croup non opérés reçus dans mon service en 1858. On jugera si nous avons mal fait de leur refuser le bénéfice de la trachéotomie.

Ces cas sont au nombre de 19 ; 8 ont guéri : on nous absoudra, je pense, pour ceux-là.

L'un des onze enfants qui ont succombé était guéri du croup : il est mort d'accidents consécutifs à la diphtérie générale dont il était atteint.

Un autre a été apporté agonisant par l'effet de l'empoisonnement d'une diphtérie générale et non par la présence d'un obstacle mécanique produisant l'asphyxie.

Un troisième était bien asphyxié par le croup : mais en même temps une diphtérite généralisée l'avait réduit à un tel état de prostration que non seulement l'opération ne pouvait être utile mais qu'il était même à craindre qu'elle n'avançât le dernier soupir.

Un quatrième n'avait été pris de croup qu'à la fin d'une rougeole maligne qui avait usé tous les ressorts de la vie. Le croup n'était ici qu'un épiphénomène, s'ajoutant à un état déjà mortel par lui-même.

Six autres enfants étaient affectés d'angine diphtérique intense et 5 d'entre eux en même temps de diphtérite nasale. Ils se sont affaiblis graduellement sans présenter d'accès de suffocation ni de symptômes d'asphyxie, quoique le larynx participât à la maladie. On ne pouvait voir là l'indication de la trachéotomie.

Enfin le onzième malade n'était âgé que de 18 mois : le croup avait paru s'amender sous l'influence des vomitifs, quoiqu'il restât de la dyspnée, mais sans accès de suffocation : il en vint un — c'était le premier, ce fut le dernier : — il emporta l'enfant avant que l'interne de garde eût le temps d'arriver.

Qui donc oserait dire que c'est pour faire une statistique de cas choisis qu'on n'a point opéré ces onze enfants ?

Les exemples que je viens de citer pourront éclaircir les doutes que M. Malgaigne conserve au sujet de la diphtérie généralisée.

Le dernier cas me fournit l'occasion d'aborder la question de l'âge, question soulevée dans la lettre des 7 internes, de ceux que M. Malgaigne a comparés aux sept sages.

A ce propos, j'ai un petit reproche à faire à notre collègue : c'est d'avoir oublié ou d'avoir feint d'oublier l'objet et l'origine de cette lettre collective de MM. les internes. Ils avaient été injustement accusés ici, en pleine tribune : par qui ? Vous le savez. J'ai dû joindre à mon témoignage en faveur de la vérité leur défense personnelle : j'ai dû leur donner le moyen de la produire et voilà pourquoi je leur ai demandé : Que faites-vous en face du croup ? Je le savais bien moi, ce qu'ils faisaient : mais il fallait que l'Académie, que le public l'apprissent de leur propre bouche. Voilà quel était le but de la réponse. Qu'a dit M. Malgaigne ? Que « j'avais demandé les indications de la trachéotomie à tout le monde même aux internes — ce qui ne s'était jamais vu – parce que j'en étais encore à chercher mes doctrines ! » Je le demande, est-il permis de dénaturer ainsi des faits aussi publics, aussi patents ?

Je reviens à l'âge. Les internes ont dit qu'ils n'opéraient pas les enfants au-dessous de 2 ans, ou plutôt, suivant la version rectifiée du *Bulletin*, qu'ils ne les opéraient que bien rarement. M. Malgaigne les en a blâmés. Serait-ce son expérience personnelle qui lui en aurait donné le droit ? Il existe des exemples de succès au-dessous de l'âge de 2 ans, c'est vrai ; mais la proportion en est minime par rapport aux revers. Sur une trentaine d'opérations de ce genre faites à l'hôpital Necker, on ne compte pas un succès. On n'a pas souvenir à notre hôpital, d'une seule guérison d'enfants au-dessous de deux ans. C'est donc là une détestable condition pour pratiquer la trachéotomie. Pour peu qu'il s'y joigne quelqu'autre circonstance défavorable, l'opération sera certainement inutile : alors pourquoi la tenter ? Cependant, si toutes les autres conditions sont bonnes, si l'enfant paraît fort pour son âge, si la suffocation est prononcée, si l'obstruction du larynx en est la cause essentielle, on devra opérer, quelque faible que soit la chance de vie de l'enfant. Ces cas sont rares et cela justifie suffisamment la déclaration de MM. les Internes. L'enfant de 18 mois dont j'ai parlé plus haut était dans d'assez bonnes conditions, à part son âge : il eût sans doute été opéré si la mort n'était survenue aussi inopinément.

Au dire de M. Malgaigne, la discussion engagée devant l'Académie aurait déjà porté ses fruits. La lettre de nos internes de 1858 en serait la preuve. Cette lettre a reçu à peu de choses près sa complète approbation : j'en suis charmé. Mais notre collègue la trouve si juste, si vraie qu'il veut être pour quelque chose dans sa rédaction. C'est pousser trop loin l'éloge. Non: M. Malgaigne n'est pour rien dans cet œuvre, quel qu'en soit le mérite, car elle résume les principes suivis par nos internes dans toute l'année 1858, et le premier discours de notre collègue, il ne l'a pas oublié, n'est que du 16 novembre dernier. La prétention qu'il élève ici n'est donc qu'un anachronisme.

Croyez-vous, d'ailleurs, qu'ici M. Malgaigne soit au moins conséquent avec lui-même? Vous vous imaginez peut-être qu'au moins cette première période où les internes ne veulent pas opérer est la même que celle où M. Trousseau conseillait d'opérer en 1834, où Letixerant voulait qu'on opérât en 1852 ; détrompez-vous : M. Malgaigne, dans cette circonstance, a été induit en erreur une fois de plus par ce mot malencontreux de période que M. Barth a bien raison de vouloir bannir de cette discussion.

On m'a reproché de changer, au nom de l'hôpital des Enfants, les périodes du croup généralement admises, et d'introduire par là de la confusion dans le langage.

Il y a ici quelque chose d'assez curieux : M. Malgaigne, qui a reproduit ce reproche, ne s'est pas aperçu qu'il s'appliquait aussi bien à lui qu'à moi. Oui, nous parlons, mon honorable confrère et moi, le même langage quant aux périodes du croup, le langage des internes de l'hôpital des Enfants, sans en excepter M. Millard, que M. Malgaigne n'a pas compris. MM. Trousseau et Bouchut parlent tous deux un langage différent du nôtre. Etranges alliances, direz-vous ! La chose est ainsi. M. Malgaigne ne le niera pas, après avoir dit : « Quand il n'y a pas de fausse membrane dans le larynx, il n'y a pas de croup ». Donc la première période du croup commence avec la fausse membrane et non plus tôt. M. Trousseau a compris comme moi le langage de M. Malgaigne, lorsqu'il a dit : « MM. Bouvier et Malgaigne se refusent à admettre l'existence du croup, lorsqu'il n'y a pas encore de fausse membrane laryngée ». Pour M. Trousseau, comme pour Guersant père, c'est la deuxième période qui est caractérisée par la fausse membrane ».

Voilà donc qui est clair : nous faisons ici cause commune, M. Malgaigne et moi, quelque déplaisir que cela puisse causer à mon honorable collègue. Eh bien ! je dirai pour notre défense que nous n'avons inventé ni l'un ni l'autre notre manière d'envisager les périodes du croup. Elle a été adoptée avant nous dans un ouvrage fort estimé, éminemment classique, dans le *Traité des maladies des enfants*, de MM. Barthez et Rilliet. « Une fois le larynx pris, disent-ils, on peut distinguer deux périodes » et ils donnent à ces deux phases les noms de première et seconde périodes. La première période de Guersant, de M. Trousseau, de M. Bouchut, est pour MM. Barthez et Rilliet une période à part, la période prodromique : elle comprend les symptômes qui précèdent la production de la fausse membrane dans le larynx. Nous nous empresserons, je suppose, M. Malgaigne et moi, d'accepter cette période des prodromes ou de symptômes avant-coureurs de la maladie : ce sera sans doute un moyen de mettre tout le monde d'accord.

Cette dissidence au sujet des périodes porte, j'en conviens, beaucoup plus sur les mots que sur les choses, *non rerum sed verborum discordia*, comme on l'a dit des disputes des anciens philosophes. Mais qu'en est-il résulté ? Que M. Malgaigne, ne s'y reconnaissant plus, a confondu la première période de la lettre des internes, la période du croup confirmé avec ce croup constaté qui indique l'opération suivant Letixerant et suivant la phrase de M. Trousseau de 1834. Imitons M. Barth : mettons de côté la division par périodes : voyons uniquement les symptômes : il n'y aura plus d'équivoque. Quels sont, d'après la lettre de nos internes, les symptômes du croup confirmé symptômes qui n'indiquent jamais l'opération ? « La voix et la toux se voilent, puis s'éteignent, la dyspnée est peu marquée encore et l'état général assez satisfaisant. » Quels sont, d'après le mémoire de M. Trousseau de 1834, les symptômes du croup membraneux constaté que l'on doit opérer suivant l'auteur ? « La toux est insonore, avec suffocation....., il existe des accès de suffocation ». Ainsi, d'un côté la suffocation, de l'autre une dyspnée peu marquée encore. Voilà ce que M. Malgaigne a cru identique et c'est en raison de cette prétendue identité qu'il vous a dit : « Le drapeau de M. Trousseau est déchiré ». Par quoi ? Par le premier paragraphe de la lettre des internes ! Non, il n'y a pas eu de drapeau de déchiré, et M. Malgaigne ne peut s'attribuer la moindre part d'une victoire qui n'a de réalité que dans son imagination.

Voulez-vous savoir ce qui pourrait déjà être sorti de cette discussion, c'est-à-dire, comme l'entend mon honorable collègue, ce qui pourrait déjà avoir été le fruit de ses paroles ? M. Trousseau vous l'a appris lorsque, dans un récit émouvant il vous a parlé de cet enfant mort pendant la discussion, peut-être faute d'être trachéotomisé, parce que les attaques récentes contre l'opération pratiquée en temps opportun avaient fait hésiter un instant un confrère aussi distingué par son savoir que par son coup d'œil médical.

M. Malgaigne ne s'associe pas à ces attaques ; il nous l'a dit. Mais en vérité, on peut s'y méprendre et il me serait facile de rapporter ici d'autres exemples d'une temporisation funeste qu'il est permis d'attribuer à l'interprétation fâcheuse donnée aux paroles de notre collègue.

M. Malgaigne nous a engagés à deux reprises, à veiller, à être sur nos gardes, afin de prévenir l'abus de la trachéotomie. L'avis est sage ; il est charitable, nous en ferons notre profit, si nous en avons jamais besoin. Mais, à mon tour, ne serais-je pas plus en droit de dire : Mon cher collègue, prenez garde, prenez garde de vous atteler à reculons au char du progrès ! Prenez garde de prendre pour un pas en avant ce qui pourrait bien n'être qu'un pas rétrograde ! Prenez garde, en arrêtant trop longtemps la main des opérateurs, d'avoir un jour le pénible souvenir des malheurs que vos paroles auraient causés.

Barthez, médecin de l'hôpital Sainte-Eugénie fut frappé de la confusion qui régnait dans la science au sujet des indications de la trachéotomie et quelques mois après la célèbre discussion que je viens de mentionner, il s'efforça de porter la lumière dans ce tableau obscur (1).

Pour cet auteur, la seconde période du croup débutait avec l'apparition du *premier accès de suffocation*. Il constatait cependant que le spasme pouvait manquer et la dyspnée s'établir et s'accroître graduellement, de sorte que le passage de la première période (période des phénomènes vocaux), à la seconde, était mal tranché et constitué par *l'établissement d'une dyspnée continue* sans symptômes d'asphyxie.

La troisième période était celle où l'asphyxie commençait.

Barthez conseillait d'opérer les croups à la fin de la seconde période ou au commencement de la troisième.

Cette conduite est devenue traditionnelle en France, et a été suivie depuis lors dans la généralité des cas.

Que la diphtérie ait commencé par la gorge ou par le larynx, jai placé le début de la première période du croup au moment de l'apparition des premiers symptômes laryngés, c'est-à-dire de l'enrouement, de la voix rauque ou éclatante, ou stridente, du bruit particulier et perceptible à distance que produit le passage de l'air à travers la glotte, etc.

Cette période dure jusqu'au moment où surviennent les accès de suffocation. *Le premier indique le début de la seconde période*. Je sais bien que ce symptôme, dont la cause est en partie spasmodique, manque un certain nombre de fois. Alors la dyspnée s'établit et s'accroît graduellement mais

---

(1) Barthez. *Des résultats comparés du traitement du croup par la trachéotomie et par les moyens médicaux*, de 1854 à 1858.
Lettre adressée à M. le Dr Rillet, de Genève. (Lue le 2 novembre 1859, à Genève, par ce dernier).

avec plus ou moins de rapidité, de telle sorte que le passage de la première à la deuxième période est mal tranché et seulement marqué par l'établissement d'une dyspnée continue. C'est aussi ce symptôme qui m'a servi de critère pour établir dans ces cas l'existence de la deuxième période.

Ainsi, lorsque je parlerai d'enfants atteints du croup à la première période, j'entendrai parler de tous ceux qui ont présenté des symptômes laryngés, sans accès de suffocation et sans dyspnée. Si je parle de croup arrivé à la deuxième période, tu comprendras que les enfants ont eu des accès de suffocation, ou que la dyspnée s'est établie d'une manière évidente, continue, mais sans symptômes d'asphyxie.

Je n'ai jamais pu savoir d'une manière très précise laquelle de ces deux périodes mes malades avaient atteinte. J'ai dit que le croup était arrivé entre la première et la deuxième période. De même pour la suivante, qui est plus souvent restée indécise, j'ai dit quelquefois que le croup était allé jusqu'à l'intervalle de la deuxième et de la troisième période.

Le symptôme qui m'a surtout servi à caractériser cette troisième *période est la dyspnée continue, avec commencement d'asphyxie.* Alors les lèvres sont violettes, la teinte du visage et même de la peau du corps se modifie : elle perd sa nuance rosée ou rouge pour devenir pâle et grise, ou violette : alors aussi la toux et la voix sont éteintes, les accès de suffocation se répètent ou se succèdent d'une façon presque continue. L'orthopnée est presque incessante, ou bien encore les accès de suffocation s'arrêtent et l'enfant reste dans la résolution sans cesser de s'asphyxier. A ce moment, il est arrivé à la fin de la première période et la mort peut survenir très rapidement.

Je résume succinctement les symptômes des trois périodes du croup en disant que la première est caractérisée par l'existence des symptômes laryngés sans dyspnée : la deuxième par *la dyspnée intermittente ou continue sans asphyxie* ; la troisième par la dyspnée continue avec asphyxie commençante.

Aussi bien, quand on parle de la trachéotomie ou du traitement local à propos des périodes du croup, on doit avoir seulement en vue les périodes réellement croupales de dyspnée et d'asphyxie. Or, il n'est pas toujours facile, en pratique, de distinguer les symptômes de l'intoxication de ceux de l'asphyxie. *Tel enfant opéré en apparence dans la première période de l'asphyxie* ne se relève pourtant pas et meurt quelques heures plus tard. Quelle est la cause de la mort ? L'autopsie peut démontrer que les fausses membranes obstruaient les bronches et que l'obstacle à l'hématose, qui était bien réel, a persisté. Mais lorsque cet obstacle mécanique n'existe pas ou est incomplet, la cause de la mort doit être cherchée soit dans l'intoxication diphtérique qui n'était pas apparente, soit *dans la sidération des forces produites par une lutte trop violente et trop prolongée, soit enfin dans l'altération du sang, que détermine le renouvellement incomplet de l'air pendant une asphyxie lente.*

Très nette au point de vue descriptif, la division de Barthez laissa subsister en pratique beaucoup de cas embarrassants.

Sans parler des diphtéries pharyngo-laryngées à forme toxique dans lesquelles la dyspnée relève en grande partie de l'empoisonnement général, et que certains auteurs on continué à opérer, pour ne pas laisser échapper la plus faible lueur d'espoir, tandis que d'autres, prévoyant l'inutilité terminale de leurs efforts, s'abstenaient en face de pareils cas ; sans discuter l'espérance qu'inspiraient les relations de croups guéris spontanément à la seconde période, et même au commencement de la troisième ; il est bien reconnu, et Barthez le reconnaissait, que certains croups s'installent progressivement, sans symptômes bruyants, sans accès de suffocation, presque sans signes révélateurs, et ne sont décelés que par un examen clinique judicieux et éclairé.

Dans ces cas, la mort peut subvenir presque subitement à une première crise de suffocation, et Barthez en rapportait un exemple frappant dans sa « *Lettre à Rillet* (1) ».

Et cependant, il est de toute importance de pouvoir dépister l'asphyxie menaçante, et de prévoir l'éclosion de ces accidents mortels pour les prévenir par une intervention chirurgicale.

Depuis l'époque dont je viens de parler et qui ouvrit, en quelque sorte, le débat, cette question a été nombre de fois reprise, et elle a été, en particulier. longuement étudiée dans un ouvrage classique en France, le *Traité Clinique des maladies de l'Enfance*, de M. Cadet de Gassicourt (2) ».

Après une étude approfondie des divers symptômes qui indiquent la menace d'asphyxie, voici comment s'exprime cet auteur (3):

---

(1) *Loco citato*, page 18, édition Victor Masson, 1859.

(2) Je me rapporterai dans mes citations à la deuxième édition de cet ouvrage. Paris, Doin, éditeur, 1887, t. I.

(3) Page 195.

« Il ne faut opérer ni trop tôt, ni trop tard, mais nous n'avons pas encore déterminé le moment précis où la trachéotomie doit être faite. *A vrai dire, cette détermination exacte est plus facile à faire au lit du malade, et dans chaque cas particulier*, que *d'une manière générale.* »

Les quatre signes classiques : extinction de la toux, de la voix, — accès de suffocation répétés — tirage permanent — *apnée* — sont sujets à des variations individuelles, ou peuvent manquer séparément, au moins trois d'entre eux, car le quatrième : *l'apnée*, d'après M. Cadet de Gassicourt, ne fait jamais défaut. C'est donc sur elle, d'après cet auteur, que doit se baser le médecin pour opérer. Néanmoins l'apnée (absence de murmure vésiculaire) demande parfois à être interprétée au point de vue des indications opératoires, et spécialement dans deux cas :

1° Lorsque le croup a procédé par accès de suffocation violents et prolongés ;

2° Lorsque la laryngite pseudo-membraneuse est compliquée de bronchite pseudo-membraneuse.

Dans le premier cas, d'après le même auteur, la violence seule des accès doit déterminer l'opération, malgré que l'apnée disparaisse pendant les accalmies.

Dans le second cas, le silence respiratoire ne prouvera pas que l'obstacle siège dans le larynx. L'opération pourra être discutée.

Ces deux exceptions à la règle posée par M. Cadet de Gassicourt montrent que l'apnée elle-même n'est pas un signe clinique impeccable au point de vue du déterminisme opératoire.

Quoi qu'il en soit, ces remarques font voir combien la question de l'intervention chirurgicale dans le croup est épineuse et combien une thérapeutique rationnelle suppose de science et d'à-propos : elles me paraissent démontrer, de plus, qu'il y aurait un avantage indiscutable à établir l'existence d'un signe plus certain que les signes classiques et dont la constatation permettrait de prévoir l'urgence prochaine de l'intervention chirurgicale dans le croup.

On comprend quel embarras devait être celui de nos anciens maîtres et souvent quel découragement les envahissait lorsque les complications toxiques ou broncho-pulmonaires venaient détruire le résultat de leur efforts, ou qu'une diphtérie cutanée, un érysipèle laryngo-trachéal emportaient les trachéotomisés.

Dans les dernières années qui précédèrent l'époque actuelle, la tendance classique était d'opérer d'une façon plutôt précoce ; on avait reconnu l'inanité des diverses médications topiques, spécialement lorsqu'elles s'adressaient au larynx ; on savait que les croups opérés de bonne heure se compliquaient moins fréquemment ; mais la déterminationn opératoire était parfois encore sujette à controverse.

Aujourd'hui la question s'est un peu modifiée : nous possédons, dans le sérum antidiphtérique, une arme puissante contre l'intoxication, et en particulier contre l'extension des pseudo-membranes ; le sérum entrave même l'évolution du croup confirmé ; son emploi a donc largement étendu le cadre des guérisons spontanées du croup. à la première, à la seconde et même à la troisième période.

Le nombre des interventions chirurgicales a notablement diminué ; on a même pu, un instant, se bercer de l'illusion que leur nombre deviendrait à peu près nul : en réalité. quatre années de sérothérapie ont montré que de nombreux croups nécessitent encore l'action chirurgicale, soit que la puissance envahissante de la maladie détermine très rapidement une exsudation fibrino-leucocytaire intra-laryngée, ou une irritation spasmogène précoce : soit que les symptômes du début aient été obscurs ou méconnus : soit, trop souvent encore, que l'on ait tergiversé dans l'emploi du remède spécifique.

Il résulte de ces constatations que l'opportunité de l'intervention chirurgicale est encore parfois discutable et discutée.

Et, si nous voulons analyser les éléments de controverse, nous allons voir que les difficultés sont analogues à celles qui agitaient nos anciens maîtres, tout en procédant de causes diamétralement opposées.

Pour quelles raisons, en effet, certains auteurs de 1858 voulaient-ils opérer de bonne heure ?

Pour quelles raisons, d'autres enseignaient-ils d'opérer tard ?

Ceux qui opéraient de bonne heure s'appuyaient sur le peu de chances de guérison spontanée du croup, dans la grande majorité des cas, et sur l'inutilité de laisser les enfants souffrir et s'épuiser dans leur lutte contre l'asphyxie.

Ceux qui temporisaient s'en référaient aux publications de guérisons spontanées qui voyaient le jour, de temps en temps, avec ou malgré l'emploi des topiques les plus hétérogènes : ils reconnaissaient, d'ailleurs, avec plus de raison, la gravité indéniable de toute trachéotomie pratiquée à cette époque ; d'où le précepte d'éviter à tout prix cette dangereuse opération.

Aujourd'hui les termes du problème sont renversés.

On recule le plus possible les interventions, parce que la sérothérapie a donné de nombreux cas de guérison inespérés en dehors de toute action opératoire.

Par contre, on n'hésite pas, le cas échéant, à opérer de bonne heure, parce que l'intervention sanglante a été victorieusement remplacée par le cathétérisme laryngé dont la bénignité, en tant qu'acte opératoire, est hors de comparaison avec les dangers de la trachéotomie.

Toutefois, il existe encore des cas limites où l'intervention se discute et dans lesquels les doctrines individuelles contribuent à faire accepter ou rejeter l'opération.

Il ne s'agit pas de croups arrivés à la troisième période, et que tous les auteurs reconnaissent comme justiciables de l'intervention, tels que ceux dans lesquels on constate l'existence du *pouls paradoxal*.

Je veux parler des croups à tirage plus ou moins intense et

que l'on peut espérer guérir par l'action du sérum seul ; la question se pose de savoir si l'on doit, dans ces circonstances, se reposer sur la résistance et les efforts des enfants contre l'asphyxie, ou si l'on doit au contraire, les débarrasser de leur angoisse, le plus souvent par le tubage.

Cette question est parfois extrêmement délicate.

Les observations sont déjà nombreuses, où l'introduction, même momentanée, d'un tube dans un larynx (1) a suffi à transformer une dyspnée cruelle en un état de calme presque absolu et souvent même définitif.

D'autres observations ont montré que des tirages. en apparence bénins, pouvaient amener aux pires dangers. à la suite d'une temporisation prolongée.

Dans les services hospitaliers, la présence des internes permet de prolonger la période expectante.

Mais. dans la pratique civile, les conditions diffèrent totalement ; les enfants n'ont souvent d'autre garde-malade que leur mère, dont l'appréciation est généralement erronée, en raison même des craintes qu'elle éprouve : dans l'intervalle de deux visites médicales, lequel peut être forcément assez long, un enfant qui tire a tout le temps de mourir subitement, avec un croup que l'on pourrait laisser évoluer librement à l'hôpital. grâce à l'organisation dont j'ai parlé.

Il semble donc que la temporisation doive être plus mitigée dans la pratique civile que dans un centre hospitalier.

Quoi qu'il en soit, il n'est pas impossible d'en arriver à une doctrine moyenne, pourvu que le médecin soit en possession d'un signe certain qui puisse déterminer son intervention.

Possédons-nous, à l'heure actuelle. un tel signe de certitude ?

Quels sont les symptômes classiques indiquant un tirage dangereux ?

---

(1) Marie SCHULTZ. De l'écouvillonnage du larynx. Thèse inaugurale. Paris, 1897. Juillet.

On a cité :

L'extinction persistante de la voix ;

La violence et la répétition (Trousseau) des accès de suffocation, l'*anesthésie* (Goël, Bouchut) ;

L'amplitude des dépressions juxta-thoraciques ;

D'après Cadet de Gassicourt, l'*apnée ;*

Enfin, dans les tirages très violents, surtout chez les enfants forts, la défaillance du pouls (Gerhardt, Rauchfüss, Variot).

En quelques mots je dirai que tous ces symptômes sont variables, irréguliers, inconstants.

La voix peut rester claire avec un tirage ultime. Cadet de Gassicourt cite l'exemple de deux enfauts qui poussaient des cris sur la table d'opération.

De très violents accès de suffocation peuvent être suivis d'une sédation définitive, après une période plus ou moins longue.

Les dépressions sus et sous-sternales peuvent (le fait est de constatation journalière) être extrêmement accusées dans des cas de croups à pronostic très favorable : ces dépressions doivent leur amplitude beaucoup plus à l'élasticité des parois du thorax qu'à l'intensité du tirage.

Souvent, elles se produisent à peine chez des enfants dont le tirage est extrême et chez lesquels l'opération est de toute urgence, comme le montrent les troubles circulatoires et l'asphyxie imminente.

L'apnée ne donne pas toujours des indications suffisantes : Cadet de Gassicourt nous l'a montré. Enfin la défaillance du pouls indique plutôt un tirage absolument ultime qu'un tirage simplement progressif.

Il y a déjà longtemps que j'avais pris l'habitude de noter en détails, pour mon instruction personnelle, toutes les modalités de ces signes extérieurs, dans l'espoir d'arriver à une appréciation adéquate des conditions de l'intervention chirurgicale.

Mon attention fût bientôt attirée vers un signe assez rarement mentionné, et, en tous cas, n'ayant jamais, à ma connaissance, été indiqué par les auteurs, comme pouvant servir à déterminer la trachéotomie ou le tubage.

Je remarquai que certains enfants. à la suite de violents accès de suffocation pendant lesquels ils avaient mis en jeu toutes leurs forces musculaires pour lutter contre l'asphyxie, continuaient à présenter des mouvements actifs de leurs muscles inspiratoires accessoires cervicaux.

Il y avait lieu d'analyser ces actions musculaires : en suivant d'heure en heure, jour et nuit, une série assez notable de croups, à ce point de vue, je constatai que la mise en jeu respective de ces principaux muscles suivait un ordre chronologique assez variable, mais que toujours, ou presque toujours, *les sterno-mastoïdiens entraient en action après tous les autres muscles.*

Quelque temps après, relisant mon cahier de notes, j'eus la surprise d'y trouver que presque tous les enfants chez lesquels j'avais constaté, dans les premières heures qui avaient suivi l'injection de sérum, cette tension active des mastoïdiens, avaient été opérés plus ou moins rapidement, mais en général dans les 24 heures consécutives à l'injection ; ou bien encore, dans certains croups tardifs, quelques heures après le début du tirage ; ces enfants avaient été trachéotomisés, ou tubés, ou simplement écouvillonnés.

Depuis lors, j'ai suivi une certaine quantité d'enfants à ce point de vue, et ce signe m'a paru, à moi ainsi qu'à d'autres personnes, revêtir un caractère de constance assez évident pour que j'aie pensé à l'indiquer comme pouvant fixer le moment de l'intervention opératoire dans le croup.

Que faut-il entendre par *signe du Sterno-Mastoïdien* ?

Sous cette dénomination, j'entends une tension *active* de ce muscle, tension *rythmique, synchrone à l'inspiration*, disparaissant à l'expiration, et persistant pendant un temps appréciable et spécialement dans l'intervalle de deux accès de suffocation séparés par une période de calme apparent.

La notion d'*activité musculaire* est nécessaire : il existe, en effet, des cas nombreux où l'on a constaté la tension passive du muscle en question ; le vide intra pleural se propageant dans la région du cou, dans certains types de tirage supérieur, il se produit, sous l'effet de l'air atmosphérique, des dépressions intermusculaires sans valeur pronostique. Ces dépressions sont le plus souvent en rapport avec la maigreur de l'enfant : le revêtement cutané, peu soutenu par la trame cellulo-adipeuse sous-jacente, se laisse en quelque sorte aspirer aux points où ne le soutiennent pas les corps musculaires.

A la simple inspection visuelle, le contraste entre les saillies musculaires et les dépressions ainsi déterminées peut paraître considérable. L'inspection digitale au contraire pourra faire constater que les muscles sont flasques, légèrement déprimés même.

Une telle tension musculaire passive même très accentuée n'indique nullement un tirage menaçant.

Aussi importante est la notion de *rythme* dans le phénomène que je décris ; et encore faut-il que cette tension rythmique soit, comme je l'ai énoncé, synchrone aux inspirations.

En effet : à côté des périodes de tension rythmique passive du muscle, se montrent parfois des périodes de tension active prolongée, sans régularité, sans périodicité. Ce fait peut dépendre de conditions diverses : par exemple, des crises d'agitation se produisant, à l'approche d'un accès de suffocation, ou encore, dans les changements de position de la tête ; d'autres fois, c'est une tension active permanente, et, si l'on y prend garde, on constate que la tête de l'enfant porte à faux sur le traversin du lit, ou sur une bosse de l'oreiller ; d'autres fois encore, un enfant tendra ses sterno-mastoïdiens au moment d'effectuer des mouvements de déglutition douloureux.

La tension active du muscle peut représenter un autre type : celui d'une tension persistant aux deux temps de la respiration, pendant quelques secondes, quelques minutes même. J'ai observé ce type de tension active dans certains accès de suffocation où l'expiration même se faisait avec un effort musculaire presque volontaire ; alors les muscles péri-thoraciques entraient tous en contraction et les sterno-mastoïdiens restaient tendus sans relâchement pendant un certain temps. L'accès passé, ils redevenaient inertes.

Il faut donc, pour que le signe garde sa valeur, que les sterno-mastoïdiens se relâchent nettement pendant l'expiration pour se contracter de nouveau au moment de l'inspiration suivante.

Cette activité musculaire, ai-je ajouté, doit persister un certain temps.

En effet, il serait irraisonnable d'opérer un enfant dont on aurait senti le mastoïdien se tendre deux ou trois fois par exemple ; ces contractions fugitives peuvent être provoquées par tout autre chose qu'une sténose glottique.

Le caractère qui m'a semblé le plus important, sur les enfants dont les mastoïdiens se contractaient et qui furent opérés dans les 24 heures de l'injection du sérum, c'est l'augmentation progressive du tonus musculaire, pendant une série de palpations plus ou moins espacées. Très rapidement, l'asphyxie augmentait dans ces cas, et l'intervention devenait bientôt inéluctable.

Manière de rechercher le *Signe du Sterno-Mastoïdien*.

Selon les circonstances il pourra être plus facile d'explorer un seul sterno-mastoïdien ou les deux muscles à la fois. Si l'enfant qu'on examine est couché bien à plat sur le dos, la tête en moyenne extension, placée un peu haut, comme il convient pour un enfant en proie à la dyspnée, il est commode et facile d'explorer en même temps les deux sterno-mastoïdiens : les différences de rigidité inspiratoire et expiratoire se totalisant, le phénomène sera plus net, plus facilement appréciable.

Si même on a affaire à un enfant docile, non exaspéré par la suffocation, ou encore à un enfant fatigué par le tirage, il sera bon de le placer dans la position ci-dessus indiquée pour pouvoir faire une exploration musculaire bilatérale simultanée.

Alors, on appliquera, avec précaution, l'index entre les deux chefs d'un des sterno-mastoïdiens, et le pouce entre les deux

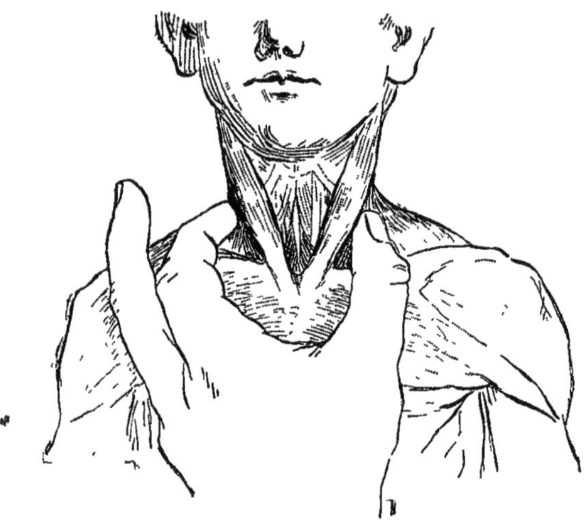

Fig. 11. — PALPATION DES DEUX MASTOIDIENS.

Les bords externes des faisceaux sternaux sont légèrement déprimés entre le pouce et l'index du médecin. Les mastoïdiens sont fortement tendus. L'enfant est en inspiration.

chefs du muscle opposé (fig. 11 et 12); au moyen d'une pression douce on rapprochera le pouce de l'index, de manière à déprimer légèrement vers la ligne médiane, chacun des deux chefs sternaux, juste au-dessus de la clavicule. Peu à peu, en exagérant cette pression convergente, les chefs sternaux décriront une courbe à concavité externe de plus en plus accentuée. Dans cette situation, on percevra immédiatement la tension active des muscles, si elle existe.

Pendant les inspirations (fig. 11), les deux muscles se tendant comme deux cordes écarteront vivement le pouce de l'index : pendant les expirations, ils se laisseront infléchir, et ces deux doigts se rapprocheront (fig. 12) de telle sorte que le pouce et l'index se trouveront animés de mouvements d'écartement et de rapprochement synchrones aux mouvements respiratoires et perceptibles même à distance pour les spectateurs.

Mais il est rare que l'on puisse ainsi appuyer facilement les doigts de chaque côté de la trachée d'un enfant en proie au tirage : on sait combien, dans cet état, les enfants évitent tous

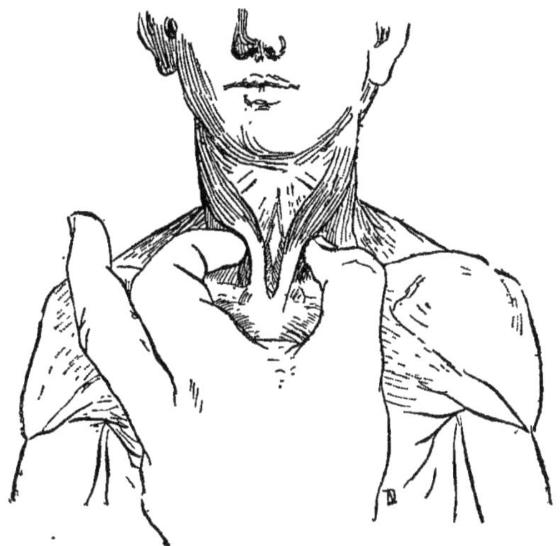

Fig. 12. — Palpation des deux mastoïdiens.
La pression interdigitale persistant, le relâchement expiratoire des mastoïdiens permet le rapprochement du pouce et de l'index. Les mastoïdiens forment deux courbes à concavité externe.

contact au niveau de leur cou, allant même parfois jusqu'à chercher à se débarrasser de liens imaginaires. Le plus souvent, surtout si le tirage est intense, il faut éviter que l'enfant perçoive l'approche des doigts ou se doute même qu'on l'examine ; les manœuvres d'exploration clinique doivent être toujours pratiquées avec une grande douceur pour éviter l'exacerbation des phénomènes de nervosité.

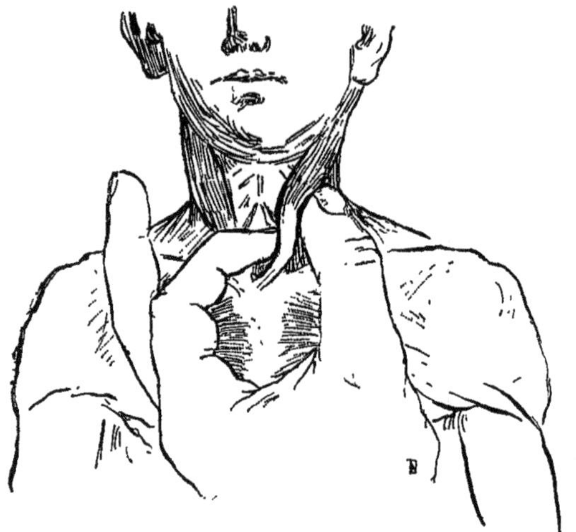

Fig. 13. — PALPATION D'UN SEUL MASTOÏDIEN. — *Expiration.*

Supposons donc que l'on veuille rechercher l'activité musculaire du mastoïdien sur un enfant qui tire couché sur le côté droit ; son muscle sterno-mastoïdien gauche est bien apparent

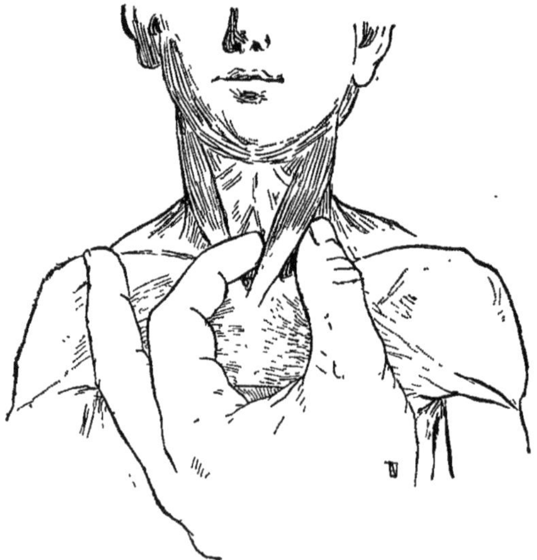

Fig. 14. — PALPATION D'UN SEUL MASTOÏDIEN. — *Inspiration.*

et sa tête repose franchement sur l'oreiller; ce muscle doit être flaccide à moins que le tirage ne soit intense.

Saisissons doucement le chef sternal du mastoïdien gauche entre le pouce et l'index de la main gauche: l'index se trouvera dans le creux sus-sternal, et le pouce dans l'espace interfasciculaire entre les deux chefs, claviculaire et sternal, du muscle.

Dans cette position, si nous pinçons simplement le chef sternal, nulle tension musculaire ne sera appréciable; mais si, effectuant avec l'avant-bras un mouvement de rotation vers la supination, nous transformons la ligne droite du faisceau sternal en une ligne brisée (fig. 13), chaque fois que le sterno-mastoïdien se contractera, cette ligne brisée tendra à reprendre sa rectitude première et les doigts se trouveront déplacés l'un par rapport à l'autre: ce déplacement sera surtout manifeste pour le doigt placé dans le creux sus-sternal, c'est-à-dire en contiguïté avec la portion franchement tendineuse du muscle (fig. 14)

Enfin, chez les enfants très irrités par la dyspnée, il importe de réduire au minimum les causes d'excitation : on peut alors employer un troisième procédé : l'*exploration unidigitale* du muscle. Ce procédé consiste à presser simplement avec la pulpe de l'index sur le faisceau sternal, proche de son insertion sur le sternum; on déprime ainsi la corde tendineuse et, avec un peu d'attention, on peut percevoir nettement, à chaque inspiration, le durcissement du muscle se traduisant par une exagération du contact du tendon musculaire sur la pulpe de l'index ainsi placé. Ce troisième procédé m'a souvent suffi.

La méthode de palpation musculaire que je viens d'indiquer est applicable à d'autres muscles, en particulier au trapèze et au scalène antérieur. On peut sentir ce dernier muscle se tendre entre les deux chefs du mastoïdien en appuyant au niveau de son insertion sur la première côte; j'ai déjà dit que j'ai maintes fois constaté cette tension du scalène antérieur dans des croups à tirage modéré qui ne furent pas opérés dans la suite.

L'importance du signe du sterno-mastoïdien ne m'a pas paru

se limiter à la période pré-opératoire du croup : sur les enfants tubés, il m'a plusieurs fois servi à dépister une obstruction progressive du tube par les débris pulpeux ou muco-purulents, alors que l'enfant pâlissait, sans gêne respiratoire apparente.

Dans une circonstance, sa constatation m'a révélé une auto-extubation méconnue, alors que j'avais été appelé une nuit auprès d'un enfant tubé qui pâlissait et sur lequel l'extraction du tube *par énucléation* ne donnait aucun résultat à l'infirmière de garde ; après avoir constaté que cet enfant contractait ses mastoïdiens, je pensai à une auto-extubation, prévision que je vérifiai séance tenante en introduisant mon index dans le vestibule glottique de cet enfant : le tube n'y était plus. Je le retubai immédiatement et le *signe du sterno-mastoïdien* disparut sur le champ.

En troisième lieu, la répétition de ce signe sur un enfant tubé peut traduire des obstructions successives, même incomplètes, ce qui m'a semblé constituer un signe pronostique fâcheux (extension des membranes aux bronches).

Dans deux circonstances sur des enfants trachéotomisés, il m'a indiqué un encombrement de la canule par des membranes et du pus, et dans ces cas également m'a fait porter un pronostic fatal qui s'est vérifié.

Enfin, en présence de diphtéries très extensives, il m'a permis de faire la part à l'obstruction mécanique du conduit laryngo-trachéal et d'opérer des enfants qui paraissaient plutôt intoxiqués qu'asphyxiés, enfants qui furent notablement soulagés par cette intervention.

Dans tous ces cas le mastoïdien a joué le rôle d'une aiguille manométrique permettant d'apprécier le vide intra-thoracique.

La constance du *signe du sterno-mastoïdien* dans tous les cas de dyspnée mécanique laryngée menaçante, la corrélation qui paraît exister entre ces deux phénomènes : tirage et tension active du muscle, m'ont fait rechercher ce symptôme sur les animaux.

Il eût été intéressant d'évaluer, même d'une façon approximative, la violence de la lutte des inspirateurs, qui pouvait à un moment donné se traduire par une action des mastoïdiens, et cela afin de calculer l'intensité réelle d'une dyspnée croupale nécessitant l'intervention opératoire.

Je dois dire que les recherches que j'ai poursuivies sur différents animaux à ce point de vue ne m'ont donné, jusqu'à présent, que des résultats négatifs.

Dans une première série d'expériences faites sous la direction de M. le P[r] agrégé Roger, au laboratoire de l'Hôpital Temporaire, nous sommes parvenus à déterminer des phénomènes de tirage caractéristiques sur des lapins et sur des chats, dont quelques-uns ont succombé à un véritable croup, sans qu'il fût question en aucune façon de phénomènes d'intoxication diphtérique.

La méthode que nous avons suivie a consisté à injecter dans la trachée de ces animaux des quantités variables de toxine diphtérique. Nous avons provoqué dans le larynx, dans la trachée et même dans les bronches l'apparition de pseudo-membranes d'origine purement toxinique en l'absence de bacilles de Lœffler, ce dont nous nous sommes assurés par l'ensemencement sur sérum et sur agar des pseudo-membranes ainsi provoquées (1).

Nous avons vu mourir plusieurs de ces lapins et un chat, qui avaient été en proie à un tirage progressif et mouraient manifestement par suite de ce tirage. Leur autopsie nous montra, en effet, l'absence absolue de lésions viscérales. Or, quelle qu'ait été la violence du tirage chez ces animaux, jamais nous n'avons pu constater de tension active des faisceaux musculaires qui représentent le sterno-mastoïdien de l'homme.

J'ai pensé alors que cette contradiction résultait en grande partie de la ténuité des sterno-mastoïdiens du lapin et du chat;

---

(1) Roger et Bayeux. Du rôle de la toxine diphtérique dans la production des fausses membranes. *Comptes rendus des séances de la Société de Biologie*, du 13 mars 1897.

je me suis alors adressé à un animal aux muscles puissants : le cheval.

M. le Pr Cadiot, de l'école vétérinaire d'Alfort, a bien voulu mettre à ma disposition deux chevaux pour cet ordre de recherches.

Le Pr Cadiot a déterminé sur ces chevaux la dyspnée laryngée par section des Récurrents.

Le premier cheval suffoqua brusquement et le Pr Cadiot dut le trachéotomiser rapidement. Craignant que l'animal n'eût eu un véritable ictus laryngé, je le laissai reprendre largement sa respiration et, tenant de la main droite son sterno-maxillaire, j'introduisis mon pouce gauche dans la canule pour la boucher progressivement ; j'arrivai à produire une dyspnée extrême et le cheval asphyxia par degrés.

Sur un second cheval, nous produisîmes cette dyspnée progressive en le faisant trotter un certain temps après section d'un seul Récurrent : le cornage devint intense et nous pûmes explorer le muscle en question.

Or, jamais, quelle qu'ait été l'intensité de l'asphyxie laryngée, je n'ai senti les muscles sterno-maxillaire ou mastoïdo-huméral se tendre, si peu que ce soit.

Faut-il en conclure que le signe que je propose manque de confirmation expérimentale ? Vraiment non.

Il faut plutôt conclure que les mastoïdiens des quadrupèdes n'exercent pas sur le thorax une action comparable à ceux de l'homme, chez qui la station verticale a profondément modifié l'action mécanique de ces muscles.

On sait d'ailleurs que les mastoïdiens de l'homme n'agissent comme élévateurs du thorax que dans des circonstances relativement exceptionnelles que je n'ai pas le loisir d'analyser ici.

Il aurait été désirable d'analyser ce phénomène au point de vue de l'innervation comparée des constricteurs de la glotte et du mastoïdien.

Cette question est hérissée de difficultés. Les laryngologistes discutent encore sur l'origine réelle du Récurrent ; si nous admettons que ce nerf provient, au moins en grande partie, du Spinal, comme, d'autre part, le mastoïdien reçoit des filets moteurs venus de la branche externe de ce nerf, on pourrait considérer le spasme glottique accompagné de tension du mastoïdien, comme un phénomène d'excitation totale extrême du Spinal.

Mais ce n'est là qu'une hypothèse et je ne m'y arrête pas.

A un autre point de vue, plus aisément démontrable, il semble, d'après Lermoyez (1), que les Récurrents aboutissent chacun à deux noyaux : un noyau bulbaire, centre de la tension glottique automatique, et un noyau cortical, centre de la contraction volontaire ; il me sera permis de considérer la tension du mastoïdien en cas de tirage continu, comme un acte musculaire automatique consécutif à une période de contraction volontaire, période que l'on constate dans le croup au moment des premiers accès de suffocation violents.

Cette remarque permet de faire rentrer la tension du mastoïdien, que je décris, dans la loi générale de l'automatisme.

Mais pour en revenir au but pratique de cette étude, je conclurai en disant :

1° Dans tous les cas de sténose laryngée menaçante, et en particulier dans les cas de croup, les sterno-mastoïdiens se tendent activement à l'inspiration ;

2° Lorsque ce signe sera bien constaté, on sera autorisé à intervenir chirurgicalement et spécialement à tuber ou à trachéotomiser d'une façon précoce un enfant atteint de croup, pour ne pas s'exposer à l'opérer trop tard ;

3° Ce symptôme s'accompagne généralement des autres symptômes classiques de la deuxième période du croup, mais *il survient avant les symptômes ultimes des tirages mortels à courte échéance.*

---

(1) LERMOYEZ. *Les paralysies récurrentielles.* Presse médicale. Juillet 1897.

4° Ce signe me paraît surtout utile dans la pratique civile où la surveillance est plus difficile et moins bien faite, et où les interventions doivent être plus précoces.

6° A l'hôpital, il est permis d'attendre plus longtemps : par exemple, on peut attendre la période des troubles circulatoires, le personnel médical étant toujours prêt à intervenir instantanément en cas d'urgence. C'est dans ces termes généraux que je comprends l'interprétation du *signe du sterno-mastoïdien.*

Le signe du sterno-mastoïdien, constaté en temps opportun, épargnera aux enfants de longues heures de souffrance, car s'il est vrai que le sérum permet de pousser l'expectation beaucoup plus loin qu'autrefois, il n'en est pas moins vrai que le tirage impose aux enfants des angoisses cruelles que le tubage fait immédiatement cesser. Ce soulagement de l'enfant rend l'espérance aux parents, et le médecin lui-même sera plus satisfait d'avoir opéré, peut-être un peu tôt, que s'il avait opéré trop tard.

Je crois, du reste, qu'il faut s'en rapporter, sur ce point, à l'enseignement de M. le Pr Landouzy (1).

« Comme, à tout prendre, les choses sont simples dans le tubage, pour le présent comme pour l'avenir, il n'y a pas de raison de n'y point recourir immédiatement et de ne pas le pratiquer dès que le larynx se rétrécit, dès que l'inflammation diphtéritique le met en véritable état de chémosis. Toutes les raisons qui excusaient la temporisation en matière de trachéotomie n'existent plus en matière de tubage : *il faut tuber dès la période de congestion de la muqueuse, dès l'apparition de la dyspnée ; il faut tuber dès qu'il y a laryngite diphtéritique, celle-ci n'étant pas forcément pseudo-membraneuse, la dyspnée étant souvent, au début tout au moins, autant fonction de chémosis laryngé, de spasme, que d'obstruction pseudo-membraneuse* ».

---

(1) Landouzy, Les Sérothérapies, chez Carré et Naud, Paris, 1898, p. 265.

CONCLUSIONS

I. — L'histoire de la diphtérie comprend trois grandes périodes : la première, qui s'étend d'Arétée à Bretonneau, est surtout descriptive et épidémiologique ; la seconde inaugure, avec Bretonneau, le traitement chirurgical du croup puisque c'est à Bretonneau qu'appartient la première trachéotomie suivie de guérison : la troisième période, thérapeutique proprement dite, commence avec les travaux de Behring, avec les travaux de Roux et sa mémorable communication au congrès de Buda-Pest, en 1894 : c'est la période de la *sérumthérapie*.

II. — L'année 1894 divise donc la thérapeutique de la diphtérie en deux époques distinctes : la première, où *cinquante-cinq* pour 100 de diphtériques mouraient ; une seconde époque, où cette mortalité est abaissée à *seize* pour 100, grâce à l'emploi de l'*antitoxine*.

III. — Ce chiffre de 16 pour 100 est appuyé sur la statistique, que j'ai colligée, de plus de *deux cent mille* cas.

IV. — Pas un seul cas de mort attribuée à l'usage du sérum antidiphtérique n'est scientifiquement démontré.

V. — Toutes les statistiques reconnaissent qu'on ne risque rien en injectant de bonne heure, et qu'on risque tout en injectant tard.

VI. — En thèse générale, le tubage du larynx doit être substitué à la trachéotomie, dans les cas de croup ; le tubage est *l'opération de choix ;* la trachéotomie, l'opération de nécessité (Landouzy), d'autant que la pratique de la ville a montré (voir entre autres la dernière statistique du Dr Escat portant sur 40 tubages faits hors les Hôpitaux) que l'assistance médicale de tous les instants n'est pas absolument indispensable aux intubés.

VII. — Le tubage du larynx mériterait d'être appelé : *opération de Bouchut*, car Bouchut l'a imaginée et pratiquée le premier en 1858.

VIII. — Depuis 1885, le tubage a été pratiqué avec les tubes américains de O'Dwyer.

IX. — Depuis le mois d'avril 1895, on leur substitue de plus en plus les tubes courts français (*tubes énucléables*).

X. — L'*énucléation*, faite pour la première fois par moi à Paris au mois d'avril 1895, a conquis droit de cité dans la science depuis cette époque.

XI. — Le moment de l'intervention dans le croup devrait, à mon sens, être déterminé par le signe que j'ai dénommé « *signe du sterno-mastoïdien* ».

XII. — Il faut tuber dès la période de congestion de la muqueuse, dès la formation du *chemosis laryngé* (Landouzy).

XIII. — On risque de graves accidents, la mort même des enfants, en tubant tard ; on ne risque rien en tubant de bonne heure.

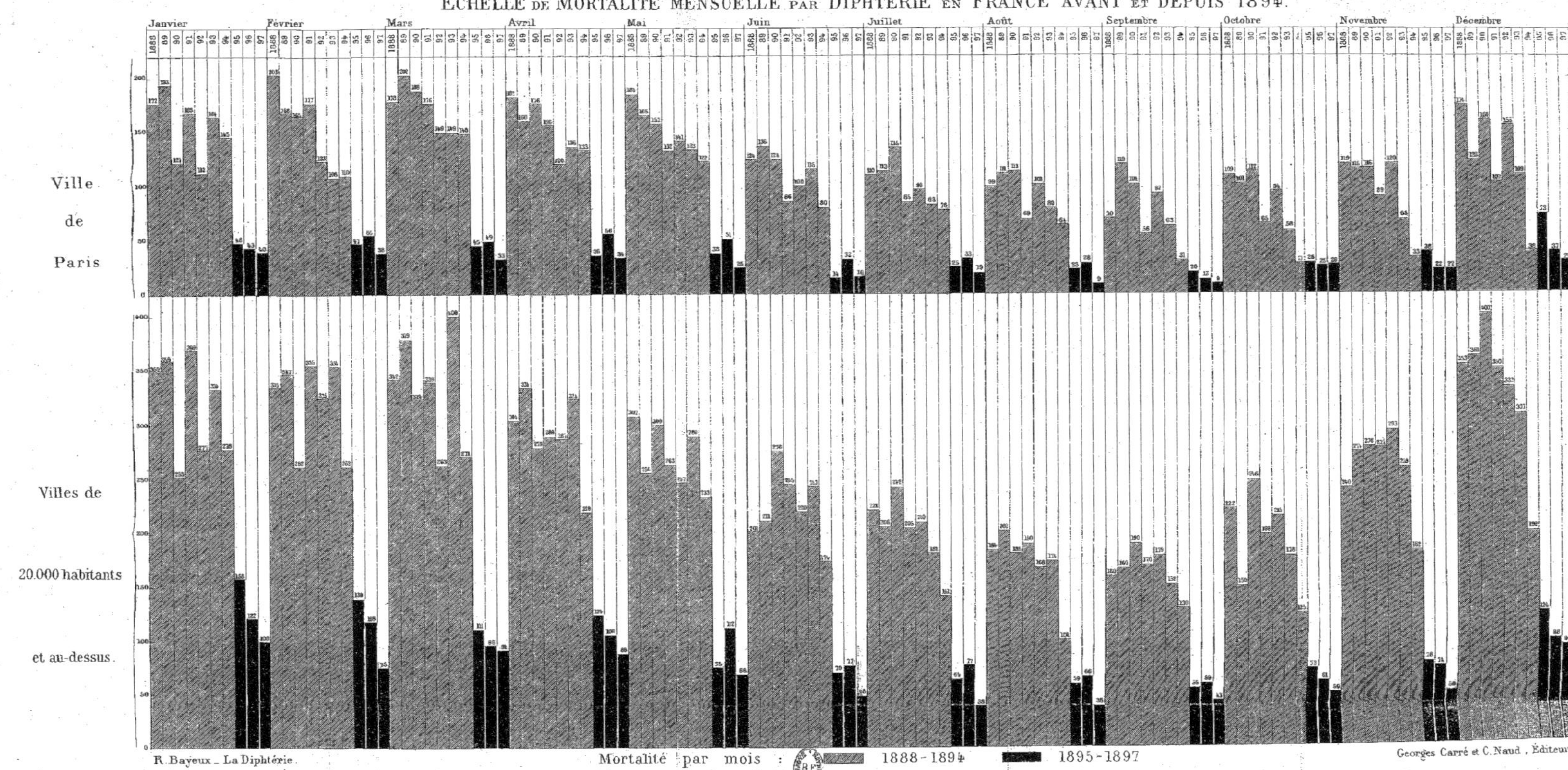
ÉCHELLE DE MORTALITÉ MENSUELLE PAR DIPHTÉRIE EN FRANCE AVANT ET DEPUIS 1894.
Janvier
Février
Mars
Avril
Mai
Juin
Juillet
Août
Septembre
Octobre
Novembre
Décembre
Ville de Paris
Villes de 20.000 habitants et au-dessus.
R. Bayeux _ La Diphtérie.
Mortalité par mois :
1888 - 1894
1895 - 1897
Georges Carré et C. Naud, Éditeurs.

DIPHTÉRIE ___ (FRANCE)

Mortalité moyenne par mois avant et depuis la Sérumthérapie.

1888-1894 (hachuré) — 1895-1897 (noir)

Ville de Paris.

	Janv.	Févr.	Mars	Avril	Mai	Juin	Juill.	Août	Sept	Oct	Nov.	Déc.	Moyenne d'un mois
1888-1894	148	150	170	152	147	110	100	91	72	90	104	137	123
1895-1897	43	46	42	42	38	20	25	20	18	26	28	44	33

Villes de 20.000 habitants et au-dessus (France).

	Janv.	Févr.	Mars	Avril	Mai	Juin	Juill.	Août	Sept.	Oct.	Nov.	Déc.	Moyenne d'un mois
1888-1894	317	320	331	290	270	224	200	172	164	190	257	329	255
1895-1897	126	110	99	106	85	65	59	54	52	81	67	104	82

	Moyenne totale par mois
1888-1894	378
1895-1897	115

Échelle : 0, 50, 100, 150, 200, 250, 300, 350

R. Bayeux _ La Diphtérie.

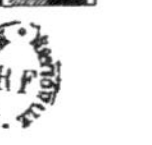

Georges Carré et C. Naud, Éditeurs.

TABLE DES MATIÈRES

LISTE ALPHABÉTIQUE DES AUTEURS

CITÉS DANS CET OUVRAGE

Ætius d'Amida.
Æetius Cletus, de Signia.
Aguanno (d').
Agujar (Thomas de).
Alaymo.
Albers.
Alfonso Nunez.
Alister (Mc).
Andrea Tomajo.
Archambault.
Arétée le Cappadocien.
Arnaud de Nobleville.
Aronson.
Astros (d').
Axenfeld.
Baginski.
Baillou.
Barbier.
Bard (Samuel).
Barthez.
Bayeux.
Beauvais.
Becquet.
Behring.
Belin.
Berg.
Bergen (Van).
Berlioz.
Bizien.
Blache.
Bloom.
Boer.
Boerhaave.
Bokay.
Bon.
Bonain.
Bordeu.
Bouchut.
Bouley.
Bouvier.
Bretonneau.
Brisson.
Broncoli.
Bruce.
Cadet de Gassicourt.
Cadiot.
Cadwater Colden.
Caillau.
Caillaut.
Cameron.
Carnevale.
Carrive.
Casassus.
Cascales de Guadalajara (Perez).
Celsus Crassus.
Chaillou.
Chamberland.
Chantemesse.
Charrin.
Chomel.
Church.
Clubbe.
Collin.
Collon (Mc).
Combie (Mc).
Concetti.
Cortesius.
Cotoni.
Crandale.
Crassus (Junius Paulus).
Cuno.
Darget.
Darrigade.
Depaul.
Desault.
Descroizilles.
Deslandes (Léopold).
Desplantes.
Dieffenbach.
Diet.
Duchaussoy.
Dufour.
Dumas.
Dupuy de la Porcherie.
Dwyer (O').
Egger.
Ehrlich.
Engelhardt.
Engestroom.
Escat.
Escherich.
Estienne (Robert).
Faure.
Ferrand.
Ferroud.
Filandeau.
Foglia.
Fonseca (Francesco da).
Fontecha (Juan Alonzo de).
Foord Gaiger.
Forest (Pierre).
Forster.
Franck (Sébastien).
Frœnkel (Karl).
Furth (Karl).
Galien.
Ganghofner.
Gaudin.
Gayton.
Gerhardt.
Gerloczy.
Geronimo Gil del Pina.
Ghisi.
Girouard.
Goël.
Gondoin.
Goodall.
Grancher.
Green (Horace).
Guersant.
Guichemans.

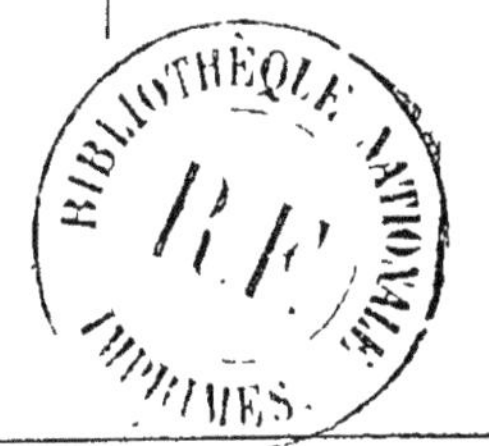

CHARTRES. — IMPRIMERIE DURAND, RUE FULBERT.

www.ingramcontent.com/pod-product-compliance
Ingram Content Group UK Ltd.
Pitfield, Milton Keynes, MK11 3LW, UK
UKHW020157250726
13967UKWH00003B/1107

9 782012 96218